LES ERREURS DES AUTRES

L'autojustification, ses ressorts et ses méfaits

À Ronan, mon « Merveilleux 'O' »*
Carol Tavris

À Vera, naturellement
Elliot Aronson

Carol Tavris & Elliot Aronson

LES ERREURS DES AUTRES

L'AUTOJUSTIFICATION, SES RESSORTS ET SES MÉFAITS

Traduit de l'anglais
par
Salim Hirèche

éditions markus haller

Edition originale :
Mistakes Were Made (but not by me).
Why We Justify Foolish Beliefs, Bad Decisions, and Hurtful Acts
parue en 2007 chez Harcourt Books, Orlando FL

L'histoire de Frank et Debra est tirée de Andrew Christensen et Neil S. Jacobson,
Reconcilable Differences, publié par Guilford Press, © 2000 Guilford Press.
Extrait réimprimé avec l'accord de Guilford Press.

ISBN 978-2-940427-06-9

www.markushaller.com

AVEC · LE · SOUTIEN · DE · LA VILLE · DE · GENÈVE

Publié avec l'appui de la ville de Genève – Département de la culture

Graphisme & Design : haller & ibanez
Illustration de couverture :
Rainflexion V 11/07 d'Edgar Mizrahi, © Edgar Mizrahi
Imprimé en Italie par L.E.G.O.

« Nous sommes tous capables de croire des choses que nous savons être fausses, puis, quand notre erreur est finalement évidente, de déformer impudemment les faits afin de prouver que nous avions raison. Intellectuellement, il est possible de continuer à procéder ainsi pendant une durée indéterminée : seul s'y oppose le fait que, tôt ou tard, une conviction erronée se heurte à la dure réalité, généralement sur un champ de bataille . »

George Orwell, 1946*

Table

INTRODUCTION

Comment les crétins, les hypocrites, les escrocs et les criminels peuvent-ils vivre avec eux-mêmes ? 13

CHAPITRE PREMIER

La dissonance coginitive : le moteur de l'autojustification 27

CHAPITRE 2

Orgueil et préjugés...et autres points aveugles 65

CHAPITRE 3

La mémoire, une historienne complaisante 103

CHAPITRE 4

Mauvaise science et bonnes intentions : le cercle vicieux du jugement clinique 143

CHAPITRE 5

La justice en désordre 183

CHAPITRE 6

L'autojustification dans le couple : l'amour en péril 223

CHAPITRE 7

Blessures, divisions et guerres 259

CHAPITRE 8

Reconnaître enfin ses torts 297

POSTFACE 327

NOTES 329

INDEX 385

Introduction

Comment les crétins, les hypocrites, les escrocs et les criminels peuvent-ils vivre avec eux-mêmes ?

Il est tout à fait possible que des erreurs aient été commises par les administrations dans lesquelles j'ai servi.

> Henry Kissinger, ancien Secrétaire d'État américain, répondant aux accusations de crimes de guerre dont il a fait l'objet pour son rôle dans les activités menées par les États-Unis au Vietnam, au Cambodge et en Amérique du Sud dans les années 1970

Si, rétrospectivement, nous découvrons aussi que des erreurs ont pu être commises [...] j'en suis profondément désolé.

> Edward Egan, cardinal de New York, à propos des évêques n'ayant pas pris les mesures adéquates contre les prêtres coupables d'abus sexuels sur des enfants

Des erreurs ont été commises lorsqu'il a fallu informer le public et nos clients sur les ingrédients qui composent nos frites et nos pommes de terre sautées.

> La chaîne de restaurants McDonald's, présentant ses excuses aux Hindous et aux autres végétariens pour avoir omis de les informer que les « arômes naturels » agrémentant ses pommes de terre contenaient des dérivés du bœuf

Voici maintenant la question de la semaine : à quoi reconnaît-on un scandale présidentiel sérieux ?
A. La cote de popularité du président chute.
B. La presse s'en prend à lui.
C. L'opposition appelle à sa destitution.
D. Les membres de son propre parti se retournent contre lui.
E. La Maison Blanche déclare : « Des erreurs ont été commises ».

Bill Schneider, journaliste politique, dans l'émission *Inside Politics*, diffusée sur la chaîne d'information américaine CNN

En tant qu'êtres humains faillibles, nous partageons tous une même tendance impulsive à nous justifier et à refuser d'assumer la responsabilité de nos actes dès lors qu'ils se révèlent néfastes, immoraux ou stupides. Nous ne sommes pratiquement jamais amenés à prendre des décisions de nature à changer la vie ou à provoquer la mort de millions de personnes. Cependant, que les conséquences de nos erreurs soient tragiques ou insignifiantes, que leur portée soit immense ou minime, il nous est généralement difficile, voire impossible, de dire : « J'ai eu tort ; j'ai commis une grave erreur. » Plus les enjeux – affectifs, financiers ou moraux – sont importants, plus cette difficulté est grande.

Et ce n'est pas tout : lorsque nous sommes directement confrontés à la preuve que nous avons tort, loin de modifier notre point de vue ou notre comportement, nous le justifions plus obstinément encore. Les politiciens nous en offrent assurément les exemples les plus flagrants et, bien souvent, les plus tragiques. Tout au long de sa présidence, George W. Bush incarna l'homme imperméable à la critique : son armure d'autojustifications était si solide qu'elle le protégeait même des preuves irréfutables. Il se trompait quand il prétendait que Saddam Hussein détenait des armes de destruction massive, il se trompait quand il affirmait que Saddam était lié à Al-Qaïda, il se trompait quand il prévoyait que les Irakiens accueilleraient les soldats américains en dansant gaiement dans les rues, il se trompait quand il sous-estimait grossièrement le coût humain et financier de la guerre, et, pour citer l'un des exemples les plus célèbres, il se trompait quand il annonça, dans un discours prononcé six semaines après le début de l'invasion (et sous une banderole sur laquelle on pouvait lire « MISSION ACCOMPLIE ») : « Les opérations de combat majeures ont pris fin en Irak. »

Même lorsque des commentateurs de droite et de gauche appelaient le président à admettre qu'il s'était trompé, ce dernier se contentait de trouver de nouvelles justifications : il fallait faire la guerre pour se débarrasser d'un « méchant », pour combattre les terroristes, pour promouvoir la paix au Moyen-Orient, pour instaurer la démocratie en Irak, pour améliorer la sécurité des Américains, pour terminer « la mission à laquelle [nos soldats avaient] sacrifié leur vie ». En 2006, lors des élections de mi-mandat, que nombre d'observateurs politiques considéraient comme un référendum sur la guerre, le parti républicain perdit le contrôle des deux chambres du Congrès. Peu après ces élections, un rapport publié par seize agences américaines de renseignement annonça que l'occupation de l'Irak avait, en réalité, *favorisé* le développement de l'islamisme radical et *augmenté* le risque d'actes terroristes. Voici ce que Bush, pour sa part, confia à une délégation d'éditorialistes conservateurs : « Je suis plus convaincu que jamais que les décisions que j'ai prises étaient les bonnes décisions. »[1]

Bien entendu, George Bush n'est ni le premier ni le dernier politicien à justifier des décisions dont les fondements se sont révélés erronés ou dont les conséquences se sont révélées désastreuses. Lyndon Johnson, par exemple, n'écouta pas les conseillers qui lui répétaient sans cesse qu'il était impossible de gagner la guerre du Vietnam, et sacrifia sa présidence à la certitude qui lui servait d'autojustification : en cas de retrait américain, l'Asie tomberait aux mains des communistes. Lorsque les politiciens se trouvent dos au mur, ils reconnaissent parfois, avec réticence, *des erreurs*, mais jamais leur responsabilité. Ils sont passés maîtres dans l'art de s'exprimer à la voix passive : « Bon, très bien, des erreurs ont été commises ; mais pas par moi ; par quelqu'un d'autre, qui restera anonyme. »[2] Lorsqu'il admit que « l'administration » avait peut-être commis des erreurs, Henry Kissinger se garda bien de préciser que, en tant que conseiller du président en matière de sécurité nationale et Secrétaire d'État (deux postes qu'il occupait simultanément), il *était*, de fait, l'administration. Cet exercice d'autojustification lui permit d'accepter le prix Nobel de la paix, l'air grave et la conscience tranquille.

Lorsque nous observons les politiciens à l'œuvre, nous sommes amusés, alarmés ou horrifiés. Pourtant, d'un point de vue psychologique, leur comportement, quoiqu'il se distingue sans doute par ses conséquences, n'est pas fondamentalement différent de celui que nous adoptons tous au moins une fois dans notre vie privée. Nous poursuivons une relation malheureuse, ou simplement sans lendemain, uniquement parce que, tout compte fait, nous y avons investi trop de temps pour y renoncer. Nous exerçons un travail abrutissant pendant bien trop longtemps, parce que nous nous efforçons de trouver toutes les raisons qui justifient de le garder, tout en étant incapables d'évaluer clairement les avantages d'une démission. Nous nous achetons une vieille bagnole en mauvais état parce que nous la trouvons superbe, nous dépensons des milliers de dollars pour la faire rouler, et il nous en coûte encore davantage de justifier nos frais. Nous provoquons une dispute en sermonnant un ami ou un parent au sujet d'une offense réelle ou supposée, et nous nous attribuons pourtant le rôle du pacificateur – si seulement l'autre se décidait à faire amende honorable...

L'autojustification ne consiste pas à mentir ou à trouver des excuses. Bien évidemment, on ment et on invente des histoires invraisemblables pour s'épargner la colère d'un partenaire, d'un parent ou d'un employeur, pour éviter d'être poursuivi en justice ou jeté en prison, pour ne pas perdre la face, pour éviter de perdre son emploi, ou pour se maintenir au pouvoir. Cependant, il existe une différence très nette entre l'exercice auquel se livre un homme coupable pour convaincre d'autres personnes de ce qu'il sait pertinemment être faux (« Je n'ai pas eu de relation sexuelle avec cette femme » ; « Je ne suis pas un escroc ») et le processus par lequel il se persuade lui-même qu'il a fait quelque chose de bien. Dans le premier cas, il ment consciemment pour sauver sa peau. Dans le second cas, il se ment à lui-même. C'est en cela que l'autojustification est plus puissante et plus dangereuse que le mensonge explicite. Elle permet aux personnes coupables de se convaincre qu'elles ont fait tout leur possible, et que, finalement, elles ont même fait quelque chose de bien. « Je n'avais pas le choix », se disent-elles. « En fait, c'était une excellente solution ». « J'ai fait ce qu'il y avait de mieux pour mon pays. » « Ces salauds n'ont eu que ce qu'ils méritaient. » « Je suis dans mon bon droit. »

L'autojustification nous permet non seulement de minimiser nos erreurs et nos mauvaises décisions, mais aussi d'établir une distinction entre nos propres défauts et ceux des autres, et de masquer l'écart qui sépare nos actes de nos convictions morales. Tout le monde est capable de reconnaître un hypocrite à l'œuvre, sauf l'hypocrite lui-même : comme le disait justement l'écrivain britannique Aldous Huxley, « il n'est probablement pas un seul hypocrite qui soit conscient de son hypocrisie ». Par exemple, il est assez peu probable que Newt Gingrich, figure de l'opposition républicaine sous Clinton, se soit dit : « Mon Dieu, mais quel hypocrite je fais ! J'étais là, à m'indigner des aventures extraconjugales de Bill Clinton, alors que j'entretenais moi-même une relation extraconjugale, ici même, en ville. » De même, Ted Haggard, pasteur et célèbre représentant du mouvement évangélique aux États-Unis, ne semblait pas conscient de l'hypocrisie dont il faisait preuve en s'élevant contre l'homosexualité tout en entretenant lui-même une relation sexuelle avec un prostitué.

Tout comme eux, chacun de nous se fixe ses propres règles morales et les justifie. Par exemple, si vous avez légèrement surévalué certaines de vos dépenses déductibles en remplissant votre feuille d'impôts, il ne s'agit, après tout, que d'une juste compensation : vous avez sûrement dû en sous-évaluer d'autres. De toute façon, vous seriez bête de ne pas le faire, puisque tout le monde le fait. Si vous avez omis de déclarer certains revenus supplémentaires, vous en avez le droit, étant donné tout l'argent que le gouvernement gaspille dans des projets et des programmes électoralistes que vous détestez. Si vous avez écrit des e-mails personnels et navigué sur Internet au bureau alors que vous étiez censé travailler, cela fait partie des avantages du métier, et, de toute façon, vous l'avez fait en guise de protestation contre les règles stupides en vigueur au sein de votre entreprise, et, d'ailleurs, votre patron ne se rend pas compte de toutes les heures supplémentaires que vous faites.

Un jour, dans une chambre d'hôtel, Gordon Marino, professeur de philosophie et d'éthique, fit une tache d'encre sur un couvre-lit en soie en laissant tomber un stylo de sa poche. Il décida qu'il en parlerait au directeur de l'établissement ; mais, sur le moment, il se sentait trop fatigué, et il n'avait pas envie qu'on lui demande un dédommagement. Le soir venu, il sortit avec quelques amis et il leur demanda leur avis sur la question. « L'un d'eux me demanda d'arrêter avec mon fanatisme moral », se souvient Marino. « Il m'assura que la direction de l'hôtel prévoyait les accidents de ce type et incluait leur coût dans le prix des chambres. Il ne lui fallut pas beaucoup de temps pour me persuader qu'il ne valait pas la peine d'aller déranger le directeur pour si peu. Je me mis à raisonner en ces termes : 'Si j'avais fait une tache d'encre dans une chambre d'hôtes, tenue par une famille, alors je l'aurais immédiatement signalée ; mais, en l'occurrence, il s'agit d'un établissement appartenant à une chaîne d'hôtels ...' Le processus de mystification était déclenché. Finalement, en passant à la réception pour régler ma note, je laissai tout de même un mot à propos de l'incident. »[3].

« Mais toutes ces justifications, nous direz-vous, sont vraies ! Le prix des chambres d'hôtel inclut effectivement le coût des dégâts causés par les clients maladroits ! Le gouvernement gaspille bel et bien de l'argent ! Mon employeur ne voit probablement pas d'inconvénient à ce que je consacre un peu de temps à mes e-mails, pourvu que mon travail soit terminé à temps ! » En réalité, la question n'est pas de savoir si ces affirmations sont vraies ou fausses. Lorsque nous y recourons, nous cherchons à justifier un comportement dont nous savons parfaitement qu'il est mauvais, de manière à continuer de nous voir comme des personnes honnêtes, et non comme des criminels ou des voleurs. Que les conséquences de ce comportement soient minimes, comme celles d'une tache d'encre sur le couvre-lit d'une chambre d'hôtel, ou très lourdes, comme celles d'un détournement de fonds, le mécanisme de l'autojustification reste le même.

Entre le mensonge conscient, qui vise à tromper les autres, et l'autojustification inconsciente, destinée à nous tromper nous-mêmes, s'étend une zone grise fascinante, dans laquelle opère une historienne qui ne sert que son propre intérêt et à laquelle nul ne peut se fier : notre mémoire. Elle élague et reconstruit la plupart de nos souvenirs de manière à flatter notre ego. Sous son action, les contours des événements passés deviennent flous, notre culpabilité diminue, et les faits réellement survenus se déforment. Lorsque, dans le cadre d'une recherche, on interroge une femme et son mari sur le pourcentage des tâches ménagères dont ils se chargent, la première répond : « Vous voulez rire !? C'est moi qui fais presque tout, au moins 90% ! », et le second : « En fait, j'en fais beaucoup, environ 40% ». Bien que les réponses exactes diffèrent d'un couple à l'autre, le total dépasse toujours largement 100%[4]. Nous pourrions être tentés d'en conclure que l'un des deux époux ment, mais il est plus probable que chacun d'eux ait gardé de sa propre contribution aux tâches ménagères un souvenir qui la magnifie.

Au bout d'un certain temps, sous l'effet des modifications que notre mémoire opère en notre faveur, et qui nous amènent à oublier ou à déformer les événements passés, il se peut que nous en arrivions à croire progressivement à nos propres mensonges. Nous savons que nous avons fait quelque chose de mal, mais, petit à petit, nous commençons à penser que tout n'était pas entièrement de notre faute et que, somme toute, nous nous trouvions dans une situation complexe. Nous nous mettons alors à sous-estimer notre propre responsabilité, à la minimiser jusqu'à ce qu'elle ne soit plus que l'ombre d'elle-même. En très peu de temps, nous sommes parvenus à nous convaincre : nous croyons désormais nous-mêmes ce que nous cherchions initialement à faire croire à d'autres. John Dean, qui fut le conseiller de Richard Nixon à la Maison Blanche, et qui dévoila publiquement le complot visant à couvrir les activités illégales de l'affaire du Watergate, expliqua le fonctionnement de ce processus en ces termes au cours d'une interview :

Journaliste : Voulez-vous dire que ceux qui ont inventé ces histoires croyaient à leurs propres mensonges ?

Dean : Exactement. Il suffisait de répéter ces mensonges assez souvent pour qu'ils deviennent vrais. Par exemple, quand la presse a appris la mise sur écoute téléphonique de journalistes et d'employés de la Maison Blanche, et que les simples démentis se révélaient inutiles, on a prétendu qu'il y allait de la sécurité nationale. Je suis sûr que beaucoup de gens croyaient que ces écoutes *étaient* destinées à assurer la sécurité nationale ; mais elles ne l'étaient pas. Toute cette explication avait été fabriquée pour justifier les faits après coup. Pourtant, quand ils la donnaient, vous comprenez, ils y *croyaient* vraiment[5].

Tout comme Nixon, Lyndon Johnson était un expert en matière d'autojustification. D'après Robert Caro, son biographe, lorsque Johnson croyait à quelque chose, il y croyait « totalement, il en était absolument convaincu, au mépris de ses croyances antérieures et des faits pertinents ». Selon George Reedy, l'un de ses conseillers, le président « avait une capacité remarquable à se convaincre que ses principes du moment étaient valables en toutes circonstances, et il y avait quelque chose de charmant dans l'air d'innocence blessée qu'il prenait lorsque quiconque lui apportait la preuve qu'il avait adopté des points de vue différents par le passé. Et ce n'était pas de la comédie. [...] Il avait une capacité exceptionnelle à se persuader que la « vérité » qui convenait à la situation présente était *la* vérité et que tout ce qui s'y opposait était le fruit d'une manœuvre orchestrée par l'ennemi. Ce qu'il avait en tête devait absolument se réaliser, par la seule force de sa volonté »[6]. Bien que les partisans de Johnson considèrent ce trait de caractère comme un aspect plutôt charmant de sa personnalité, il se pourrait bien qu'il ait compté parmi les principales raisons de son incapacité à sortir son pays du bourbier vietnamien. Un président qui ne justifie ses actes que devant le public peut éventuellement être amené à changer de comportement. Un président qui a justifié ses actes devant lui-même, qui croit détenir *la* vérité, n'est plus disposé à se corriger.

Les membres des tribus soudanaises Dinka et Nuer ont une tradition curieuse. Ils arrachent les dents frontales définitives de leurs enfants – jusqu'à six dents inférieures et deux dents supérieures –, ce qui leur vaut un menton en retrait, une lèvre inférieure affaissée et des défauts d'élocution. Il semble que cette pratique soit née à une époque où le tétanos (qui provoque le resserrement et le raidissement des mâchoires) était largement répandu. Les villageois se mirent à arracher leurs dents frontales et celles de leurs enfants afin de créer un espace par lequel il soit encore possible de boire. Cette épidémie de tétanos est terminée depuis longtemps, mais les membres des tribus Dinka et Nuer n'ont pas cessé pour autant d'arracher les dents frontales de leurs enfants[7]. Pourquoi ?

En 1847, Ignac Semmelweiss fit une recommandation désormais célèbre à ses collègues médecins : il les invita à se laver les mains avant d'accoucher les bébés. Il s'était rendu compte qu'ils devaient recevoir une sorte de « poison morbide » sur les mains en faisant l'autopsie de femmes mortes de la fièvre puerpérale, et transmettre ce poison à des femmes en train d'accoucher. (Il n'avait pas précisément identifié le mécanisme à l'œuvre, mais son idée était la bonne.) Après que Semmelweiss eut donné à ses propres étudiants en médecine l'instruction de se laver les mains avec une solution antiseptique à base de chlore, on observa une baisse rapide du taux de mortalité par fièvre puerpérale. Cependant, ses collègues refusèrent d'accepter la preuve tangible qu'il avançait – la baisse du taux de mortalité survenue chez ses propres patientes[8]. Pourquoi ne se rallièrent-ils pas tout de suite à l'explication de Semmelweiss en le remerciant chaleureusement d'avoir découvert la raison de tant de morts inutiles ?

Après la Seconde Guerre mondiale, Ferdinand Lundberg et Marynia Farnham publièrent un bestseller intitulé *Modern Woman :*

The Lost Sex (La femme moderne : le sexe perdu), dans lequel ils affirment qu'une femme ayant réussi dans des « sphères d'activité masculines » peut sembler briller dans la « cour des grands », mais qu'elle le paie au prix fort : par « le sacrifice de ses instincts les plus fondamentaux. En vérité, le tempérament d'une femme n'est pas adapté à ce genre de compétition brutale et tumultueuse, dont elle ressort meurtrie, surtout au plus profond d'elle-même. » Qui plus est, elle en devient frigide : « À force de rivaliser avec les hommes dans tous les domaines, de se refuser à toute soumission, même relative, bon nombre de femmes ont vu leur aptitude au plaisir sexuel diminuer »[9]. Durant la décennie suivante, le Dr Farnham, qui avait obtenu son doctorat en médecine à l'Université du Minnesota et occupé un poste de chercheuse postdoctorale à l'école de médecine de l'Université de Harvard, fit carrière en incitant les femmes à ne pas faire carrière. Ne craignait-elle pas d'en devenir frigide, et de sacrifier elle aussi ses instincts fondamentaux ?

Dans les années 1990, les autorités du comté de Kern, en Californie, arrêtèrent Patrick Dunn, directeur de lycée à la retraite, soupçonné du meurtre de sa femme. Ils interrogèrent deux personnes, qui leur donnèrent deux versions des faits contradictoires. La première était une femme sans antécédents judiciaires, qui n'avait aucun intérêt personnel à mentir à propos du suspect, et dont la version s'appuyait sur des calendriers et sur le témoignage de son patron. La seconde personne était un criminel professionnel qui risquait six ans de prison, qui s'était proposé pour incriminer Dunn dans le cadre d'un arrangement avec des procureurs, et qui, hormis sa propre parole, ne disposait d'aucun élément à l'appui de sa version des faits. Les enquêteurs se trouvaient face à un choix : ils devaient soit croire la femme (et conclure à l'innocence de Dunn), soit croire le criminel (et désigner Dunn comme coupable). Finalement, ils choisirent de croire le criminel[10]. Pourquoi ?

La compréhension des mécanismes profonds de l'autojustification nous permet de répondre à ces questions et de donner sens à bon nombre d'autres comportements que les gens adoptent et qui, autrement, nous paraîtraient obscurs ou absurdes. Elle nous permet de répondre à la question que tant de gens se posent à la vue de dictateurs sanguinaires, de chefs d'entreprises avides, de fanatiques religieux qui assassinent au nom de Dieu, de prêtres qui abusent d'enfants, ou de personnes qui trompent leurs frères et sœurs pour les priver de leur part d'héritage familial : mais comment diable font-ils pour vivre avec eux-mêmes ? La réponse est simple : ils font exactement comme nous tous.

L'autojustification comporte des avantages et des inconvénients. Elle n'est pas nécessairement mauvaise en soi. Elle nous permet de trouver le sommeil. Sans elle, nos terribles accès de gêne se prolongeraient. Nous nous torturerions l'esprit en regrettant ne n'avoir pas emprunté telle ou telle route ou d'avoir si mal navigué sur celle que nous avons empruntée. Nous serions à l'agonie après chaque décision ou presque, à nous demander si nous avons fait le bon choix, épousé la bonne personne, acheté la bonne maison ou la bonne voiture, ou alors embrassé la bonne carrière. Cependant, lorsqu'elle échappe à tout contrôle, l'autojustification peut nous amener à sombrer dans le désastre comme on s'enlise dans des sables mouvants. Elle nous rend incapables de corriger nos erreurs, et même de nous en rendre compte. En déformant la réalité, elle nous empêche d'obtenir toutes les informations dont nous avons besoin pour bien cerner les problèmes que nous rencontrons. Elle prolonge et aggrave les conflits qui minent les relations amoureuses, les relations amicales, et les relations internationales. Elle nous empêche de nous débarrasser d'habitudes malsaines. Elle permet aux personnes coupables de ne pas assumer la responsabilité de leurs actes. Elle empêche de nombreux professionnels de modifier des attitudes et des pratiques dépassées et potentiellement nuisibles.

Personne n'est capable de vivre sans jamais commettre d'erreur. En revanche, nous sommes tous capables de dire : « Là, il y a un problème. Je fais fausse route. » L'erreur est humaine, mais l'être humain est libre de la cacher ou de l'avouer. Et notre choix en la matière est déterminant pour notre comportement à venir. On nous dit sans cesse que nous devons tirer la leçon de nos erreurs ; mais comment pouvons-nous y parvenir sans commencer par les admettre ? Pour ce faire, nous devons être capables de reconnaître le chant des sirènes de l'autojustification. Dans le prochain chapitre, nous traiterons de la dissonance cognitive, un mécanisme psychologique bien ancré dans notre cerveau, qui génère l'autojustification et protège nos certitudes, notre estime de nous-mêmes et nos appartenances primaires. Dans les chapitres qui suivront, nous nous pencherons sur les conséquences les plus néfastes de l'autojustification. Nous verrons comment elle renforce les préjugés et favorise la corruption, comment elle altère la mémoire, comment elle transforme la confiance des professionnels en arrogance, comment elle crée et perpétue l'injustice, comment elle corrompt l'amour et comment elle engendre les querelles et les désaccords.

Fort heureusement, la compréhension de ce mécanisme nous permet de l'enrayer. Aussi essayerons-nous, dans le dernier chapitre, de prendre un peu de recul et de voir quelles solutions se dégagent, pour nous-mêmes en tant qu'individus, pour les relations que nous entretenons et pour la société dans laquelle nous vivons. La compréhension est un premier pas vers l'amélioration. C'est la raison pour laquelle nous avons écrit ce livre.

Chapitre premier

La dissonance cognitive : le moteur de l'autojustification

Communiqué de presse, 1er novembre 1993

NOUS N'AVONS PAS COMMIS D'ERREUR lorsque nous avons écrit, dans nos communiqués précédents, que New York serait détruite le 4 septembre et le 14 octobre 1993. Nous n'avons pas commis d'erreur, pas même la moindre petite erreur!

Communiqué de presse, 4 avril 1994

Toutes les dates que nous avons données dans nos communiqués précédents sont des dates correctes, données par Dieu dans les Saintes Écritures. Pas une seule de ces dates n'était fausse... Ézéchiel prévoit un total de 430 jours pour le siège de la ville... [ce qui] nous amène exactement au 2 mai 1994. Désormais, tout le monde est prévenu. Nous avons fait notre devoir. [...]
Nous sommes les seuls dans le monde entier à guider le peuple vers sa sûreté, sa sécurité et son salut!
Nous sommes fiables à 100% ! [1]

S'il est fascinant, et parfois amusant, de lire des prédictions apocalyptiques, il est plus fascinant encore d'observer la réaction de ceux qui y croient vraiment lorsqu'elles se révèlent fausses et que la Terre continue de tourner. Vous ne les entendez presque jamais dire : « Je me suis planté ! J'ai été tellement stupide de croire à une absurdité pareille ! » Bien au contraire, la plupart du temps, ils sont plus sûrs que jamais de leur pouvoir de prédiction. Certaines personnes croient que tous les désastres, de la Peste Noire aux attentats du 11 septembre 2001, étaient prédits dans l'Apocalypse ou dans les prophéties de Nostradamus ; et le fait que les prédictions vagues et obscures auxquelles elles se réfèrent n'aient pris un sens qu'une fois ces désastres survenus ne semble pas du tout les gêner dans leur conviction.

Il y a une cinquantaine d'années, Leon Festinger, jeune chercheur en psychologie sociale, infiltra, en compagnie de deux associés, un groupe de personnes qui croyaient que le monde prendrait fin le 21 décembre[2]. Ils voulaient savoir ce qu'il adviendrait de ce groupe lorsque (comme ils l'espéraient) la prophétie se révélerait fausse. Le chef du groupe, que nos chercheurs baptisèrent Marian Keech, promit que, le 20 décembre à minuit, une soucoupe volante viendrait chercher les fidèles pour les mettre à l'abri, quelque part dans l'espace. Convaincus que la fin était proche, plusieurs membres du groupe donnèrent leur démission, abandonnèrent leur logement et dilapidèrent leurs économies – à quoi bon avoir de l'argent, dans l'espace ? D'autres, en proie à la peur ou à la résignation, se contentèrent de rester chez eux et d'attendre. (Quant au mari de Mme Keech, qui ne croyait pas à la prophétie, il alla se coucher tôt et dormit toute la nuit sur ses deux oreilles, pendant que sa femme et ses fidèles priaient dans le salon.) Festinger y alla de sa propre prédiction : ceux qui ne s'étaient pas investis pleinement – qui se contentaient d'attendre la fin du monde chez eux, seuls, en espérant ne pas mourir à minuit – perdraient tout naturellement leur foi en Mme Keech ; cependant, ceux qui avaient dilapidé tous leurs biens, et qui attendaient l'arrivée du vaisseau spatial avec le reste du groupe, verraient leur croyance en ses pouvoirs mystiques se renforcer, et mettraient même tout en œuvre pour y rallier le plus de monde possible. À minuit, ne voyant poindre aucun vaisseau spatial à l'horizon, les membres du groupe semblaient quelque peu nerveux. À deux heures du matin, ils commencèrent à s'inquiéter sérieusement. À cinq heures moins le quart, Mme Keech eut une nouvelle vision : le monde avait été épargné, grâce à la foi extraordinaire dont sa petite bande avait fait preuve. « Toute puissante est la parole de Dieu », dit-elle à ses fidèles, « et par Sa parole vous avez été sauvés ; car, oui, vous avez été arrachés aux griffes de la mort, et jamais une telle force n'avait ainsi envahi notre Terre. Jamais, depuis l'aube des temps, cette Terre n'avait connu un flux de bien et de lumière aussi puissant que celui qui pénètre maintenant cette pièce. »

L'humeur du groupe passa du désespoir à l'euphorie. De nombreux membres, qui n'avaient pas ressenti le besoin de faire du prosélytisme avant le 21 décembre, se mirent à contacter la presse pour l'informer du miracle, puis à arrêter des passants dans la rue pour tenter de les convertir. La prédiction de Mme Keech s'était révélée fausse, pas celle de Leon Festinger.

Le moteur de l'autojustification, la force qui nous pousse à justifier nos actes et nos choix – surtout les mauvais – est une sensation désagréable, que Festinger appela « dissonance cognitive ». La dissonance cognitive est l'état de tension dans lequel se trouve une personne qui a deux « cognitions » (idées, attitudes, croyances, opinions) psychologiquement incompatibles, telles que « Fumer est une habitude stupide : on peut en mourir » et « Je fume deux paquets par jour ». La dissonance provoque un désagrément psychique, allant du léger accès à l'angoisse profonde ; et les personnes qui la subissent ne peuvent dormir tranquilles tant qu'elles n'ont pas trouvé un moyen de l'atténuer. Pour une fumeuse, le moyen le plus direct d'y parvenir consiste à arrêter de fumer. Cependant, si elle tente de le faire et qu'elle échoue, elle cherchera à réduire sa dissonance en se persuadant que la fumée n'est finalement pas si nocive, que ses risques sont largement compensés par le fait qu'elle lui permet de se détendre et qu'elle lui évite de prendre du poids (après tout, l'obésité est aussi une source de risques pour notre santé), et ainsi de suite. La plupart des fumeurs parviennent à diminuer leur dissonance par de tels moyens, aussi ingénieux qu'illusoires.

La dissonance nous perturbe : avoir deux idées contradictoires revient à flirter avec l'absurdité ; or, comme le soulignait Albert Camus, les humains sont des êtres qui passent leur vie à essayer de se convaincre que leur existence n'est pas absurde. Dans le fond, la théorie de Festinger porte sur l'effort que nous faisons tous pour tirer un sens de nos idées contradictoires et pour mener une vie qui soit, dans notre esprit tout au moins, cohérente et signifiante. Cette théorie a donné lieu à un ensemble de plus de 3 000 expériences, qui a amené les psychologues à transformer leur conception de l'esprit humain et de son fonctionnement. La dissonance cognitive a même franchi les limites du monde académique pour s'étendre à la culture populaire. Le terme s'utilise partout. Pour notre part, nous l'avons rencontré dans des journaux télévisés, dans des éditoriaux politiques, dans des articles de magazines, sur des étiquettes collées à l'arrière de voitures, et même dans un feuilleton à l'eau de rose. Il a été employé par Alex Trebek dans le jeu télévisé *Jeopardy*, par Jon Stewart dans *The Daily Show*, une célèbre émission de divertissement, et par le président Bartlet, personnage principal de la série *The West Wing*. Bien qu'il soit devenu fréquent, ce terme est souvent utilisé à tort et à travers : rares sont ceux qui comprennent ce qu'il signifie vraiment et qui se rendent compte de son immense pouvoir de motivation.

En 1956, l'un de nous deux (Elliot) entra à l'Université de Stanford, en Californie, pour y suivre une formation post-grade en psychologie. Festinger y était entré la même année comme jeune professeur. Immédiatement, ils se mirent à travailler ensemble à la conception d'expériences destinées à tester et à développer la théorie de la dissonance[3]. Leurs réflexions remirent en question bon nombre d'idées qui étaient parole d'évangile pour les psychologues et pour le public en général : par exemple, l'idée que l'être humain agit généralement en vue d'une récompense, défendue par les behavioristes, l'idée qu'il agit généralement de façon rationnelle, défendue par les économistes, et l'idée qu'il peut se libérer de ses pulsions agressives par un comportement agressif, défendue par les psychanalystes.

Voyons tout d'abord comment la théorie de la dissonance remit en cause le behaviorisme. À l'époque, la plupart des chercheurs en psychologie étaient convaincus que le comportement des individus était déterminé par la récompense et la punition. Il va sans dire que, si vous nourrissez un rat à chaque fois qu'il sort d'un labyrinthe, il apprendra plus vite à en retrouver l'issue ; de même, si vous donnez un biscuit à votre chienne à chaque fois qu'elle vous donne la patte, elle apprendra plus vite à le faire que si vous restez assis, à attendre qu'elle le fasse d'elle-même. Si, au contraire, vous punissez votre jeune chienne lorsque vous la voyez uriner sur le tapis, elle cessera vite de le faire. Selon les behavioristes, il suffit même qu'une chose soit associée à une récompense pour devenir attrayante aux yeux de son bénéficiaire – votre jeune chienne vous aime mieux parce que vous lui donnez des biscuits –, et qu'elle soit associée à une douleur pour devenir aussitôt néfaste et indésirable.

Bien entendu, ces lois behavioristes s'appliquent aussi aux êtres humains. Par exemple, personne n'exercerait un métier ennuyeux sans salaire ; et, si jamais vous donnez un biscuit à votre jeune bambin afin de le calmer quand il pique une crise pour un caprice, il ne manquera pas de piquer une nouvelle crise à chaque fois qu'il aura envie d'un biscuit. Cependant, pour le meilleur et pour le pire, l'esprit humain est plus complexe que le cerveau d'un rat ou d'un caniche. Une chienne que l'on surprend en train d'uriner sur un tapis prendra peut-être un air penaud, mais elle n'essayera pas de trouver des raisons qui justifient son mauvais comportement. Les humains, quant à eux, sont des êtres qui réfléchissent ; et, de ce fait, comme le montre la théorie de la dissonance, leur comportement ne se laisse pas déterminer par la récompense et la punition, et s'oppose même souvent à leurs effets supposés.

Par exemple, Elliot prévoyait que, si quelqu'un devait éprouver beaucoup de douleur, de désagrément ou d'embarras, ou faire beaucoup d'efforts, pour obtenir une chose, il en serait ensuite plus satisfait que s'il l'avait obtenue facilement. Pour les behavioristes, cette prédiction était absurde : pourquoi aimerait-on une chose que l'on associe à la douleur ? Pour Elliot, la réponse était évidente, et tenait en un seul mot : « autojustification ». La cognition selon laquelle je suis une personne sensée et compétente est en dissonance avec la cognition selon laquelle j'ai suivi un processus pénible pour obtenir, par exemple, le droit d'entrer dans une association d'étudiants qui s'est révélée ennuyeuse et sans intérêt. Par conséquent, je vais améliorer ma perception de cette association en essayant d'y trouver des avantages et d'en oublier les inconvénients.

Il pourrait sembler que le moyen le plus simple de tester cette hypothèse consiste à juger un certain nombre d'associations d'étudiants en fonction de la pénibilité de leur épreuve d'initiation, et à interroger ensuite leurs membres sur leur satisfaction à l'égard de leur association. Cependant, si les membres des associations prévoyant une épreuve d'initiation pénible sont plus satisfaits que les membres des associations dont l'épreuve d'initiation est légère, doit-on en conclure que la pénibilité engendre la satisfaction? Non, on peut tout aussi bien en tirer la conclusion inverse. Si les membres d'une association considèrent qu'ils forment une élite très prisée, il se peut qu'ils prévoient une épreuve d'initiation très pénible afin d'empêcher la « racaille » d'y accéder. Dans ce cas, seuls les étudiants *a priori* très intéressés par cette association seront disposés à subir la lourde épreuve d'initiation qu'elle impose. Ceux qui n'ont pas d'enthousiasme pour une association en particulier, qui souhaitent simplement faire partie de l'une d'entre elles, quelle qu'elle soit, opteront pour une association qui prévoit une épreuve d'initiation légère.

Par conséquent, pour qu'une expérience puisse tester cette hypothèse, elle doit impérativement faire l'objet d'un contrôle. La beauté d'une expérience réside dans la soumission aléatoire d'individus à certaines conditions. Il convient donc de soumettre chaque étudiant soit à l'épreuve d'initiation pénible, soit à l'épreuve d'initiation légère d'une même association, de manière aléatoire, indépendamment de l'intérêt qu'il lui porte au départ. Ainsi, si les étudiants qui ont dû fournir un effort important pour être admis dans l'association en sont plus satisfaits que ceux qui y sont entrés sans effort, on saura que cette plus grande satisfaction est due à un plus grand effort, et non pas à un plus grand intérêt initial.

Elliot et son collègue Judson Mills menèrent donc cette expérience exactement ainsi[4]. On invita les étudiants de Stanford à devenir membres d'une association dont l'activité consisterait à discuter de questions touchant à la psychologie du sexe, en leur précisant toutefois qu'ils devraient préalablement subir une épreuve d'entrée. Choisis au hasard, certains durent se soumettre à une procédure d'initiation extrêmement embarrassante : il s'agissait de lire, à haute voix, face à l'expérimentateur, des scènes de relations sexuelles particulièrement crues et explicites, tirées de *L'Amant de lady Chatterley* ou d'autres romans libertins. (Cet exercice était embarrassant et pénible pour des étudiants ordinaires des années 1950.) D'autres furent soumis, tout aussi aléatoirement, à une procédure d'initiation qui n'était que légèrement embarrassante : il s'agissait pour eux de lire à haute voix des termes sexuels dans le dictionnaire.

À l'issue de l'initiation, on invita chaque étudiant à écouter un même enregistrement sonore, en lui faisant croire qu'il s'agissait d'une discussion qui avait eu lieu au sein de l'association à laquelle il venait d'adhérer. En réalité, on avait préparé la discussion à l'avance afin qu'elle soit aussi ennuyeuse et inintéressante que possible. Les interventions des membres, entrecoupées d'hésitations et de longues pauses, portaient sur les caractères sexuels secondaires des oiseaux – les modifications de leur plumage durant la parade nuptiale, entre autres choses. Les participants balbutiaient, s'interrompaient fréquemment, et ne finissaient pas toutes leurs phrases.

Finalement, on demanda aux étudiants de juger cette discussion selon un certain nombre de critères. Ceux qui n'avaient subi qu'une épreuve d'initiation modérée la jugèrent telle qu'elle était réellement, lassante et sans intérêt, et trouvèrent, à juste titre, que les membres de l'association ne suscitaient pas l'enthousiasme, mais l'ennui. Ils se dirent aussi irrités par l'un des participants à la discussion, qui admettait en marmonnant et en bégayant qu'il n'avait pas fait les lectures requises sur les techniques de séduction de certains oiseaux rares. Quel idiot irresponsable ! Il n'avait même pas fait les lectures de base ! Il avait laissé tomber le groupe ! On ne pouvait pas vouloir faire partie de la même association qu'un type pareil! Pourtant, les étudiants qui avaient enduré une épreuve d'initiation pénible jugèrent la discussion intéressante et exaltante, et trouvèrent les membres de l'association captivants et perspicaces. Quant à l'idiot irresponsable, il était tout pardonné. Sa candeur était la bienvenue! On ne pouvait que se réjouir de faire partie de la même association qu'un type aussi honnête! On avait peine à croire que tous les étudiants avaient écouté le même enregistrement. Tel est le pouvoir de la dissonance.

Depuis, cette expérience a été réitérée plusieurs fois par d'autres scientifiques, qui ont imaginé toute une gamme d'épreuves d'initiation, allant de la décharge électrique à l'effort physique extrême[5]. À chaque fois, on aboutit à la même conclusion : les épreuves d'initiation pénibles augmentent la satisfaction des étudiants à l'égard de leur association. Ces résultats ne signifient pas que les gens aiment les expériences douloureuses – comme le moment où ils remplissent leur feuille d'impôts –, ni qu'ils aiment tout ce qui est lié à la douleur. En revanche, ils montrent que, si une personne traverse volontairement une épreuve difficile ou douloureuse *dans le but* d'atteindre un certain objectif ou d'obtenir une certaine chose, alors cet objectif ou cette chose aura davantage de valeur à ses yeux. Si, pendant que vous vous rendez à la séance d'initiation d'une association, un pot de fleurs tombe d'une fenêtre et vous arrive sur la tête, vous n'apprécierez pas davantage cette association pour autant. En revanche, si vous acceptez de recevoir un pot de fleurs sur la tête pour devenir membre de cette association, il ne fait aucun doute que vous l'aimerez davantage.

On ne voit que ce que l'on croit

Je considérerai tout autre élément venant confirmer l'opinion que je me suis déjà forgée.

Lord Molson, politicien britannique (1903-1991)

La théorie de la dissonance balaya également une idée qui flatte notre ego : en tant qu'*homo sapiens*, nous gérons les informations de manière logique. En réalité, lorsqu'une nouvelle information est en consonance avec nos croyances, nous pensons que ses fondements sont solides et qu'elle est utile : « C'est ce que j'ai toujours dit! ».

Cependant, lorsqu'une nouvelle information est dissonante, nous la considérons comme une opinion partiale ou absurde : « Quel argument stupide ! ». Notre besoin de consonance est tel que, lorsque nous sommes confrontés à une information qui contredit l'une de nos croyances, nous trouvons toujours le moyen de critiquer, de déformer ou d'ignorer la première, afin de préserver, voire de renforcer la seconde. Cette acrobatie mentale porte le nom de « biais de confirmation »[6]. Lenny Bruce, humoriste américain légendaire, fin observateur de la société, en fit une description vivante en racontant son expérience du tout premier débat présidentiel télévisé de l'histoire des États-Unis, qui opposa Richard Nixon à John Kennedy en 1960 :

> Je suivais le débat à la télévision avec des partisans de Kennedy, et ils disaient : « Il est vraiment en train d'écraser Nixon ! ». Ensuite, nous allions tous dans un autre appartement, et les partisans de Nixon disaient : « Vous avez vu comme il a démoli Kennedy? » Alors je me suis rendu compte que les deux camps aimaient tellement leur candidat que, pour qu'ils puissent changer d'avis, il aurait fallu qu'il se désavoue de la manière la plus flagrante, qu'il regarde la caméra en disant : « Je suis un voleur, un escroc, vous m'entendez? Je suis le pire candidat que vous puissiez élire à la présidence ! » Et, même si l'un des candidats l'avait fait, ses partisans auraient dit : « Voilà enfin un homme honnête. Il faut être quelqu'un, pour admettre un truc pareil. C'est un gars comme lui qu'il nous faut comme président. »[7]

En 2003, dès lors qu'il fut parfaitement clair qu'il n'y avait pas d'armes de destruction massive en Irak, les Américains qui avaient soutenu la guerre et cru à la raison invoquée par le président Bush pour la déclencher tombèrent en pleine dissonance :

« Nous avons cru le président, et nous avions (tout comme lui) tort. » Comment y remédier ? Pour les démocrates qui avaient cru que Saddam Hussein détenait des armes de destruction massive, la solution était assez simple : « Une fois de plus, les républicains se sont trompés ; le président a menti ou, du moins, reçu ces fausses informations avec trop d'enthousiasme ; j'ai vraiment été stupide de le croire. » Pour les républicains, la dissonance était plus profonde. Plus de la moitié d'entre eux y remédièrent en refusant de se rendre à l'évidence : selon un sondage d'opinion réalisé à l'époque par Knowledge Networks, ils pensaient que des armes de destruction massive *avaient* été trouvées. Le responsable du sondage donna l'explication suivante : « Certains Américains, poussés par leur volonté de soutenir la guerre, peuvent en arriver à négliger les informations selon lesquelles on n'a pas trouvé d'armes de destruction massive. Le fait qu'un tel degré d'ignorance demeure, malgré la place importante que cette question occupe dans la presse et la grande attention qu'y prête le public, donne à penser que certains Américains pourraient chercher à éviter une dissonance cognitive. »[8] Et comment !

Des chercheurs en neurosciences ont récemment montré que ces biais de raisonnement étaient inhérents au processus même par lequel notre cerveau traite les informations – et ce, quelles que soient nos affinités politiques. Par exemple, au cours d'une étude qui consistait à observer par IRM (imagerie par résonance magnétique) le cerveau de personnes en train de traiter des informations dissonantes ou consonantes sur George Bush ou John Kerry, Drew Westen et ses collègues remarquèrent que les zones correspondant au raisonnement s'éteignaient presque quand les participants étaient confrontés à des informations dissonantes, et que les circuits correspondant à l'émotion s'allumaient vivement une fois la consonance rétablie[9]. Nous observons qu'il nous est difficile de nous défaire de nos opinions ; les mécanismes que cette étude met en évidence nous en offrent une explication neurologique.

Même la lecture d'un texte qui s'oppose à l'une de nos opinions peut nous conforter dans cette opinion. Dans le cadre d'une expérience, des chercheurs choisirent des personnes soit favorables soit opposées à la peine de mort, et ils leur demandèrent de lire deux articles scientifiques fort bien documentés, portant sur cette question très sensible : la peine capitale a-t-elle un effet dissuasif sur les auteurs potentiels de crimes violents ? Le premier article y apportait une réponse positive, le second, une réponse négative. Si les lecteurs avaient traité ces informations de manière rationnelle, ils se seraient au moins rendu compte que la question était plus complexe qu'ils ne le pensaient, et l'écart qui séparait initialement leurs opinions se serait quelque peu réduit en conséquence. Cependant, la théorie de la dissonance prédisait qu'il en irait autrement : les lecteurs trouveraient le moyen de déformer le contenu des articles ; ils trouveraient toutes les raisons d'apprécier celui qui confirmait leur opinion, et ils le salueraient comme un travail d'excellente qualité ; à l'inverse, ils se montreraient extrêmement critiques à l'égard de celui qui infirmait leur opinion, ils y relèveraient les moindres failles et les grossiraient au point d'en faire de bonnes raisons de penser qu'un tel article n'avait pas à les influencer. C'est précisément ce qui arriva. Non seulement les partisans de chaque opinion dénigrèrent l'autre, mais ils furent confortés dans la leur[10].

Le biais de confirmation nous amène même à considérer l'absence de preuve comme une preuve de ce que nous croyons. Lorsque courut la rumeur selon laquelle les États-Unis avaient été infiltrés par des sectes sataniques qui massacraient des bébés en sacrifice, ni le FBI ni aucun autre enquêteur n'en trouva la moindre preuve. La conviction des personnes qui y croyaient n'en fut pas du tout ébranlée. Au contraire, de leur point de vue, cette absence de preuve montrait l'intelligence démoniaque des leaders de ces sectes : après avoir tué les bébés, ils les dévoraient, y compris leurs os. Beaucoup de gens se laissent piéger par ce type de raisonnement ; il n'est pas propre à quelques fanatiques marginaux, ni aux partisans de la psychologie populaire. Lorsque, durant la Seconde Guerre mondiale, Franklin D. Roosevelt prit la terrible décision d'envoyer des milliers de Nippo-américains dans des camps d'internement pour toute la durée du conflit, il se fondait uniquement sur des rumeurs selon lesquelles ils avaient l'intention de saboter l'effort de guerre du pays. Ces rumeurs ne furent jamais étayées par la moindre preuve. D'ailleurs, le général John DeWitt, commandant de l'armée américaine pour la zone ouest, l'avait lui-même reconnu : aucune preuve ne permettait d'accuser le moindre citoyen nippo-américain de sabotage ou de trahison. Mais le même général avait ensuite déclaré : « Le fait même qu'aucun sabotage n'ait eu lieu est un signe inquiétant, qui confirme que de telles actions *seront* menées »[11].

Le choix d'Ingrid, la Mercedes de Nick et le canoë d'Elliot

L'apport de la théorie de la dissonance ne se limita pas à l'idée raisonnable selon laquelle les êtres humains ne sont pas raisonnables lorsqu'ils traitent des informations. Elle montra également pourquoi ils continuent de ne pas l'être après avoir pris une décision importante[12]. Dans un ouvrage éclairant, intitulé *Et si le bonheur vous tombait dessus*, Dan Gilbert, expert en psychologie sociale, nous invite à imaginer ce qui se serait passé à la fin du film *Casablanca* si Ingrid Bergman avait décidé de rester avec Humphrey Bogart au Maroc, au lieu choisir la voie du patriotisme et d'aller rejoindre son mari, héros de la résistance au nazisme[13]. L'aurait-elle regretté, « peut-être pas aujourd'hui, peut-être pas demain, mais un jour, sûrement, et pour toute [sa] vie », comme le lui prédit Bogart dans une réplique bouleversante ? Ou bien a-t-elle regretté toute sa vie d'avoir quitté Bogart ? En s'appuyant sur une quantité de données, Gilbert nous montre que ces questions appellent toutes deux une réponse négative : quel que soit son choix, à long terme, elle aurait été heureuse. Bien que fort éloquente, la prédiction de Bogart était donc fausse. La théorie de la dissonance nous explique pourquoi : quelle que soit sa décision, Ingrid aurait trouvé des raisons qui la justifient, et des raisons de se réjouir ne pas avoir pris l'autre.

Pour étayer les décisions que nous avons prises, nous disposons de toute une panoplie de moyens. Un jour, sur un coup de tête, notre ami Nick, simple et économe, revendit la Honda Civic qu'il avait depuis huit ans et s'acheta une Mercedes toute neuve, équipée « toutes options ». Il adopta alors un comportement étrange (auquel il ne nous avait pas habitués, du moins). Il se mit à critiquer la voiture de ses amis, en leur tenant des discours comme : « C'est le moment que tu changes de voiture, tu ne crois pas ? Elle est bonne à mettre à la casse. Tu ne penses pas que tu mériterais de te faire plaisir en conduisant une bonne voiture? », et comme : « Tu sais, c'est vraiment dangereux de rouler dans une petite voiture comme celle-là. Un accident pourrait te tuer. Ta vie vaut bien quelques milliers de dollars, non ? Tu n'imagines pas comme je suis tranquille, maintenant que j'ai une voiture solide et que je sais que toute ma famille roule en sécurité. »

Peut-être Nick avait-il tout simplement attrapé le virus de la sécurité ; peut-être s'était-il dit, après avoir réfléchi calmement : « Ce serait vraiment formidable que tout le monde roule dans une bonne voiture comme ma nouvelle Mercedes. » Mais nous ne sommes pas de cet avis. Il était si méconnaissable, tant lorsqu'il dépensa une fortune pour cette voiture luxueuse que lorsqu'il se mit à harceler ses amis pour les convaincre d'en faire autant, que nous ne pouvions nous empêcher de penser qu'il cherchait à réduire la dissonance dans laquelle il avait dû tomber : il avait impulsivement investi une bonne partie de ses économies dans ce qui, auparavant, n'était « rien qu'une voiture » à ses yeux ; de plus, cet achat tombait au moment même où ses enfants s'apprêtaient à entrer à l'université, ce qui allait impliquer des dépenses considérables. Pour justifier sa décision, Nick multipliait les arguments : « Cette Mercedes est une merveille ; j'ai travaillé toute ma vie, je la mérite bien ; en plus, elle est tellement sûre ! ». Et, s'il réussissait à convaincre un ami pingre de prendre la même décision, elle lui semblait d'autant plus justifiée. Tout comme les convertis de Mme Keech, Nick s'était mis à faire du prosélytisme.

À moins de perdre beaucoup d'argent, Nick ne pouvait revenir sur sa décision ; elle était irrévocable. Son besoin de réduire la dissonance qu'elle lui causait s'en trouva renforcé (comme ce fut le cas pour Ingrid). Le pouvoir de l'irrévocabilité a notamment été mis en évidence par une recherche scientifique brillante sur les manœuvres mentales auxquelles se livrent les parieurs lors des courses de chevaux. Le contexte de cette recherche se prêtait particulièrement bien à l'étude de l'irrévocabilité : une fois que vous avez misé votre argent, vous ne pouvez pas retourner vers l'aimable monsieur qui prend les paris pour lui expliquer que vous avez finalement changé d'avis. Durant l'expérience, les chercheurs allaient simplement s'adresser aux parieurs qui faisaient la queue pour miser deux dollars et à ceux qui venaient de le faire. Ils leur demandaient à quel point ils étaient sûrs de la victoire de leurs chevaux. Ceux qui avaient déjà parié étaient nettement plus certains de leur choix que ceux qui faisaient encore la queue[14]. Or, rien n'avait changé depuis qu'ils avaient misé leur argent, sauf une chose : leur choix était devenu définitif. Nous sommes plus sûrs de nos décisions dès lors qu'elles sont irrévocables.

De ce que nous avons appris sur la dissonance cognitive, nous pouvons déjà tirer une leçon profitable : il ne faut jamais écouter Nick. Plus nos décisions sont lourdes de conséquences – temps, argent, efforts à fournir, désagréments à subir – et irrévocables, plus la dissonance qu'elles provoquent est grande, et plus nous ressentons le besoin de la réduire en magnifiant leurs avantages. Par conséquent, lorsque vous vous apprêtez à dépenser une grosse somme ou à prendre une décision importante – qu'il s'agisse de choisir une voiture ou un ordinateur, de recourir à la chirurgie esthétique ou de vous inscrire à un programme de développement personnel coûteux –, ne demandez pas l'avis d'une personne qui vient de le faire. Elle aura toutes les raisons de vous persuader que son choix était le bon. Si vous interrogez des gens sur l'utilité d'une thérapie qui leur a pris douze ans et coûté 50 000 dollars, la plupart vous répondront : « Le Dr Weltschmerz est formidable! Je n'aurais *jamais* découvert le grand amour – ou trouvé un nouvel emploi, ou perdu du poids – s'il n'avait pas été là ». Après y avoir investi autant de temps et d'argent, ils ne vous diront probablement pas : « Oui, j'ai vu le Dr Weltschmerz pendant douze ans ; franchement, quel gâchis! » Si vous devez choisir un produit, demandez l'avis de quelqu'un qui est encore en train de se renseigner et qui a encore l'esprit ouvert. De même, si vous voulez savoir dans quelle mesure un programme thérapeutique peut vous être bénéfique, ne vous fiez pas aux témoignages des personnes qui l'ont suivi : informez-vous en consultant des études contrôlées.

Lorsque l'autojustification fait suite à des décisions conscientes, même si elle est déjà relativement compliquée, elle a au moins l'avantage d'être prévisible. Mais l'autojustification s'opère aussi lorsque nous adoptons des comportements pour des raisons qui nous sont inconnues, lorsque nous restons attachés à certaines croyances ou à certaines traditions sans savoir pourquoi, et que nous sommes trop fiers pour le reconnaître. Par exemple, dans l'introduction, nous avons décrit une tradition des tribus soudanaises Dinka et Nuer : leurs membres arrachent une partie des dents frontales permanentes de leurs enfants à l'aide d'un hameçon, ce qui leur est particulièrement douloureux. D'après des anthropologues, cette tradition trouverait son origine dans une épidémie de tétanos, durant laquelle on arrachait les dents frontales des malades dont les mâchoires étaient bloquées afin de leur permettre de se nourrir. Cependant, si telle était la raison de cette tradition, pourquoi diable ces tribus l'ont-elles perpétuée après la fin de l'épidémie?

Totalement absurde aux yeux d'un observateur extérieur, une telle pratique prend tout son sens à la lumière de la théorie de la dissonance. À l'époque de l'épidémie, les villageois auraient commencé à extraire les dents frontales de tous leurs enfants afin que l'on puisse continuer de les nourrir si jamais ils attrapaient le tétanos. Cependant, cette pratique était pénible : les enfants en souffraient beaucoup, alors qu'ils ne seraient que quelques uns à contracter cette maladie. Afin que leur comportement demeure légitime à leurs yeux et aux yeux de leurs enfants, les villageois auraient donc dû le justifier en lui attribuant des bienfaits après coup. Ils se seraient persuadés que cette pratique présentait, disons, des avantages esthétiques – qu'on était nettement plus beau avec un menton en retrait, par exemple –, et ils auraient même transformé cette opération chirurgicale douloureuse en un rite de passage à l'âge adulte. C'est précisément ce qu'ils firent en réalité. « Nous sommes plus beaux sans nos dents frontales », affirment désormais les villageois. « Les gens qui ont encore toutes leurs dents sont moches : on dirait des cannibales, prêts à vous dévorer. Avec une dentition complète, on ressemble à un âne. » L'extraction des dents frontales comporte d'autres avantages esthétiques, selon eux : « Nous aimons les sifflements que cela provoque quand nous parlons ». Et les adultes rassurent les enfants effrayés en leur disant : « Ce rite est un signe de maturité »[15]. Si la justification médicale de cette pratique a disparu depuis longtemps, l'autojustification psychologique qui en découle perdure.

Les gens ont envie de croire qu'ils connaissent, en tant qu'individus rationnels et intelligents, les raisons de leurs décisions ; par conséquent, ils n'apprécient pas toujours qu'on leur dise ce qui les a réellement amenés à les prendre. Elliot eut l'occasion de s'en rendre compte par lui-même à l'issue de son expérience sur les épreuves d'initiation. « Une fois que les participants eurent tous terminé », se souvient-il, « j'expliquai l'expérience en détail et exposai la théorie point par point. Tous les étudiants qui avaient enduré l'épreuve d'initiation la plus pénible me dirent que l'hypothèse que j'avançais les intriguait et qu'ils comprenaient que la plupart des gens puissent réagir comme je le prévoyais. Cependant, ils s'efforcèrent tous de me convaincre que leur propre satisfaction à l'égard de leur association n'avait rien à voir avec la pénibilité de l'initiation qu'ils avaient reçue. Ils prétendirent tous que cette satisfaction n'était due qu'à ce qu'ils pensaient réellement de l'association. Il n'empêche que presque tous ces étudiants appréciaient davantage cette association que tous les étudiants ayant seulement subi une épreuve d'initiation modérée. »

Nul n'est à l'abri du besoin de réduire une dissonance cognitive, pas même ceux qui connaissent la théorie sur le bout des doigts. Elliot en fit l'expérience. « Lorsque j'étais jeune professeur à l'Université du Minnesota, ma femme et moi finîmes par en avoir assez de louer des appartements ; en décembre, nous décidâmes donc d'acheter notre premier logement. Nous ne trouvâmes que deux maisons d'une qualité et d'un prix raisonnables. La première était ancienne, charmante, et assez proche du campus pour qu'on puisse s'y rendre à pied. Je l'aimais beaucoup, principalement parce que cette proximité me permettrait d'y organiser des séminaires de recherche avec mes étudiants, de boire des bières avec eux et de jouer au prof cool. Cependant, elle était située dans une zone industrielle, où les enfants n'auraient pas beaucoup de place pour jouer. Le second logement était un pavillon, plus récent, mais tout à fait ordinaire. Il se trouvait dans la banlieue, à trente minutes du campus en voiture, mais à seulement un kilomètre et demi du lac. Après avoir hésité pendant quelques semaines, nous optâmes pour ce pavillon.

« Peu après avoir emménagé, je vis une publicité pour un canoë d'occasion dans le journal, et je l'achetai immédiatement pour faire une surprise à ma femme et à mes enfants. Lorsque, en ce jour de janvier morne et glacial, j'arrivai à la maison avec ce canoë attaché au toit de ma voiture, ma femme me regarda et éclata de rire. 'Qu'est-ce qu'il y a de si drôle ?', lui demandai-je. 'Demande à Leon Festinger !', me répondit-elle. Bien évidemment, elle avait raison! J'avais ressenti une telle dissonance en choisissant cette maison en banlieue que j'avais immédiatement éprouvé le besoin de faire quelque chose pour justifier mon achat. Et j'avais réussi à en oublier que nous étions à Minneapolis au beau milieu de l'hiver, et que le lac resterait encore gelé pendant des mois avant que nous ne puissions y faire du canoë. Cependant, d'une certaine manière, sans que je m'en aperçoive vraiment, je me servis tout de même de ce canoë : durant tout l'hiver, bien qu'il reste dans le garage, sa présence me rassurait quant à notre décision. »

Cercles vicieux…et cercles vertueux

Êtes-vous stressé ? Un site Internet vous apprend comment fabriquer votre propre petite poupée antistress, que vous pourrez « lancer, piquer, écraser et même étrangler, jusqu'à ce que votre frustration soit passée ». Elle s'accompagne d'un petit poème :

> Quand l'envie te prend de tout casser et de hurler,
> C'est la petite poupée qu'il te faut pour te calmer.
> Attrape-la par les jambes et colle-lui quelques pains,
> Et en la détruisant, crie : « Putain, putain, putain! »

La poupée antistress reflète une conviction qui compte parmi les croyances les plus solidement ancrées dans notre culture, et que les psychanalystes entretiennent en vantant les bienfaits de la catharsis : exprimer sa colère, ou se comporter de manière agressive, permet de se libérer de sa colère. Autrement dit, lancez votre poupée antistress, frappez dans un punching-ball ou criez sur votre conjoint, et vous vous sentirez bien mieux ensuite. En réalité, des décennies de recherche expérimentale ont montré exactement le contraire : bien souvent, lorsque nous libérons violemment nos émotions, nous nous sentons encore plus mal, notre tension artérielle monte, et nous sommes encore plus en colère[16].

Il est particulièrement fréquent que notre agressivité se retourne contre nous lorsqu'elle est directement dirigée contre quelqu'un d'autre, comme le laisse prévoir la théorie de la dissonance cognitive. Quand vous faites quelque chose qui nuit à une autre personne – lui attirer des ennuis, l'insulter ou la frapper –, un nouvel acteur, très influent, entre en scène : votre besoin de justifier vos actes. Imaginez une bande d'élèves, âgés d'une douzaine d'années, en train de se moquer d'un garçon plus faible qu'eux et de le persécuter sans raison. L'un des membres de la bande, bien qu'il soit content d'en faire partie, n'approuve pas du tout ces persécutions. Plus tard, ce qu'il a fait provoque en lui une dissonance : « Comment est-ce qu'un bon gars comme moi a pu être aussi méchant avec un petit garçon aussi gentil et innocent ? ». Afin de réduire cette dissonance, il essaie de se convaincre que la victime n'est en fait ni gentille ni innocente : « C'est rien qu'un pauvre nul, un pleurnichard. De toute façon, il m'aurait fait la même chose s'il avait pu. » Une fois que le garçon s'est mis à rejeter la faute sur sa victime, il y a de fortes chances qu'il la malmène encore plus violemment à la prochaine occasion. La justification d'un premier comportement nuisible en engendre d'autres. C'est pourquoi l'hypothèse de la catharsis ne tient pas.

La première expérience qui le démontra provoqua la surprise de son auteur, Michael Kahn, qui s'attendait à un tout autre résultat. À l'époque, il poursuivait des études post-grade de psychologie clinique à Harvard. Il était certain que l'expérience ingénieuse qu'il avait conçue allait démontrer les bienfaits de la catharsis. Se faisant passer pour un technicien médical et prétendant qu'il travaillait dans le cadre d'une expérience scientifique en cours, Kahn reçut des étudiants universitaires un par un, et prit leur pouls et leur tension artérielle. En prenant ses mesures, il faisait semblant de s'énerver et insultait les étudiants (ses insultes avaient quelque chose à voir avec leur mère). Les étudiants s'énervaient à leur tour ; et leur tension montait en flèche. Certains d'entre eux, qui formaient le groupe expérimental, avaient la possibilité de libérer leur colère en mettant le supérieur de Kahn au courant des insultes ; ils pensaient ainsi lui attirer de gros ennuis. Les autres étudiants, qui formaient le groupe de contrôle, n'avaient pas la possibilité d'exprimer leur colère.

En bon freudien, Kahn fut très surpris du résultat : l'échec de la catharsis était total. Les étudiants qui avaient pu exprimer leur colère contre Kahn éprouvaient nettement plus d'animosité à son égard que ceux qui n'avaient pas eu cette possibilité. De plus, en libérant leur colère, ils avaient fait monter leur tension artérielle, déjà élevée ; la tension de ceux qui n'avaient pas pu exprimer leur colère avait baissé rapidement jusqu'à son niveau normal[17]. En cherchant à comprendre ces tendances inattendues, Kahn découvrit la théorie de la dissonance, qui commençait à peine à susciter l'intérêt, et se rendit compte qu'elle en donnait une explication élégante : les étudiants qui pensaient lui avoir attiré des ennuis avaient dû justifier leur comportement en se persuadant qu'il le méritait, ce qui avait augmenté leur colère contre lui – ainsi que leur tension artérielle.

Les enfants apprennent très tôt à justifier leurs comportements agressifs : lorsque, par exemple, leur petit frère se met à pleurer parce qu'ils l'ont frappé, ils prétendent immédiatement : « Mais c'est lui qui a commencé ! C'est bien fait pour lui! » La plupart des parents trouvent que ces autojustifications enfantines sont sans grande conséquence, et c'est souvent vrai. Cependant, on est amené à les considérer avec plus de gravité lorsque l'on se rend compte que le même mécanisme est à l'œuvre quand les membres d'un gang persécutent un enfant plus faible qu'eux, quand un employeur malmène ses employés, quand des époux s'insultent, quand des policiers continuent de frapper un suspect qui s'est rendu, quand un tyran emprisonne et torture les représentants de minorités ethniques, et quand des soldats commettent des atrocités contre des civils. Les auteurs de tous ces comportements s'engagent dans un cercle vicieux : l'agression entraîne l'autojustification, qui entraîne une autre agression, et ainsi de suite. Fiodor Dostoïevski avait parfaitement compris le fonctionnement de ce processus. Dans *Les frères Karamazov*, Fiodor Pavlovitch, leur crapule de père, se souvient « qu'un beau jour, comme on lui demandait : 'Pourquoi détestez-vous tant telle personne ?', il avait répondu dans un accès d'effronterie bouffonne : 'Elle ne m'a rien fait, c'est vrai ; mais moi, je lui ai joué un vilain tour et aussitôt après j'ai commencé à la détester.' »[18]

Fort heureusement, la théorie de la dissonance nous montre que nous pouvons également créer des « cercles vertueux » : les actes généreux engendrent des spirales de bienveillance et de compassion.

Lorsqu'une personne accomplit une bonne action, en particulier sur un coup de tête ou par hasard, elle a tendance à voir le bénéficiaire de sa générosité sous un jour plus favorable. En effet, l'effort qu'elle a fait pour lui rendre service entre en dissonance avec tous les sentiments négatifs qu'elle pouvait éprouver à son égard auparavant. Par conséquent, une fois ce service rendu, elle se dit : « Je ne vois pas pourquoi j'aurais fait quelque chose d'aimable pour un crétin ; il doit être moins stupide que ce que je pensais. En fait, c'est même un type très sympa, et il mérite qu'on le laisse un peu tranquille. »

Plusieurs expériences ont confirmé cette prédiction. Lors de l'une d'entre elles, on invita des étudiants universitaires à prendre part à un concours, à l'issue duquel ils gagnèrent une somme d'argent considérable. L'expérimentateur s'adressa ensuite à un tiers d'entre eux et leur expliqua qu'il finançait l'expérience de sa propre poche, qu'il était à court d'argent, et qu'il se pourrait donc qu'il doive y mettre fin prématurément. Il leur demanda : « Accepteriez-vous de m'accorder une faveur personnelle en me rendant l'argent que vous avez gagné ? » (Ils acceptèrent tous.) La secrétaire du département de psychologie demanda à un deuxième groupe de participants de rendre l'argent qu'ils avaient gagné, en invoquant une diminution du budget du département pour la recherche. (Ils acceptèrent également.) Les autres participants ne furent pas invités à rendre leurs gains. Finalement, on demanda à tous les participants de remplir un questionnaire qui leur permettait notamment d'exprimer leur avis sur l'expérimentateur. Les étudiants du premier groupe, qu'il avait très gentiment priés de lui accorder une faveur personnelle, étaient ceux qui l'appréciaient le plus ; ils s'étaient persuadés qu'il était particulièrement aimable et méritant. Pour les autres étudiants, il était sympathique, mais nettement moins que pour ceux du premier groupe, qui le trouvaient formidable[19].

Bien que la recherche scientifique sur les cercles vertueux soit récente, il se peut que leur principe général ait été découvert au XVIIIe siècle par Benjamin Franklin, observateur assidu de la nature humaine, ainsi que de la science et de la politique. Lorsqu'il siégeait à l'assemblée législative de Pennsylvanie, la virulence et l'animosité avec lesquelles un autre membre s'opposait à lui finirent par le déranger. Il entreprit donc de gagner sa bienveillance. Comme il l'explique dans son autobiographie, il n'y parvint pas en rendant service à son adversaire, mais en incitant son adversaire à *lui* rendre service :

> Ayant appris qu'il avait dans sa bibliothèque un livre rare et curieux, je lui écrivis un billet pour lui témoigner le désir de le lire, et je le priai d'être assez bon pour me le prêter pendant quelques jours. Il me l'envoya sur-le-champ ; je le lui fis remettre au bout d'une semaine, en y joignant un nouveau billet avec les plus vifs remercîments pour sa complaisance. La première fois que nous nous rencontrâmes à la chambre, il m'adressa la parole, ce qu'il n'avait jamais fait auparavant, et me traita avec une extrême politesse. Depuis lors, il se montra toujours disposé à m'être utile en toute occasion, de façon que nous devînmes grands amis, et notre amitié dura jusqu'à sa mort. C'est une nouvelle preuve de la vérité d'une vieille maxime que j'avais apprise et qui dit : « Celui qui vous a une fois rendu un service sera plus disposé à vous en rendre un autre que celui que vous avez obligé vous-même. »[20]

La dissonance cognitive nous dérange en toutes circonstances, mais elle nous est particulièrement désagréable lorsqu'il y va d'une composante importante de notre image de nous-mêmes – généralement, lorsque notre comportement est incompatible avec cette image[21]. Si un sportif ou une vedette que vous admirez est accusé de viol, de sévices sexuels sur un enfant ou de meurtre, vous serez victime d'un accès de dissonance. Et, plus vous vous identifiez à cette personne, plus vous vous sentirez impliqué, et plus cet accès sera violent. Toutefois, si vous commettez vous-même un acte criminel, alors que vous vous considérez comme un modèle de droiture, vous subirez une poussée de dissonance bien plus dévastatrice. En effet, on peut toujours, au besoin, abandonner son attachement à une vedette ou se trouver un nouveau héros ; cependant, on est condamné à vivre avec soi-même quoi qu'il arrive, même lorsque l'on a trahi ses propres valeurs.

La plupart des gens ont une idée relativement avantageuse d'eux-mêmes : ils se considèrent compétents, honnêtes et intelligents. Par conséquent, lorsqu'ils ressentent une dissonance, ils s'efforcent de la réduire en préservant cette idée[22]. Par exemple, lorsque les prédictions apocalyptiques de Mme Keech se révélèrent fausses, ses fidèles partisans tombèrent sans doute dans une dissonance insoutenable : « Je suis une personne intelligente » se trouvait en contradiction avec « Je viens de faire quelque chose de terriblement stupide : j'ai abandonné mon travail et tout ce que je possédais, tout ça parce que j'ai cru à ce que cette folle racontait ». Afin de réduire cette dissonance, ils pouvaient soit reconsidérer l'idée selon laquelle ils étaient intelligents, soit justifier leur comportement « terriblement stupide ». Sans l'ombre d'une hésitation, ils optèrent pour la seconde solution. Ceux qui croyaient vraiment aux prophéties de Mme Keech sauvèrent leur estime de soi en décidant qu'ils n'avaient rien fait de stupide. Selon eux, ils avaient même fait preuve d'une grande intelligence en adhérant au groupe de Mme Keech, parce que leur foi avait sauvé le monde de la destruction ; en fait, si tout le monde était aussi intelligent qu'eux, tout le monde y aurait adhéré. Il ne leur restait plus qu'à trouver une rue bondée pour le faire savoir.

Personne n'est à l'abri de ce genre de comportement. Lorsque nous entendons parler de ces fous, qui croient ardemment à des prédictions apocalyptiques, *nous* rions d'*eux*. Pourtant, comme le montre le politologue Philip Tetlock dans un livre qui s'interroge sur la qualité des analyses que nous proposent les spécialistes de la politique (*Expert Political Judgement : How Good Is It ? How Can We Know ?*), les prévisions des professionnels, des « experts » de l'économie ou de la politique ne sont généralement pas plus justes que celles des amateurs que nous sommes – ni plus justes que celles de Mme Keech, d'ailleurs[23]. Des centaines d'études ont montré que, contrairement aux prévisions fondées sur des données statistiques, les prévisions fondées sur l' « expérience personnelle » ou les « années de pratique » d'un expert étaient rarement meilleures qu'une prédiction purement aléatoire. Cependant, quand des experts se trompent, leur identité professionnelle s'en trouve menacée. Par conséquent, comme le laisse prévoir la théorie de la dissonance, il y a peu de chances qu'ils admettent leurs erreurs, et d'autant moins si leur confiance en soi et leur popularité sont grandes. C'est précisément la conclusion à laquelle aboutit Tetlock. Les experts diminuent la dissonance que leur causent leurs prévisions erronées en nous expliquant pourquoi ils auraient dû avoir raison, à grand renfort de « si » : « si cette catastrophe inattendue n'était pas survenue », « si ces événements étaient arrivés à un autre moment », et ainsi de suite.

La réduction des dissonances cognitives agit sur l'estime de soi comme un thermostat, sur la température d'un liquide bouillant : elle empêche sa diminution. C'est pourquoi nous prêtons généralement si peu d'attention à nos autojustifications, aux petits mensonges que nous nous racontons et qui nous empêchent même de nous rendre compte de nos erreurs et de nos décisions absurdes. Mais la théorie de la dissonance s'applique également aux personnes qui ont peu d'estime pour elles-mêmes, qui se considèrent comme stupides, malhonnêtes ou incompétentes. Lorsque leur comportement confirme cette image négative, elles ne s'en étonnent pas. Si l'une de leurs prévisions se révèle fausse, ou si l'association d'étudiants à laquelle elles n'ont pu adhérer qu'au prix d'une initiation pénible se révèle sans intérêt, elles le reconnaissent sans détour : « Ah, je me suis encore planté ; c'est tout moi, ça !». Un vendeur de voitures d'occasion malhonnête et conscient de l'être ne ressent aucune dissonance lorsqu'il dissimule la longue liste des réparations qu'a dû subir la voiture dont il essaie de se débarrasser ; une femme qui se croit indésirable ne ressent pas de dissonance lorsqu'un homme la repousse ; un escroc ne ressent pas non plus de dissonance lorsqu'il soutire à un vieil homme toutes ses économies.

Nos convictions quant à ce que nous sommes sont des croyances fondamentales qui nous accompagnent jour après jour et qui influencent constamment notre manière d'interpréter ce qui nous arrive. Lorsqu'elles sont démenties, même par une bonne expérience, nous en sommes gênés. Ainsi, ayant bien pris conscience du pouvoir de l'autojustification, nous comprenons ce que les gens qui ont peu d'estime pour eux-mêmes, ou qui se croient simplement incompétents dans un domaine particulier, éprouvent lorsqu'ils réussissent quelque chose : ils ne nagent pas dans le bonheur ; au contraire, bien souvent, ils se sentent comme des imposteurs. Si une femme qui se croit indésirable rencontre un homme extraordinaire et qu'il se met à la draguer sérieusement, elle en sera d'abord ravie, mais une poussée de dissonance viendra probablement gâcher son plaisir : « Qu'est-ce qu'il peut bien me trouver ? ». Elle n'y remédiera sûrement pas en se disant : « Comme ça me fait plaisir! Je dois être plus séduisante que ce que je pensais. ». Elle se dira plutôt : « De toute façon, dès qu'il me connaîtra vraiment, il me larguera. » Ainsi, la consonance sera rétablie, mais les retombées psychologiques seront lourdes.

Plusieurs expériences le confirment : la plupart des gens qui ont une idée négative d'eux-mêmes ou de leurs compétences sont gênés par leurs réussites, qui sont dissonantes, si bien qu'ils les relèguent au rang des accidents et des anomalies[24]. C'est la raison de l'obstination dont ils font preuve lorsqu'un ami ou un parent tente de leur remonter le moral : « Tu vois, tu viens de gagner le prix Pulitzer de littérature! C'est pas la preuve que t'es bon, *ça* ? » – « Ouais, c'est pas mal, mais c'est juste un coup de bol. Je serai plus capable d'écrire quoi que ce soit, tu verras. » L'autojustification ne protège donc pas uniquement l'estime de soi : elle protège également le mépris qu'ont certaines personnes pour elles-mêmes.

La pyramide des choix

Imaginez deux jeunes hommes identiques quant à leurs attitudes, leurs aptitudes et leur santé mentale. Ils sont tous deux honnêtes, et partagent une opinion modérée sur la triche aux examens : ils pensent que ce n'est pas bien, mais que ce n'est pas non plus le crime le plus grave qui soit. Imaginez-les maintenant en train de subir leur examen d'admission à une formation post-grade. Ils sèchent tous deux devant un sujet de dissertation décisif. Tandis que l'échec menace... une occasion d'y échapper facilement se présente : ils parviennent à lire les réponses d'un autre étudiant. Ils s'efforcent alors de résister à la tentation. Après un long moment d'angoisse, le premier cède, et le second résiste. En fait, le premier aurait très bien pu prendre la décision du second, et vice versa : il s'en est fallu d'un cheveu. Chaque étudiant a gagné quelque chose d'important, mais il en payé le prix : le premier a sacrifié son intégrité à sa réussite, le second a sacrifié sa réussite à son intégrité.

Mais que pensent-ils, une semaine plus tard, de la triche aux examens? Entretemps, chacun a eu tout le loisir de justifier son choix. Celui qui a cédé à la tentation trouve que tricher n'est pas un crime si grave. Il se dit : « De toute façon, tout le monde triche ; ce n'est pas si terrible ; en plus, il fallait vraiment que je le fasse : mon avenir professionnel en dépendait. » À l'inverse, celui qui a résisté à la tentation trouve que tricher est un acte bien plus immoral qu'il ne le pensait : « Tricher est vraiment une honte. En fait, on devrait renvoyer tous les tricheurs, pour dissuader les autres étudiants ».

Une fois que les étudiants sont arrivés au terme d'une série d'autojustifications de plus en plus excessives, deux changements se sont produits : d'une part, leurs positions respectives sur la triche sont très éloignées ; d'autre part, ils les ont internalisées, et sont convaincus de les avoir toujours défendues[25]. Tout s'est déroulé comme s'ils étaient partis du sommet d'une pyramide, à un millimètre l'un de l'autre, et que, le temps de justifier leur comportement, ils avaient glissé jusqu'à deux coins opposés de sa base. Celui qui n'a pas triché considère que l'autre est totalement immoral ; celui qui a triché considère que l'autre est d'un rigorisme désespérant. Cette illustration nous aide à comprendre comment les personnes qui font face à une tentation extrêmement forte, qui la combattent, qui sont à deux doigts d'y succomber, mais qui parviennent tout de même à y résister au dernier moment, en arrivent à détester, et même à mépriser ceux qui ont fini par y céder. C'est celui qui a *failli* pécher qui jette la première pierre.

Outre l'alternative à laquelle étaient confrontés nos deux étudiants lors de leur examen, la métaphore de la pyramide s'applique à d'autres problèmes cruciaux, notamment des dilemmes moraux ou des choix de vie : s'engager ou non dans une aventure amoureuse sans lendemain ; essayer une drogue illicite ou pas ; prendre ou non des stéroïdes pour améliorer ses performances sportives ; mettre fin ou non à un mariage houleux ; dénoncer ou non quelqu'un aux autorités pour des activités illégales ou subversives ; mentir ou non pour couvrir son employeur et garder son emploi ; avoir des enfants ou pas ; embrasser une carrière exigeante ou rester à la maison pour s'occuper de ses enfants. Lorsqu'une personne hésite au sommet de la pyramide, parce que les deux possibilités qui s'offrent à elle comportent des avantages et des inconvénients, elle éprouve ensuite un besoin particulièrement pressant de justifier son choix. Lorsqu'elle atteint le bas de la pyramide, son hésitation a fait place à la certitude, et elle se trouve à des kilomètres de tous ceux qui n'ont pas pris la même décision qu'elle au départ.

Dès lors que nous prenons conscience de ce processus, les frontières que nous aimons établir entre « nous, les bons » et « eux, les méchants » nous paraissent floues. Au sommet de la pyramide, nous ne sommes généralement pas confrontés à des choix entre le blanc et le noir, mais à des choix entre deux nuances de gris, dont les conséquences sont difficilement prévisibles. L'alternative initiale présente une ambiguïté morale, et la bonne décision n'apparaît pas toujours clairement. Nous prenons une première décision, qui nous semble sans conséquence, puis nous la justifions, réduisant ainsi l'ambiguïté de l'alternative. Nous sommes alors pris au piège d'un cycle – action, justification, nouvelle action – qui durcit nos opinions, nous pousse à nous y investir davantage, et peut nettement nous éloigner des intentions ou des principes qui étaient les nôtres au départ.

C'est sans doute ce mécanisme qui amena Jeb Stuart Magruder, assistant spécial de Nixon, à jouer un rôle déterminant dans le cambriolage du siège du parti démocrate au Watergate, à dissimuler l'implication de la Maison Blanche dans cette affaire, et à mentir sous serment pour se protéger et pour protéger d'autres responsables. Lorsque Magruder avait été engagé, Bob Haldeman, conseiller de Nixon, ne l'avait pas averti que le parjure, la tricherie et la violation de la loi feraient partie de son travail. S'il l'avait fait, il est presque certain que Magruder aurait refusé. Comment, dès lors, en est-il arrivé à jouer un rôle déterminant dans le scandale du Watergate? Avec du recul, il nous est facile de dire : « Il aurait dû s'en douter » ou « Il aurait dû fixer clairement les limites dès le début, en refusant la première activité illégale dont on voulait le charger.»

Dans son autobiographie, Magruder raconte son premier entretien avec Bob Haldeman, à San Clemente, en Californie. Haldeman le flatta et le séduisit. « Ici, tu ne travailles pas juste pour faire gagner de l'argent à ton entreprise », lui dit-il. « Tu travailles pour résoudre les problèmes du pays et du monde. Jeb, j'étais assis à côté du président lorsqu'un astronaute a marché sur la Lune pour la première fois... Je fais partie de l'histoire qui est en train de s'écrire. » Au terme d'une journée de réunions, Haldeman et Magruder sortirent pour se rendre chez le président. Comme sa voiturette de golf n'était pas là, à l'attendre, Haldeman se mit en colère et « engueula violemment » son assistant en menaçant de le renvoyer s'il ne faisait pas son travail. Magruder n'en croyait pas ses oreilles, d'autant moins que la soirée était belle et que la distance qui les séparait de leur destination était courte. Il trouvait cette réaction grossière et excessive. Pourtant, très vite, mû par le vif intérêt qu'il portait à ce poste, il se mit à justifier le comportement de Haldeman : « Les quelques heures que j'avais passées à San Clemente avaient suffi à m'impressionner : on y menait une vie proprement *parfaite*... Lorsque l'on a été gâté à ce point pendant un certain temps, quelque chose d'aussi insignifiant que l'absence d'une voiturette de golf peut apparaître comme un grave affront. »[26]

Ainsi, avant le dîner, et avant même qu'on ne lui ait proposé un poste, Magruder était pris au piège. Il n'avait fait qu'un minuscule premier pas, mais il était déjà sur la route du Watergate. Une fois à la Maison Blanche, il se fit aux petits compromis moraux que presque tous les politiciens justifient en invoquant leur devoir d'agir dans l'intérêt de leur parti. Plus tard, lorsque Magruder et ses collègues travaillaient à la réélection de Nixon, G. Gordon Liddy entra en scène : John Mitchell, procureur général, l'avait engagé pour qu'il devienne le principal conseiller de Magruder. Liddy était un homme imprévisible, qui se prenait pour James Bond. La première tactique qu'il avait imaginée pour assurer la réélection de Nixon consistait à dépenser près d'un million de dollars pour engager des « commandos » et les charger des missions suivantes : réprimer les manifestations ; kidnapper les activistes menaçant de perturber l'investiture du candidat républicain ; saboter l'investiture du candidat démocrate ; pousser des dirigeants démocrates dans les bras de prostituées « de luxe » pour ensuite leur faire du chantage ; entrer par effraction dans les bureaux du parti démocrate ; et mettre leurs ennemis supposés sous surveillance électronique et sur écoute téléphonique.

Mitchell s'opposa aux parties les plus extrêmes de ce plan d'action ; de plus, il le trouvait trop cher. Liddy revint donc avec une nouvelle proposition : il ne s'agissait plus que d'entrer par effraction dans les bureaux du parti démocrate, au Watergate, et d'y mettre des téléphones sur écoute. Cette fois, Mitchell donna son accord, et tout le monde en fit autant. Comment justifiaient-ils ces violations de la loi? « Si [Liddy] nous avait dit dès le début : 'J'ai un plan qui consiste à cambrioler le bureau de Larry O'Brien et à le mettre sur écoute téléphonique', nous aurions peut-être rejeté son idée d'emblée », écrit Magruder. « Au lieu de cela, il nous a présenté son programme très élaboré, qui comprenait des prostituées, des agressions, des sabotages et des écoutes téléphoniques ; nous nous sommes alors mis à le modérer, mais toujours avec l'idée qu'il fallait tout de même lui laisser un petit quelque chose : pensant avoir besoin de lui, nous étions réticents à l'idée qu'il reparte bredouille. » Magruder ajoute que le plan de Liddy fut finalement approuvé en raison du climat de paranoïa qui régnait à la Maison Blanche : « Des décisions qui paraissent désormais insensées nous semblaient rationnelles à l'époque [...] Le temps des mesures modérées et des méthodes élégantes était révolu. »[27]

Au moment où il entra à la Maison Blanche, Magruder était un homme honnête. Pourtant, pas à pas, en justifiant ses actes l'un après l'autre, il sombra dans la malhonnêteté. Il tomba dans le même genre de piège que les 3 000 personnes qui participèrent à la célèbre expérience de Stanley Milgram, chercheur en psychologie sociale[28]. Au cours de l'expérience originale de Milgram, deux tiers des participants acceptèrent d'envoyer à quelqu'un d'autre des décharges électriques qu'ils croyaient assez violentes pour mettre sa vie en danger, simplement parce que l'expérimentateur leur répétait : « L'expérience exige que vous continuiez ». Cette expérience est presque toujours présentée comme une étude sur la soumission à l'autorité. Bien que ce soit effectivement le cas, elle présente un intérêt supplémentaire : elle met en évidence les effets à long terme de l'autojustification[29].

Imaginez qu'un homme en blouse blanche, à l'allure distinguée, s'approche de vous et vous propose 20 dollars pour participer à une expérience scientifique. Il vous dit : « J'aimerais que vous infligiez une décharge électrique extrêmement douloureuse de 500 volts à une autre personne pour nous aider à comprendre le rôle de la punition dans l'apprentissage. » Il y a de fortes chances que vous refusiez ; vous ne feriez sans doute pas souffrir quelqu'un pour 20 dollars, même au nom de la science. Bien entendu, quelques rares personnes le feraient pour 20 dollars, et d'autres ne le feraient même pas pour 20 mille ; mais la plupart des gens lui diraient où il peut se mettre son argent.

Supposez maintenant que le scientifique vous séduise plus progressivement. Supposez qu'il vous propose 20 dollars pour que vous envoyiez une minuscule décharge, par exemple de 10 volts, à une personne se trouvant dans la pièce voisine, afin de voir si cela améliore ses capacités d'apprentissage. Pour vous convaincre, l'expérimentateur vous envoie même une décharge de 10 volts, que vous sentez à peine. Ainsi, vous acceptez. Les décharges sont indolores et l'étude semble assez intéressante. (De plus, vous avez toujours voulu savoir si la fessée serait un bon moyen de réveiller un peu vos enfants.) Vous commencez et, au bout d'un moment, l'expérimentateur vous annonce que, si l'apprenant donne une réponse fausse, vous devrez appuyer sur le bouton suivant, qui envoie une décharge de 20 volts. Il s'agit encore d'une secousse légère et indolore. Puisque vous venez d'envoyer un choc de 10 volts à l'apprenant, vous ne voyez aucune raison de ne pas lui en envoyer un de 20 volts. Puis vous vous dites que, comme vous venez de lui envoyer 20 volts, et qu'un choc de 30 volts n'est pas beaucoup plus violent, vous pouvez bien lui envoyer 30 volts. Ensuite, l'apprenant commet une autre erreur et le chercheur vous dit : « S'il vous plaît, passez au niveau supérieur : 40 volts. »

Où fixerez-vous la limite ? Quand déciderez-vous que c'en est trop ? Irez-vous jusqu'à 450 volts, ou même plus loin, jusqu'à un bouton sur lequel on pourra lire : « ATTENTION DANGER » ? Lorsque l'on demande aux gens qui n'ont pas encore pris part à l'expérience jusqu'où ils pensent aller, presque aucun d'entre eux ne se dit prêt à atteindre 450 volts. Cependant, une fois qu'ils se trouvent réellement en situation, deux tiers d'entre eux atteignent le niveau maximal, bien qu'ils l'estiment dangereux. Ils y parviennent en justifiant une par une les étapes qui les y amènent : « Cette petite secousse ne lui fait pas mal ; 20 volts, ce n'est pas beaucoup plus que 10 ; si j'en ai envoyé 20, pourquoi pas 30 ? ». À chaque fois que les participants justifiaient une étape, ils s'investissaient un peu plus dans ce qu'ils faisaient. Une fois qu'ils en étaient arrivés à ce qu'ils prenaient pour des décharges violentes, il leur était souvent difficile de trouver une bonne raison d'abandonner soudainement. En revanche, les participants qui s'étaient montrés réticents dès le début de l'expérience, en remettant en question la pertinence même du processus, avaient moins de chances de s'y laisser entraîner et plus de chances d'en sortir.

L'expérience de Milgram nous montre comment des gens ordinaires peuvent en arriver à adopter un comportement immoral et néfaste : par une réaction en chaîne où chaque acte est suivi d'une justification. Lorsque nous observons ces gens, et que leur comportement nous consterne ou nous laisse perplexes, nous n'avons pas conscience de n'assister qu'à la fin d'un long processus, qui les a lentement amenés du sommet à la base de la pyramide des choix. Au moment de sa condamnation, Magruder dit au juge, John Sirica : « Je sais ce que j'ai fait, et vous le savez aussi, Votre honneur. Quelque part entre mes ambitions et mes idéaux, j'ai perdu mon sens moral. » Comment faire perdre son sens moral à un honnête homme ? Faites le franchir une étape à la fois, et l'autojustification se chargera du reste.

Notre connaissance de la dissonance cognitive ne nous rend pas automatiquement insensibles aux charmes de l'autojustification, comme Elliot put le constater lorsqu'il acheta son canoë en plein mois de janvier. Vous ne pouvez pas simplement, comme il le fit à l'issue de son expérience sur les épreuves d'initiation, dire aux gens : « Vous avez agi ainsi pour réduire la dissonance cognitive, vous voyez ? C'est intéressant, non ? », et vous attendre à ce qu'ils vous répondent : « Oh, merci de m'avoir montré la vraie raison de mon intérêt pour cette association d'étudiants. Je me sens bien plus intelligent, du coup. » Il nous arrive à tous de faire des choses stupides pour continuer de nous croire intelligents. Nous ne pouvons pas nous en empêcher. Nous sommes ainsi faits.

Pour autant, nous ne sommes pas condamnés à toujours nous efforcer de justifier les actes que nous avons accomplis, sans jamais parvenir à nous accepter tels que nous sommes – à la manière de Sisyphe, personnage de la mythologie grecque, qui était condamné à tenter de pousser en haut d'une montagne un rocher qui redescendait inéluctablement avant d'en avoir atteint le sommet. Pour nous défaire de l'habitude de l'autojustification, nous devons commencer par mieux comprendre comment fonctionne notre esprit et pourquoi il fonctionne ainsi. Une fois cette première étape franchie, il nous reste à prêter plus d'attention à nos comportements et à mieux prendre conscience des raisons de nos choix. Cela nécessite du temps, un effort d'introspection, et de la volonté.

Dans l'un de ses articles, William Safire, éditorialiste conservateur, connu entre autres pour ses contributions au *New York Times*, définissait ainsi le « défi psychopolitique » auquel les électeurs étaient confrontés selon lui : savoir « comment remédier à la dissonance cognitive »[30]. Il commençait par y raconter l'une de ses propres expériences en la matière. Durant la présidence de Bill Clinton, il critiqua Hillary Clinton, chargée des affaires de santé publique, parce qu'elle avait essayé de dissimuler l'identité des membres de son équipe. Dans un éditorial, il dénonça cette tentative de dissimulation, en expliquant qu'il la jugeait nuisible à la démocratie. Il ne ressentit alors aucune dissonance : comme toujours, les méchants démocrates avaient fait de mauvaises choses. Cependant, six ans plus tard, Safire fut « atteint » d'une dissonance cognitive lorsque le vice-président des États-Unis, Dick Cheney, un républicain conservateur qu'il admirait, insista pour que les membres de son groupe de travail sur la politique énergétique restent anonymes. Comment Safire réagit-il? Ayant connaissance de la dissonance cognitive et de ses effets, il retroussa ses manches, prit son courage à deux mains, et accomplit un acte difficile mais hautement méritoire : il critiqua publiquement ce qu'avait fait Cheney dans un éditorial. Suite à cette critique, Safire reçut plusieurs lettres de félicitations de la part de « libéraux ». Il avoua que cette conséquence ironique lui causa une dissonance énorme : oh, mon Dieu, il avait fait quelque chose que *ces gens-là* approuvaient!

Rares sont les personnes qui, comme Safire, sont capables de reconnaître la dissonance dont elles sont victimes, et d'y remédier par le moyen le plus juste. Rare sont les personnes qui, comme lui, sont prêtes à admettre que leur propre camp a commis une erreur. Nous avons plutôt tendance à tout mettre en œuvre pour réduire notre dissonance cognitive à notre propre avantage ou à l'avantage des nôtres. Si les moyens que nous employons diffèrent, l'objectif de tous nos efforts d'autojustification reste le même : satisfaire notre besoin d'être en accord avec ce que nous faisons, avec ce que croyons et avec ce que nous sommes.

Chapitre 2

Orgueil et préjugés...et autres points aveugles

Pourquoi vois-tu la paille qui est dans l'œil de ton frère, et n'aperçois-tu pas la poutre qui est dans le tien?

Nouveau Testament, Matthieu, 7:3 (Version Segond, 1910)

En janvier 2003, Antonin Scalia, juge à la Cour Suprême des États-Unis, se rendit en Louisiane à bord d'un avion du gouvernement, pour aller à la chasse au canard avec le vice-président Dick Cheney, alors même que ce dernier était directement impliqué dans une affaire en instance devant la Cour. Lorsque la nouvelle se répandit, Scalia, visiblement en situation de conflit d'intérêts, fit l'objet d'une vague de protestations. À son tour, il s'indigna : selon lui, on ne pouvait supposer que cette partie de chasse et ses à-côtés diminueraient sa capacité à examiner objectivement la constitutionnalité de la requête de Cheney – qui demandait à ce que le vice-président soit autorisé à ne pas dévoiler les détails des activités de son groupe de travail sur l'énergie. Dans une lettre au *Los Angeles Times*, où il expliquait pourquoi il ne se récuserait pas, Scalia déclara : « Je ne crois pas que l'on puisse sérieusement douter de mon impartialité.»

Quelques années plus tôt, CSX Transportation, grande compagnie de chemins de fer américaine, et Dow Chemical, géant mondial de la chimie, engagèrent Stanley Berent, neuropsychologue, et James Albers, neurologue, pour examiner les plaintes de travailleurs ferroviaires qui prétendaient que leur exposition à certaines substances chimiques leur avait causé des lésions cérébrales définitives et d'autres problèmes de santé. D'après les diagnostics médicaux, plus de 600 employés de 15 États différents souffraient d'une forme de lésion cérébrale pour avoir été abondamment exposés à des solvants à base d'hydrocarbures chlorés. CSX versa plus de 170 000 dollars à la société de conseil de Berent et Albers, afin que leurs recherches établissent qu'il n'existait aucun lien entre l'exposition des employés à ces solvants industriels et leurs lésions cérébrales. Tout en conduisant leurs recherches, qui les amenèrent notamment à consulter le dossier médical des employés sans leur consentement préalable, les deux scientifiques travaillaient comme témoins-experts pour des cabinets d'avocats qui défendaient CSX dans plusieurs procès engagés par des employés. Berent n'y voyait rien d'inconvenant, et affirmait que ses recherches « apportaient des informations importantes à propos de l'exposition aux solvants ». Finalement, la situation de conflit d'intérêts dans laquelle se trouvaient Berent et Albers fut condamnée par le Federal Office of Human Research Protections – l'agence gouvernementale chargée de faire respecter les droits des personnes qui participent à des recherches dans les domaines de la santé et des sciences sociales [1].

~

Lorsque vous entrez dans le Musée de la tolérance, à Los Angeles, vous vous trouvez dans une pièce où sont exposés des objets interactifs qui vous permettent d'identifier les catégories de gens que vous ne tolérez pas. Parmi ces dernières figurent les cibles habituelles (les Noirs, les femmes, les juifs, les homosexuels), mais aussi les personnes de petite taille, les personnes obèses, les femmes blondes, les personnes handicapées, entre autres. On vous fait voir une vidéo qui porte sur la grande variété de préjugés que l'on peut avoir, dans le but de vous convaincre que chacun en a au moins quelques uns, puis l'on vous invite à entrer dans le musée proprement dit, en vous laissant le choix d'y accéder par la porte sur laquelle il est écrit « PERSONNES AYANT DES PRÉJUGÉS » ou par celle où il est inscrit « PERSONNES SANS PRÉJUGÉS ». La seconde porte est fermée, au cas où quelqu'un n'aurait pas saisi le message, ce qui arrive parfois: un après-midi, en visitant le musée, nous tombâmes sur quatre juifs hassidiques qui cognaient violemment sur la porte en exigeant qu'on les laisse entrer.

Notre cerveau est naturellement doté de points aveugles, optiques et psychologiques ; et l'une de ses manœuvres les plus habiles consiste à nous donner l'illusion rassurante que nous, personnellement, n'en avons pas. En un sens, la théorie de la dissonance est une théorie des points aveugles : elle explique comment et pourquoi les gens s'aveuglent sans le vouloir, au point de manquer des informations et des événements essentiels, qui pourraient les conduire à remettre leur comportement ou leurs convictions en question. Outre le biais de confirmation, d'autres habitudes autocomplaisantes, naturellement ancrées dans notre cerveau, nous amènent à justifier nos perceptions et nos croyances en les jugeant exactes, réalistes et objectives. Pour Lee Ross, expert en psychologie sociale, ce phénomène relève du « réalisme naïf » : l'inéluctable conviction de percevoir les objets et les événements clairement, « tels qu'ils sont réellement »[2]. Nous supposons que les autres gens raisonnables voient les choses comme nous les voyons. Lorsqu'ils sont en désaccord avec nous,

nous en concluons donc naturellement qu'ils ne voient pas bien. Le réalisme naïf nous entraîne dans une logique dont nous restons prisonniers. En effet, il présuppose, d'une part, que les gens ouverts d'esprit et de bonne foi partagent toutes les opinions raisonnables, et, d'autre part, que nos propres opinions sont toutes forcément raisonnables. Il nous amène donc nécessairement à la conclusion suivante: si nos opposants acceptent de s'asseoir calmement et de nous laisser leur expliquer les choses telles qu'elles sont réellement, ils ne peuvent qu'être d'accord avec nous ; dans le cas contraire, ils sont forcément partiaux.

Ross sait bien de quoi il parle. Il se fonde sur ses expériences de laboratoire, et sur ce qu'il a pu observer en s'efforçant d'apaiser le violent conflit qui oppose Israéliens et Palestiniens : même lorsque chacun des deux camps reconnaît que l'autre perçoit les problèmes différemment, chacun pense qu'il est objectif et que l'autre est partial, et chacun considère que le règlement du conflit devrait s'appuyer sur sa propre perception de la réalité. Dans le cadre d'une expérience, Ross reprit des propositions de paix émises par des négociateurs israéliens, il les présenta à des citoyens israéliens comme des propositions palestiniennes et il leur demanda d'en juger. « Les Israéliens se disaient plus en accord avec les propositions palestiniennes attribuées à Israël qu'avec les propositions israéliennes attribuées aux Palestiniens », raconte-t-il. D'où le problème : « Si vous n'approuvez même pas les propositions de votre propre camp lorsqu'elles sont attribuées à l'autre camp, comment se peut-il que vous approuviez les propositions de l'*autre* camp lorsqu'elles lui sont également attribuées ? »[3] De même, aux États-Unis, selon Geoffrey Cohen, expert en psychologie sociale, les démocrates approuvent les politiques sociales très restrictives, typiques du parti républicain, s'ils pensent qu'elles proviennent du parti démocrate ; et les républicains approuvent les mesures sociales généreuses s'ils pensent qu'elles proviennent du parti républicain[4]. Cependant, si vous attribuez ces mêmes propositions au camp politique adverse, les mêmes personnes réagiront comme si vous leur aviez demandé de se prononcer sur une proposition d'Oussama Ben Laden. Parmi les personnes interrogées dans le cadre de l'étude de Cohen, aucune n'avait conscience de son point aveugle : l'influence de la position de son parti sur sa propre opinion. En effet, tous les participants prétendaient que leur opinion sur la mesure en discussion était la conséquence logique de leur propre analyse, elle-même guidée par leur conception générale de la politique.

Ross et ses collègues ont trouvé l'une des raisons pour lesquelles nous croyons que nos propres jugements sont moins partiaux et plus indépendants que ceux des autres : nous recourons à l'introspection pour savoir ce que nous pensons et ce que nous ressentons, mais nous n'avons aucun moyen de savoir ce que les autres pensent vraiment[5]. Or, lorsque nous avons recours à l'introspection, lorsque nous interrogeons notre âme et notre cœur, notre besoin d'éviter toute dissonance nous donne la certitude que nos intentions sont des meilleures et des plus louables. Ainsi, nous considérons notre propre implication dans un problème comme une garantie de l'exactitude de nos connaissances en la matière – « Le contrôle des armes me tient à cœur depuis des années, donc je sais de quoi je parle » –, tandis que nous considérons l'investissement personnel de nos opposants comme une source de partialité – « Je ne vois pas comment elle pourrait avoir un avis neutre sur le contrôle des armes : ce problème lui tient à cœur depuis des années ».

De même qu'un poisson n'a pas conscience de l'eau dans laquelle il nage, de même personne n'a conscience de ses points aveugles ; mais ceux d'entre nous qui nagent dans des eaux privilégiées ont une raison supplémentaire de ne pas s'en rendre compte. À la fin des années 1940 et durant les années 1950, Marynia Farnham connut la richesse et la célébrité en conseillant aux femmes de rester à la maison et de s'occuper de leurs enfants, sous peine de devenir frigides et névrosées, et de perdre leur féminité. Pour sa part, elle avait le privilège d'être médecin et de ne pas rester à la maison, pas même pour s'occuper de ses deux enfants. Mais elle n'y voyait aucune incohérence (ni aucune ironie). Lorsque les gens privilégiés parlent de ceux qui n'ont pas la chance de l'être, on les entend rarement remercier leur bonne étoile pour leurs privilèges, surtout si ces derniers sont exorbitants. Leurs privilèges constituent un point aveugle[6]. Ils leur sont invisibles ; ils ne s'en préoccupent pas ; ils considèrent que leur position sociale est justifiée, qu'ils y ont droit. D'une manière ou d'une autre, tous les privilèges, même provisoires, que la vie nous offre nous sont invisibles. Par exemple, la plupart des gens qui voyagent généralement en « classe économique » – pour employer l'euphémisme consacré – voient ceux qui voyagent en « classe affaires » ou en première classe comme des snobs dépensiers, bien qu'ils les envient : « Imaginez un peu : payer tout cet argent en plus pour un petit vol de six heures! ». Cependant, dès qu'ils font partie des gens qui ont acheté une place en « classe affaires », ou qui ont eu la chance d'en obtenir une après avoir acheté une place normale, leur attitude se transforme: en voyant les autres passagers s'entasser piteusement à l'arrière, dans la grande cabine, ils éprouvent un mélange de compassion et de mépris, qui vient justifier leur nouvelle situation.

Les conducteurs de voiture ne peuvent pas éliminer les angles morts de leur champ de vision ; toutefois, les bons conducteurs en sont conscients ; ils savent qu'ils doivent faire attention quand ils font marche arrière ou quand ils changent de voie, sous peine de heurter une bouche d'incendie ou une autre voiture. Comme l'expliquent deux chercheurs en droit, nos biais innés sont « comme des illusions d'optique, à deux importants égards: ils nous amènent à tirer de fausses conclusions des informations dont nous disposons ; et la vérité apparente de ces conclusions persiste, même une fois que nous connaissons 'le truc' »[7]. Nous ne pouvons échapper à nos points aveugles psychologiques. Si, en outre, nous n'en sommes pas conscients, nous risquons de nous montrer involontairement irresponsables, d'adopter des comportements immoraux et de prendre des décisions absurdes. La simple introspection ne nous aidera pas à rétablir notre vision, parce qu'elle ne fera que confirmer les convictions qui nous servent d'autojustifications : il est impossible que nous soyons nous-mêmes partiaux ou corrompus, et notre désapprobation ou notre haine à l'égard de certaines catégories de gens n'est pas irrationnelle, mais réfléchie et légitime. Nos points aveugles renforcent notre orgueil et réveillent nos préjugés.

La route de St-Andrews

Je dirais que la plus grave des fautes consiste à n'en voir aucune.

Thomas Carlyle, historien et essayiste écossais du XIXe siècle

Dans l'un de ses éditoriaux, Dorothy Samuels, journaliste au *New York Times*, résuma ce que la plupart des gens s'étaient dit en apprenant que Tom Delay, membre du Congrès et ancien chef de la majorité républicaine à la Chambre des Représentants, avait accepté de se rendre sur les légendaires terrains de golf de St-Andrews, en Écosse, pour un séjour en compagnie de Jack Abramoff, lobbyiste malhonnête puis dénonciateur dans le scandale de corruption parlementaire qui éclata par la suite. « J'ai décrit les manies des puissants dirigeants pendant un nombre d'années que je ne révélerai pas à moins d'être appelée à comparaître devant un tribunal », écrivit-elle, « pourtant, quelque chose m'échappe encore : comment peut-on en arriver à risquer sa réputation et sa carrière pour un cadeau offert par un lobbyiste, comme un séjour dans un endroit luxueux ? »[8]

La théorie de la dissonance nous permet de répondre : en franchissant une étape à la fois. Bien qu'il existe de nombreux politiciens corrompus sans vergogne, qui vendent leurs votes à qui contribue le plus généreusement au financement de leur campagne, la plupart des politiciens, grâce à leurs points aveugles, sont convaincus d'être incorruptibles. Lors de leurs débuts en politique, ils acceptent de déjeuner avec un lobbyiste, parce que, après tout, ce type de rencontre fait partie du jeu politique et constitue un moyen efficace de se renseigner sur un projet de loi en discussion ; n'est-ce pas ? « En plus », disent-ils, « les lobbyistes, comme tout citoyen, exercent leur liberté d'expression. Je me dois simplement de les écouter ; quand à mon vote, il dépendra de l'avis de mon parti et de mes électeurs sur le projet de loi en discussion, et de l'intérêt qu'il peut avoir pour le peuple américain. »

Cependant, en acceptant et en justifiant ainsi votre premier petit pot-de-vin, vous déclenchez votre descente le long de la pyramide des choix. Puisque vous avez déjeuné avec un lobbyiste pour discuter d'un projet de loi, pourquoi ne pas parler de tout cela sur un petit terrain de golf local? Quelle différence ? C'est un lieu de discussion plus agréable. Et, si vous avez discuté avec ce lobbyiste sur un petit terrain de golf local, pourquoi refuser sa proposition amicale d'aller jouer avec lui sur un meilleur terrain – par exemple, celui de St-Andrews, en Écosse ? Qu'y a-t-il de mal à cela ? Lorsque le politicien se trouve au bas de la pyramide, après avoir accepté et justifié des pots-de-vin de plus en plus importants, le public s'écrie : « Quoi ? Qu'y a-t-il de *mal* à cela ? Non mais vous plaisantez ?! » Dans un sens, le politicien ne plaisante pas. La question de Dorothy

Samuels est pertinente : qui mettrait sa carrière et sa réputation en danger pour un voyage en Écosse ? Voici la réponse : personne, si cette proposition de cadeau était la première ; cependant, beaucoup d'entre nous l'accepteraient s'ils avaient préalablement reçu et accepté une série de propositions plus modestes. L'orgueil, suivi par l'autojustification, nous conduit tout droit en Écosse.

La politique ne va pas sans conflits d'intérêts, et tout le monde est bien conscient des liens étroits que les politiciens s'efforcent de nouer pour préserver leur propre pouvoir au détriment de l'intérêt général. Cependant, nous avons plus de mal à nous rendre compte que ce même comportement se retrouve chez les juges, les scientifiques et les médecins, des professionnels qui se targuent de garder leur indépendance intellectuelle au nom de la justice, du progrès scientifique ou de la santé publique. Comme l'impartialité est une valeur qui occupe une place de choix dans leur formation et dans leur culture professionnelle, la plupart d'entre eux s'élèvent contre quiconque ose insinuer que des intérêts financiers ou personnels pourraient les influencer dans leur travail. Leur fierté professionnelle est telle qu'ils se considèrent au-dessus de tels problèmes. Bien entendu, certains le sont effectivement ; et, à l'inverse, certains juges et certains scientifiques sont d'une malhonnêteté sans bornes et se laissent corrompre par l'ambition ou par l'argent. (Hwang Woo-Suk, le scientifique sud-coréen qui reconnut avoir falsifié les résultats de ses recherches sur le clonage, fut au monde scientifique ce que Randy « Duke » Cunningham fut au monde politique : cet ancien membre du Congrès des États-Unis fut envoyé en prison pour corruption et fraude fiscale, des activités qui lui avaient rapporté des millions.) Cependant, l'écrasante majorité de ces professionnels se situent entre ces deux extrêmes : ne comptant ni parmi les rares intègres ni parmi les parfaits malhonnêtes, ils partagent simplement, en tant qu'êtres humains, les points aveugles que nous avons tous. Malheureusement, ils ont aussi une plus forte tendance à penser qu'ils n'en ont pas, ce qui les rend d'autant plus vulnérables.

Il fut un temps, pas si éloigné, où la plupart des scientifiques restaient sourds à l'appel du profit. En 1954, lorsque l'on demanda à Jonas Salk s'il envisageait de faire breveter son vaccin contre la poliomyélite, il répondit : « Feriez-vous breveter le soleil? » Aujourd'hui, nous trouvons cette réponse fort charmante, mais tout aussi naïve ; nous avons peine à imaginer que quelqu'un puisse abandonner sa découverte à l'intérêt public, sans empocher quelques millions au passage. Pourtant, à l'époque, la culture scientifique prônait la séparation de la recherche et du commerce, entre lesquels les universités maintenaient une frontière très nette. Les scientifiques étaient rémunérés par le gouvernement ou par des instituts de recherche indépendants, et ils étaient plus ou moins libres de mener leurs recherches durant plusieurs années, sans que l'on sache si elles se révéleraient utiles sur le plan pratique ou sur le plan intellectuel. Si un scientifique décidait de se lancer sur le marché, et de tirer ainsi profit de ses découvertes, on éprouvait de la suspicion et même du mépris à son égard. « On considérait alors qu'il était inconvenant pour un biologiste d'envisager une sorte d'entreprise commerciale tout en s'adonnant à la recherche fondamentale », explique Sheldon Krimsky, bio-éthicien et scientifique. « Les deux activités ne semblaient pas compatibles. Cependant, en trouvant de plus en plus de débouchés commerciaux et de moyens de s'enrichir rapidement, les grandes figures de la biologie contribuèrent à transformer l'éthique de leur domaine. Aujourd'hui, le prestige revient aux scientifiques qui multiplient leurs sources de financement. »[9]

Ce changement de cap trouve son origine dans un arrêt que la Cour Suprême des États-Unis rendit en 1980 : elle décida que les bactéries génétiquement modifiées étaient brevetables, quel que soit leur mode de développement. On pouvait dès lors déposer un brevet pour la découverte d'un virus, la modification d'une plante, l'identification d'un gène, ou la transformation de tout autre organisme vivant en un « produit manufacturé ». Cet événement marqua le début d'une ruée vers l'or – la course des politiciens vers St-Andrews avait désormais un équivalent dans le monde scientifique. Très vite, de nombreux professeurs de biologie moléculaire firent leur apparition dans les conseils consultatifs de sociétés de biotechnologie, et devinrent actionnaires d'entreprises vendant des produits fabriqués à partir de leurs propres recherches. En quête de nouvelles sources de financement, les universités commencèrent à créer des offices de la propriété intellectuelle, et à prendre des mesures pour encourager les chercheurs à faire breveter leurs découvertes. Au cours des années 1980, le climat idéologique se transforma : après avoir valorisé la science en soi, ou en tant qu'elle servait l'intérêt public, on se mit à la valoriser en tant que source de profit personnel. Des modifications majeures de la législation sur la fiscalité et sur les brevets furent adoptées ; le financement public de la recherche diminua fortement, tandis que son financement privé, favorisé par des avantages fiscaux accordés à l'industrie, augmenta nettement. On libéralisa l'industrie pharmaceutique, qui devint, en l'espace d'une décennie, l'un des secteurs économiques les plus lucratifs des États-Unis[10].

Ensuite, des scandales, auxquels étaient mêlés des chercheurs et des médecins en situation de conflit d'intérêts, se mirent à éclater. Les « Big Pharma », géants de l'industrie pharmaceutique, créaient de nouveaux médicaments capables de sauver des vies ; mais ils produisaient également des médicaments qui se révélaient, au mieux, inutiles, au pire, dangereux : plus des trois-quarts de tous les médicaments autorisés à la vente entre 1989 et 2000 comportaient, tout au plus, des améliorations mineures par rapport aux médicaments existants, coûtaient deux fois plus cher, et provoquaient davantage de risques[11]. En 1999, sept médicaments majeurs, notamment Rezulin et Lotronex, avaient été retirés du marché pour des raisons de sécurité. Aucun d'entre eux n'avait permis de sauver des vies (il s'agissait, entre autres, d'un remède contre les brûlures d'estomac, d'une pilule de régime, d'un anti-douleur, et d'un antibiotique), et aucun d'entre eux n'était meilleur que les médicaments plus sûrs qui existaient auparavant. Cependant, ils étaient à l'origine de 1002 morts et de milliers de complications inquiétantes[12].

En apprenant ces nouvelles, les gens se montrèrent non seulement furieux, comme ils avaient pris l'habitude de l'être contre les politiciens malhonnêtes, mais également consternés et surpris : comment des scientifiques et des médecins pouvaient-ils promouvoir un médicament qu'ils savaient nuisible ? Ne voyaient-ils pas qu'ils reniaient ainsi leurs propres principes ? Comment pouvaient-ils justifier leur comportement ? Sans doute certains chercheurs savent-ils parfaitement ce qu'ils font, tout comme les politiciens corrompus. Ils font le travail pour lequel ils ont été engagés : ils obtiennent les résultats que leur demande leur employeur, et dissimulent ceux dont il ne veut pas entendre parler, comme le firent les chercheurs de l'industrie du tabac pendant des décennies. Les recherches fautives ou fallacieuses qui sont menées dans de tels cas sont au moins susceptibles d'être dénoncées par des groupes d'intérêt public, des instances de surveillance et des scientifiques indépendants. Pour le public, le danger réside surtout dans les autojustifications de scientifiques et de médecins bien-intentionnés : éprouvant le besoin de réduire leur dissonance, ils croient vraiment échapper à l'influence des entreprises qui financent leurs activités ; en réalité, tout comme les plantes qui se tournent vers le soleil, ils se tournent vers leurs sponsors sans même s'en rendre compte.

Mais comment en être sûr ? Un bon moyen consiste à comparer des études financées par des sources indépendantes à des études financées par l'industrie ; les résultats de ces dernières laissent invariablement apparaître un « biais de financement », c'est-à-dire un biais qui trahit l'influence de leur commanditaire.

- Deux enquêteurs ont sélectionné 161 études portant sur les risques éventuels de quatre substances chimiques pour notre santé. Elles avaient toutes été publiées durant une même période de six ans. Parmi les études financées par l'industrie, 14% seulement relevaient des effets nuisibles à la santé ; parmi les études financées par des sources indépendantes, au moins 60% relevaient de tels effets[13].
- Un chercheur a examiné plus de 100 essais cliniques contrôlés qui visaient à déterminer l'efficacité d'un nouveau médicament par rapport à d'anciens médicaments. Parmi les essais qui concluaient à la supériorité des anciens médicaments, 13% avaient été financés par des entreprises pharmaceutiques, et 87%, par des institutions non lucratives[14].
- Deux enquêteurs danois ont examiné 159 essais cliniques qui avaient été publiés entre 1997 et 2001 dans le *British Medical Journal*, une revue médicale britannique dont les auteurs sont invités à signaler tout conflit d'intérêts potentiel. Ils ont ainsi pu comparer des études réalisées par des auteurs ayant signalé un conflit d'intérêts avec des études réalisées sans conflit d'intérêts. Les résultats des études étaient « significativement plus favorables à l'intervention expérimentale » (autrement dit, plus favorables au nouveau médicament qu'à l'ancien) lorsqu'elles avaient été financées par une société à but lucratif[15].

Si la plupart des scientifiques dont les recherches sont financées par l'industrie ne trichent pas consciemment, alors comment expliquer ce biais de financement ? De nombreux facteurs compliquent les essais cliniques de nouveaux médicaments, notamment la longueur du traitement, la gravité des maladies des patients, les effets secondaires, le dosage du médicament, et la diversité des patients. L'interprétation des résultats est rarement évidente et univoque ; c'est pourquoi toutes les études scientifiques doivent être répétées et améliorées, et la plupart de leurs conclusions sont susceptibles de plusieurs interprétations légitimes. Si vous êtes un scientifique impartial et que les recherches que vous menez sur votre nouveau médicament aboutissent à un résultat ambigu mais inquiétant, qui vous fait craindre un risque légèrement accru de crise cardiaque ou d'accident vasculaire cérébral, vous vous direz peut-être : « C'est troublant ; je vais poursuivre mes recherches pour en savoir plus : l'accroissement de ce risque est-il dû au seul hasard, au médicament, ou à une vulnérabilité anormale des patients? »

Cependant, si vous êtes désireux de montrer que votre nouveau médicament est efficace et meilleur que les anciens, vous aurez tendance à minimiser vos inquiétudes et à lever l'ambiguïté à l'avantage de votre entreprise. « Ce n'est rien. Il est inutile que j'aille plus loin dans mes recherches. » « De toute façon, ces patients étaient déjà relativement malades. » « Considérons que ce médicament est sûr jusqu'à preuve du contraire. » Tel fut le raisonnement des chercheurs que l'entreprise pharmaceutique Merck avait engagés pour mener une étude sur Vioxx, l'anti-douleur qui lui rapportait des milliards, avant que des scientifiques indépendants n'apportent la preuve des risques qu'il présentait[16].

De même, vous aurez toutes les raisons de ne chercher que des preuves qui confirment vos hypothèses et satisfassent vos sponsors.

En 1998, dans *The Lancet*, revue médicale renommée, une équipe de scientifiques annonça qu'elle avait trouvé une corrélation positive entre l'autisme et la vaccination des enfants. Bien évidemment, leur étude provoqua la panique des parents et en amena plusieurs à cesser de faire vacciner leurs enfants. Six ans plus tard, dix des treize scientifiques ayant contribué aux recherches désavouèrent le résultat annoncé et révélèrent qu'Andrew Wakefield, principal auteur de l'étude, s'était trouvé dans une situation de conflit d'intérêts dont il n'avait pas informé la revue : parallèlement, il menait des recherches pour le compte d'avocats qui défendaient les intérêts de parents d'enfants autistes. Ayant reçu plus de 800'000 dollars pour déterminer s'il y avait lieu d'engager des poursuites judiciaires, Wakefield avait annoncé le résultat positif de l'étude aux avocats avant même sa publication. « Nous considérons que toutes ces informations auraient été des éléments à prendre en compte au moment de décider si la pertinence, la crédibilité et la validité de cet article nous permettaient de le publier », écrivit Richard Horton, rédacteur en chef du *Lancet*[17].

Cependant, contrairement à ses collègues, Wakefield ne se rétracta pas et ne voyait pas en quoi son article posait problème. Pour sa défense, il écrivit : « Il y a conflit d'intérêts lorsque l'implication d'une personne dans la réalisation d'un projet pourrait interférer, ou interfère effectivement, avec le jugement objectif et dépassionné qu'elle est censée porter sur la mise en œuvre d'un autre projet ou sur ses résultats. Le fait de savoir que des enfants malades comptaient engager des poursuites judiciaires, conformément aux recommandations de leurs médecins et sur la base de recherches cliniques, n'a pas influencé le contenu ni le ton de [notre précédent] article ; nous ne pouvons l'admettre. […] Nous soulignons qu'il ne s'agissait pas d'un article scientifique, mais d'un rapport clinique. »[18] Oh, qu'il se rassure : cet article n'avait rien de scientifique, de toute façon.

Bien entendu, nous ne savons pas quelles étaient ses véritables intentions ni ce qu'il pensait réellement de ses recherches. Nous supposons néanmoins qu'Andrew Wakefield, tout comme Stanley Berent, le neuropsychologue dont nous parlions au début de ce chapitre, était parvenu à se convaincre que son comportement était honorable, qu'il faisait bien son travail, et que les 800 000 dollars que les avocats lui avaient versés n'exerçaient aucune influence sur lui. Cependant, à la différence de scientifiques réellement indépendants, il n'avait aucune raison de rechercher des éléments qui infirment l'existence d'une corrélation entre vaccins et autisme, et il avait toutes les raisons de négliger toute autre explication possible. En fait, cinq études importantes ont conclu à l'absence de tout lien de causalité entre l'autisme et l'agent conservateur contenu dans les vaccins (le retrait de cet agent conservateur, en 2001, n'entraîna aucune diminution du taux d'autisme). Cette corrélation n'est qu'une coïncidence : l'âge auquel l'autisme est généralement diagnostiqué chez les enfants correspond à l'âge où ils sont vaccinés[19].

Un cadeau peut en cacher bien d'autres

Tout comme les scientifiques, les médecins ont envie de croire que rien ne peut compromettre leur intégrité. Pourtant, à chaque fois qu'ils acceptent une prime ou un autre don qui les incite à réaliser certains tests, à appliquer certaines méthodes, à pousser des patients à prendre part à des essais cliniques, ou à prescrire un nouveau médicament qui, bien que coûteux, n'est ni meilleur ni plus sûr que les anciens, les médecins sont amenés à mettre en balance le bien-être de leurs patients et leurs propres intérêts financiers. Leur point aveugle les aide à faire pencher la balance en leur faveur, puis à justifier leur décision: « Si une entreprise pharmaceutique veut nous offrir des stylos, des blocs-notes, des calendriers, des repas, des suppléments d'honoraires ou des petites primes pour nos conseils, pourquoi refuser ? Ils ne peuvent quand même pas nous acheter avec des pizzas et des babioles. » Selon les sondages d'opinion, les médecins considèrent que les petits cadeaux, d'un point de vue éthique, sont plus acceptables que les gros. L'Association médicale américaine (American Medical Association, la plus grande association de médecins des États-Unis), partage cet avis : elle approuve que les médecins acceptent les cadeaux que leur offrent les représentants des sociétés pharmaceutiques, pour autant qu'aucun d'entre eux ne coûte plus de 100 dollars. Cependant, les faits montrent que les médecins sont encore plus influencés par les petits cadeaux que par les gros[20]. Les entreprises pharmaceutiques l'ont bien compris, ce qui explique peut-être l'augmentation de leurs dépenses en publicité auprès des médecins : elles s'élevaient à 12,1 milliards de dollars en 1999, et à près de 22 milliards en 2003. Ça en fait, des babioles !

La raison pour laquelle les « Big Pharma » dépensent autant d'argent dans ces petits cadeaux est bien connue des publicitaires, des lobbyistes et des experts en psychologie sociale : celui qui nous offre un cadeau suscite en nous le désir implicite de lui rendre la pareille. Les vendeurs de l'entreprise Fuller Brush, qui l'avaient déjà compris il y a plusieurs décennies, furent les précurseurs de la technique du « pied dans la porte », dont le principe est le suivant: si vous offrez une petite brosse à une femme au foyer, elle ne vous claquera pas la porte au nez ; et, ne vous ayant pas claqué la porte au nez, elle sera plus disposée à vous inviter chez elle, puis à vous acheter des brosses plus chères. Dans le cadre d'une recherche, Robert Cialdini, qui a consacré plusieurs années à l'étude des techniques d'influence et de persuasion, observa, de manière systématique, comment les partisans du mouvement Hare Krishna récoltaient de l'argent dans les aéroports[21]. La méthode qui consistait à demander à des voyageurs épuisés de bien vouloir faire un don se révéla inefficace ; elle n'aboutissait qu'à l'irritation des voyageurs. Les adeptes de Krishna trouvèrent alors une meilleure idée. Ils s'approchaient du voyageur qu'ils avaient pris pour cible, puis ils lui mettaient une fleur dans la main, ou en accrochaient une à sa veste. Si le voyageur refusait la fleur et essayait de la leur rendre, ils insistaient en disant: « C'est notre cadeau pour vous. » C'est alors seulement qu'ils le priaient de leur faire un don. Leur demande avait désormais plus de chances d'aboutir, parce que le voyageur, ayant reçu une fleur en cadeau, se sentait redevable et obligé de les payer de retour. Comment ? En faisant un petit don...et peut-être même en leur achetant une édition ravissante mais excessivement chère de la Bhagavad-Gîtâ.

Ces voyageurs avaient-ils conscience de l'influence qu'exerçait leur désir de réciprocité sur leur comportement ? Pas du tout. Pourtant, une fois que ce désir nous a pris, celui de nous justifier ne se fait jamais attendre: « J'ai toujours voulu une édition de la Bhagavad-Gîtâ... au fait, c'est quoi, exactement ? » Le pouvoir des petits cadeaux que nous recevons échappe à notre conscience : « Ce n'est qu'une fleur », disent les voyageurs ; « Ce n'est qu'une pizza », disent les jeunes internes ; « Ce n'est qu'un petit don, et nous en avons besoin pour organiser notre colloque », disent les médecins. Et pourtant, ce pouvoir est l'une des raisons de la corrélation positive qui existe entre le nombre de contacts qu'ont les médecins avec des représentants de sociétés pharmaceutiques et le coût des médicaments que ces mêmes médecins prescrivent par la suite. « Le représentant qui m'a parlé de ce nouveau médicament a été extrêmement convaincant ; après tout, je pourrais très bien l'essayer ; il pourrait très bien convenir à mes patients. » Une fois le cadeau accepté, aussi petit soit-il, le processus est lancé. Vous ressentez le besoin pressant d'offrir quelque chose en retour. Au début, il ne s'agira peut-être que d'une oreille attentive, ou de votre sympathie. Cependant, au bout du compte, vous serez plus disposé à offrir une prescription médicale, une décision judiciaire ou un vote parlementaire. Bien que votre comportement change, l'idée que vous vous faites de votre intégrité intellectuelle et professionnelle reste la même, grâce à vos points aveugles et à vos autojustifications.

Carl Elliott, bio-éthicien, philosophe et docteur en médecine, a beaucoup écrit sur la manière dont les gens qui reçoivent des petits cadeaux se laissent prendre au piège. Son frère Hal, psychiatre, lui raconta un jour comment il en était arrivé à travailler comme conférencier pour une grande société pharmaceutique. Tout commença lorsqu'ils lui demandèrent de donner une conférence sur la dépression devant une société locale. « Pourquoi pas ? », se dit-il. « Il s'agirait de rendre un service au public». Ensuite, ils lui demandèrent de parler du même problème, mais dans un hôpital. Ensuite, ils se mirent à lui faire des suggestions quant au contenu de son discours: ils l'incitèrent à s'exprimer non plus sur la dépression, mais sur les antidépresseurs. Ensuite, ils lui proposèrent de se lancer dans une tournée de conférences à travers les États-Unis, en lui assurant qu'il y avait « vraiment de l'argent à se faire ». Ensuite, ils lui demandèrent de parler de leur propre antidépresseur. Avec du recul, Hal dit à son frère :

> C'est un peu comme si tu étais une femme dans une soirée, et que ton patron te disait: « Écoute, rends-moi service : sois gentille avec ce type, là-bas. » Tu regardes le type, tu trouves qu'il n'est pas trop mal, tu es célibataire, alors tu dis : « Pourquoi pas ? Je peux très bien être gentille avec lui. » En très peu de temps, tu te retrouves dans la soute à bagages d'un vieux coucou en route pour un bordel de Bangkok. Et c'est alors que tu te dis: « Oh, mais ce n'est pas du tout ce que j'avais accepté de faire. » Mais, ensuite,

tu dois te demander: « À quel moment ai-je vraiment commencé à me prostituer ? N'était-ce pas à cette fête? »[22]

De nos jours, même les professionnels de l'éthique sont de la fête : les chiens de garde se laissent apprivoiser par les renards qu'ils étaient censés surveiller. Les industries pharmaceutiques et biotechnologiques proposent des primes, des contrats et des salaires aux personnes qui, dans certains de leurs écrits, dénoncent précisément les dangers des conflits d'intérêts entre médecine et sociétés pharmaceutiques. Carl Elliott s'est penché sur les raisons qu'invoquent ses collègues lorsqu'ils acceptent ces propositions. « Les partisans du conseil aux entreprises se hérissent souvent en entendant dire que l'argent qu'ils reçoivent de l'industrie compromet leur impartialité ou nuit à l'objectivité dont ils doivent faire preuve en tant que critiques et experts en éthique », écrit-il. « 'L'objectivité est un mythe', me dit [la bio-éthicienne Evan] DeRenzo, en avançant des arguments de la philosophie féministe à l'appui de sa thèse. 'Je ne crois pas qu'il existe une seule personne sur la Terre qui soit engagée dans une activité et qui ne s'intéresse absolument pas aux résultats auxquels elle aboutira.' » Voilà une façon habile de réduire une dissonance: « De toute façon, l'objectivité absolue n'existe pas, donc je peux tout aussi bien accepter la prime que me propose cette entreprise pour mes conseils. »

Thomas Donaldson, responsable d'une formation en éthique à la Wharton School (prestigieuse école de gestion de l'Université de Pennsylvanie), a justifié la pratique du conseil aux entreprises en comparant les conseillers en éthique aux sociétés d'audit indépendantes que les entreprises engagent pour vérifier leur comptabilité : pourquoi ne pas également vérifier leur moralité ? Cette tentative d'autojustification n'a pas non plus échappé à Carl Elliott : « L'analyse éthique n'a rien à voir avec l'audit financier », dit-il. En effet, lorsqu'un expert comptable commet une faute professionnelle, on peut l'identifier et la corriger ; mais comment identifier les fautes professionnelles d'un conseiller en éthique ? « Comment faire la différence entre une conseillère en éthique qui a changé d'opinion pour des raisons légitimes et une conseillère en éthique qui a changé d'opinion pour de l'argent ? Comment distinguer entre un consultant que l'on a engagé pour son intégrité et un consultant que l'on a engagé parce qu'il approuvait les projets de son employeur? »[23] Malgré tout, comme le relève Elliott avec une ironie amère, nous pouvons nous estimer heureux : le Conseil des Affaires éthiques et judiciaires de l'Association médicale américaine a élaboré un plan d'action visant à sensibiliser les médecins aux problèmes éthiques liés à l'acceptation des cadeaux de l'industrie pharmaceutique ; ce plan d'action a été financé par des cadeaux d'une valeur totale de 590 000 dollars, offerts par Eli Lilly and Company, Glaxo SmithKline, Inc., Pfizer, Inc., U. S. Pharmaceutical Group, AstraZeneca Pharmaceuticals, Bayer Corporation, Procter & Gamble, et Wyeth-Ayerst Pharmaceutical.

Quand le cerveau s'oublie, la langue se délie

Al Campanis était un homme très gentil, et même doux, mais aussi un homme faillible, qui, au cours de ses 81 ans d'existence, commit une erreur colossale – une erreur qui allait ternir son image à jamais.

Mike Littwin, journaliste et chroniqueur sportif, à la mort de Campanis, en 1998

Le 6 avril 1987, *Nightline*, une émission d'information célèbre aux États-Unis, consacra toute son édition au 40ème anniversaire des débuts du premier joueur noir, Jackie Robinson, dans la Major League Baseball, la ligue qui regroupe les meilleures équipes professionnelles de baseball d'Amérique du Nord. Ted Koppel, le présentateur, interviewa Al Campanis, manager général des Los Angeles Dodgers, qui avait pris part à la gestion du club depuis 1943, et qui avait joué aux côtés de Robinson dans l'équipe des Montreal Royals en 1946. Cette année-là, Campanis avait frappé un joueur raciste qui avait insulté Robinson, et s'était ensuite fait le champion de l'admission des joueurs noirs à la Major League. Cependant, pendant son interview avec Koppel, Campanis mit son cerveau en mode automatique. Koppel voulut savoir comment Campanis, en tant que vieil ami de Jackie Robinson, expliquait qu'il n'y ait pas de Noirs parmi les entraîneurs, les managers généraux et les agents du baseball. Au début, Campanis resta évasif : il fallait d'abord faire ses preuves, en travaillant dans les ligues inférieures ; et on ne gagnait pas grand chose pendant qu'on essayait de se faire sa place. Mais Koppel le poussa :

Koppel : Oui, mais, au fond de vous-même, vous savez... vous savez que c'est du baratin, tout ça. Je veux dire, il y a beaucoup de joueurs noirs, il y a beaucoup de grandes figures noires du baseball qui rêvent d'avoir un poste de dirigeant, et je crois que ce que j'aimerais vraiment, c'est que, vous voyez, vous nous en disiez un petit peu plus. Dites-moi simplement comment vous expliquez ça. Il y a toujours autant de préjugés dans le baseball, aujourd'hui ?

Campanis : Non, je ne crois pas que ce soit une question de préjugés. Je crois vraiment qu'il leur manque peut-être certaines des qualités requises pour devenir, disons, entraîneur, ou peut-être manager général.

Koppel : C'est vraiment ce que vous croyez ?

Campanis : Eh bien, je ne dis pas que c'est tous leur cas, mais il leur manque sans doute quelque chose. Combien y a-t-il de Noirs au poste de quart-arrière ? Et combien y a-t-il de lanceurs noirs ?

Deux jours après cette interview et la vague de protestations qu'elle déclencha, les Dodgers renvoyèrent Campanis. Une année plus tard, ce dernier expliqua qu'il s'était « oublié » au moment de l'interview, et qu'il n'était donc plus tout à fait lui-même.

Qui était vraiment Al Campanis? Un raciste ou une victime du politiquement correct ? Ni l'un, ni l'autre. Campanis était un homme qui appréciait et respectait les joueurs noirs qu'il connaissait, qui avait défendu Jackie Robinson à une époque où un tel comportement n'était ni à la mode ni habituel, mais qui avait un point aveugle : il pensait que les Noirs étaient parfaitement capables de devenir de grands joueurs, mais qu'ils n'étaient tout simplement pas assez intelligents pour occuper un poste d'entraîneur ou de manager. Et, comme il le dit à Koppel, en toute sincérité, il ne voyait vraiment pas ce qu'il y avait de mal à cela: « Je ne pense pas que ce soit un préjugé. » Campanis ne mentait pas, il n'essayait pas de se dérober. En tant que manager général, il se trouvait en position de proposer un Noir au poste d'entraîneur, mais son point aveugle l'empêchait même d'en envisager la possibilité.

Comme nous l'avons vu, nous sommes capables de démasquer n'importe quel hypocrite, sauf nous-mêmes, et il nous semble évident que tout le monde peut tomber sous l'influence de l'argent, à part nous. De même, nous parvenons à identifier les préjugés des autres, mais pas les nôtres. Les points aveugles qui protègent notre ego nous font croire que nous ne pouvons pas avoir de préjugés : les préjugés sont des sentiments absurdes et malveillants à l'égard de certains groupes de personnes ; or, nous ne sommes ni absurdes ni malveillants. Par conséquent, tous nos sentiments négatifs vis-à-vis d'autres groupes de personnes ne peuvent être que justifiés.

Nos propres antipathies sont rationnelles et parfaitement fondées ; seuls les autres doivent abandonner les leurs. Tout comme les juifs hassidiques qui cognaient contre la porte des « personnes sans préjugés », nous sommes incapables de reconnaître les nôtres.

Les préjugés proviennent d'une prédisposition de l'esprit humain : il perçoit et traite les informations au moyen de catégories. Bien qu'il soit plus élégant et plus neutre, le terme « catégorie » désigne la même chose que « stéréotype ». En psychologie cognitive, on considère les stéréotypes comme des instruments qui nous aident à accomplir un certain nombre de tâches sans trop d'efforts : prendre des décisions efficaces sur la base de nos expériences passées, traiter de nouvelles informations et raviver nos souvenirs rapidement, donner sens aux différences visibles qui séparent certains groupes de personnes, et prévoir les comportements et les opinions d'autrui avec une précision considérable[24]. Nous nous servons judicieusement de nos stéréotypes, et des informations qu'ils nous permettent d'obtenir rapidement, pour éviter des dangers, pour nous rapprocher d'amis potentiels, pour choisir une école plutôt qu'une autre ou un travail plutôt qu'un autre, ou pour décider que *telle* personne, qui se trouve à l'autre bout d'une pièce bondée, sera l'amour de notre vie.

Outre ces avantages, les stéréotypes présentent aussi des inconvénients: ils estompent les différences qui existent au sein d'une même catégorie, tout en accentuant les différences qui existent entre les catégories. Aux États-Unis, les habitants des États majoritairement républicains et des États majoritairement démocrates considèrent qu'ils appartiennent à deux catégories bien distinctes. Pourtant, de nombreux habitants du Kansas souhaitent que la théorie de l'évolution soit enseignée dans leurs écoles, et de nombreux Californiens désapprouvent le mariage homosexuel. Nous reconnaissons tous qu'il existe des différences entre les personnes du même sexe que nous, du même camp politique que nous, de la même origine que nous ou du même pays que nous ; toutefois, dès lors qu'il s'agit des membres d'une autre catégorie, nous avons tendance à leur attribuer à tous les caractéristiques de quelques-uns, ceux que nous avons rencontrés, et à les considérer tous comme un seul bloc: « eux ». Nous prenons cette habitude terriblement tôt. Marilynn Brewer, une spécialiste de la psychologie sociale qui étudie la nature des stéréotypes depuis plusieurs années, raconte que sa fille rentra un jour du jardin d'enfants en se plaignant: « Les garçons, c'est des pleurnichards »[25]. Elle s'appuyait sur une seule preuve: elle avait vu deux garçons pleurer lors de leur première journée loin de chez eux. Brewer, en bonne scientifique, lui demanda si elle n'avait pas également vu des petites filles pleurer. « Si », répondit la fille. « Mais seulement *certaines* filles pleurent : moi, j'ai pas pleuré. »

La petite fille de Brewer avait déjà commencé à diviser le monde en deux parties, *nous* et *eux*, comme nous le faisons tous. *Nous* est la catégorie sociale la plus fondamentale du système d'organisation de notre cerveau ; et elle y est solidement ancrée. Les pronoms collectifs « nous » et « eux » sont des signaux émotionnels forts. Lors d'une expérience, dont les participants croyaient qu'elle visait à tester leurs aptitudes linguistiques, on accoupla aléatoirement des syllabes dépourvues de sens, comme « xeh », « yof », « laj » ou « wuh », soit à des mots exprimant l'inclusion au groupe (« nous » ou « nôtre »), soit à des mots exprimant l'exclusion du groupe (« eux », « ils » ou « leur »), soit, en vue d'un contrôle, à d'autres pronoms (tels que « il », « sien » ou « tien »). Ensuite, tous les participants devaient juger les syllabes en disant dans quelle mesure elles leur étaient agréables ou désagréables. Vous vous demandez peut-être comment quelqu'un peut éprouver une quelconque émotion à l'égard d'un mot absurde comme « yof », ou trouver que « wuh » est plus joli que « laj ». Pourtant, les participants appréciaient plus ces syllabes dépourvues de sens lorsqu'elles étaient associées à des mots d'inclusion au groupe que lorsqu'elles étaient associées à n'importe quel autre mot[26]. Aucun d'entre eux ne comprenait pourquoi ; aucun d'entre eux ne comprenait comment les mots avaient été associés.

À peine les gens ont-ils créé une catégorie *nous* qu'ils considèrent indifféremment tous ceux qui n'en font pas partie comme *non-nous*. Le contenu particulier de *nous* peut changer en un clin d'œil : nous, les gens raisonnables du Middle West, contre vous autres, les frimeurs des États côtiers ; nous, les conducteurs de Toyota Prius à moteur hybride, contre vous autres, les gaspilleurs d'essence ; nous, les fans de l'équipe de baseball des Red Sox de Boston, contre vous autres, les fans des Angels de Los Angeles (pour prendre un exemple qui décrit l'attitude que nous adoptons tous les deux durant la saison de baseball). La « nouïté » peut être fabriquée en laboratoire en l'espace d'une minute, comme le démontrèrent Henri Tajfel et ses collègues lors d'une expérience désormais classique, menée sur des écoliers britanniques[27]. Au début de l'expérience, Tajfel leur montra des images contenant chacune un nombre de points différent, et leur demanda d'estimer ces nombres. Il dit à certains garçons, pris au hasard, qu'ils faisaient partie des « sous-estimateurs », et à d'autres, pris au hasard également, qu'ils appartenaient aux « surestimateurs ». Puis, il invita tous les garçons à travailler à une autre tâche. Durant cette phase de l'expérience, chacun avait l'occasion de donner des points à d'autres garçons, désignés comme sous-estimateurs ou comme surestimateurs. Bien que chaque garçon travaille seul dans un compartiment isolé, presque chacun d'entre eux attribua plus de points aux garçons qu'il croyait comme lui, sous-estimateur ou surestimateur. Lorsqu'un garçon sortait de son compartiment, les autres lui demandaient : « Et toi, t'étais quoi ? » Sa réponse était acclamée par ses semblables et huée par les autres.

Bien évidemment, parmi les composantes de notre identité, qui correspondent aux catégories de *nous* auxquelles nous appartenons, certaines ont une place bien plus importante que la voiture que nous conduisons et la manière dont nous estimons un nombre de points sur une image : notre sexe, notre orientation sexuelle, notre religion, notre sensibilité politique, nos origines ethniques, notre nationalité, notamment. Les groupes dont nous avons le sentiment de faire partie constituent notre identité et donnent un sens à notre existence ; sans ce sentiment d'appartenance, nous éprouverions la sensation insupportable de flotter au hasard dans un univers infini. Par conséquent, nous mettons tout en œuvre pour le préserver. Les spécialistes de la psychologie évolutionniste défendent l'idée que l'ethnocentrisme – le fait de croire que notre culture, notre nation ou notre religion est supérieure à toutes les autres – favorise notre survie en renforçant les liens qui nous unissent à nos groupes sociaux primaires et en augmentant ainsi notre volonté de travailler, de nous battre et, parfois, de mourir pour eux. Quand les gens se portent bien, ils se montrent relativement tolérants vis-à-vis des autres cultures et des autres religions – ils sont même tolérants à l'égard du sexe opposé ! Cependant, quand ils sont fâchés, anxieux ou menacés, leur réaction, faute de mieux, consiste à réactiver leurs points aveugles. *Nous* possédons les belles qualités humaines que sont l'intelligence et l'aptitude à éprouver des émotions profondes ; mais *ils* sont stupides, *ils* sont pleurnichards, *ils* ne comprennent pas ce que sont réellement l'amour, la honte, le reproche ou le remords[28].

Le fait même de penser qu'*ils* sont moins intelligents ou moins raisonnables nous rapproche des gens qui sont comme nous. Parallèlement, cette idée entraîne une autre conséquence, tout aussi capitale : elle nous permet de justifier notre comportement vis-à-vis d'*eux*. On pense souvent que les stéréotypes génèrent la discrimination : Al Campanis, croyant que les Noirs étaient dépourvus de certaines « qualités requises » pour remplir la fonction d'entraîneur, n'en engagea aucun. Cependant, comme nous le montre la théorie de la dissonance, la relation qui unit nos attitudes à nos actes est réciproque. En effet, la discrimination a souvent besoin d'un stéréotype qui la justifie : n'ayant ni l'envie ni le courage de convaincre les dirigeants des Dodgers d'en faire le premier club à engager un entraîneur noir, Al Campanis justifia son inaction en se persuadant que les Noirs, de toute façon, n'étaient pas capables d'exercer de telles fonctions. De la même manière, quand nous avons réduit les membres d'un autre groupe en esclavage, quand nous les avons empêchés de recevoir une formation convenable ou d'exercer un métier décent, quand nous leur avons refusé tout accès à notre propre secteur d'activité professionnelle, quand nous n'avons pas respecté leurs droits fondamentaux, alors nous invoquons des stéréotypes pour nous justifier. En nous persuadant qu'ils sont indignes d'intérêt, incapables d'apprendre, incompétents, intrinsèquement nuls en mathématiques, immoraux, mauvais, stupides, voire inhumains, nous évitons de nous sentir coupables ou injustes de leur avoir réservé un tel traitement. Et, assurément, nous nous épargnons le sentiment d'avoir des préjugés. D'ailleurs, parmi ces gens-là, il y en a même que nous apprécions, pour autant qu'ils restent à leur place, qui, soit dit en passant, n'est pas ici, dans notre club, dans notre université, sur notre lieu de travail, dans notre quartier. En résumé, nous invoquons des stéréotypes pour justifier des comportements qui, autrement, nous donneraient une image dérangeante de nous-mêmes ou du pays dans lequel nous vivons.

Mais, puisque nous pensons tous au moyen de catégories, pourquoi seuls certains d'entre nous ont-ils des préjugés violents et passionnés contre d'autres groupes? Al Campanis n'avait pas d'antipathie profonde à l'égard des Noirs ; selon nous, il aurait été possible, à l'aide d'arguments, de le débarrasser de l'idée que les joueurs noirs ne pouvaient pas faire de bons entraîneurs. En effet, un stéréotype peut plier, voire s'écrouler sous le poids des preuves contradictoires. Mais le préjugé se distingue par son imperméabilité au raisonnement, à l'expérience et aux contre-exemples. Dans *The Nature of Prejudice* (La nature des préjugés), un ouvrage brillant qu'il écrivit il y a plus de cinquante ans, Gordon Allport, expert en psychologie sociale, nous décrit les réactions caractéristiques d'un homme confronté à des informations qui contredisent ses préjugés :

M. X : Le problème, avec les juifs, c'est qu'ils ne se préoccupent que de leur propre communauté.

M. Y : Mais, lors des campagnes de récolte de fonds de Community Chest [ensemble d'associations caritatives destinées à résoudre divers problèmes sociaux, surtout à l'échelle locale], leur contribution financière aux diverses associations caritatives, proportionnellement à la taille de leur communauté, est plus généreuse que celle des non-juifs.

M. X : Cela montre bien qu'ils essayent toujours de s'acheter des faveurs et de s'immiscer dans les affaires des chrétiens. Ils ne pensent qu'à l'argent, rien d'autre ; c'est pour ça qu'il y a autant de banquiers juifs.

M. Y : Mais un sondage récent montre que le pourcentage de juifs dans le secteur bancaire est négligeable, bien plus faible que le pourcentage de non-juifs.

M. X : C'est exactement ça ; ils ne s'engagent pas dans des affaires respectables ; ils sont uniquement dans le milieu du cinéma, ou alors ils gèrent des boîtes de nuit[29].

Allport avait parfaitement bien décelé le mode de raisonnement de M. X : il n'essaie même pas de réagir aux informations que lui apporte M. Y ; il se contente de les contourner et de passer directement à d'autres raisons de son antipathie à l'égard des juifs. Une fois que les gens ont un préjugé, comme lorsqu'ils ont adopté une idéologie politique, il leur est difficile de s'en défaire, même si l'une de ses principales justifications se trouve en contradiction avec les faits. Ils ont plutôt tendance à invoquer une autre justification, afin de pouvoir préserver leur croyance ou leur comportement. Supposez que notre raisonnable M. Y vous dise que les insectes sont riches en protéines et que l'excellent nouveau chef du restaurant « Insectes et Mollusques » propose une délicieuse purée de chenilles en entrée. Irez-vous immédiatement tenter cette aventure culinaire ? Si vous avez un préjugé contre la consommation d'insectes, vous n'en ferez rien, même si ce grand chef a fait la une de la rubrique « Dîner au restaurant » du *New York Times*. Tout comme notre extrémiste, M. X, vous vous trouverez une autre justification. « Beurk », direz-vous à M. Y, « les insectes, c'est dégoûtant et visqueux ». « C'est vrai », vous répondra-t-il, « mais alors comment se fait-il que vous aimiez tant les huîtres et le homard ? ».

Une fois que les gens ont un préjugé, il est donc difficile de les en débarrasser. Comme l'a dit Oliver Wendell Holmes Junior, un éminent juriste, « essayer d'éduquer un fanatique revient à éclairer la pupille d'un œil : il se dérobe comme elle se rétracte ». La plupart des gens font de gros efforts pour préserver leurs préjugés lorsqu'ils sont confrontés à des preuves qui les contredisent ; souvent, ils y parviennent en reléguant ces preuves au rang des « exceptions qui confirment la règle ». (C'est à se demander ce qui pourrait bien infirmer la règle.) L'expression « Mais j'ai des amis qui sont… », malgré les railleries bien méritées qu'elle suscite aujourd'hui, continue d'être employée, parce qu'elle constitue un moyen particulièrement efficace de réduire la dissonance qui apparaît lorsqu'un préjugé se heurte à une exception. Quand Elliot déménagea à Minneapolis pour enseigner à l'Université du Minnesota, il y a des années, une voisine lui dit : « Vous êtes juif ? Mais vous êtes tellement plus aimable que... ». Et elle s'arrêta. « Que quoi ? », demanda-t-il. « Que ce que j'avais imaginé », termina-t-elle maladroitement. En reconnaissant qu'Elliot n'était pas conforme à son stéréotype, elle parvint à se sentir ouverte d'esprit et généreuse, tout en conservant son préjugé de base contre les juifs en général, en tant que catégorie. De son point de vue, elle lui faisait même un compliment : il était beaucoup plus aimable que tous les autres gens de sa... race.

Jeffrey Sherman et ses collègues ont conduit une série d'expériences qui montrent l'effort que les personnes ayant beaucoup de préjugés sont disposées à consentir pour maintenir une consonance entre leurs préjugés et les informations qui les contredisent. En fait, elles prêtent plus d'attention à ces informations contradictoires qu'aux informations concordantes, parce que, tout comme M. X et la voisine d'Elliot, elles ont besoin de trouver de bonnes raisons de les écarter. Dans le cadre d'une expérience, on invita des étudiants (hétérosexuels) à exprimer leur opinion sur « Robert », homosexuel, auquel on attribuait huit activités compatibles avec le stéréotype gay (il avait, par exemple, été formé à la danse interprétative), et huit activités incompatibles (par exemple, il avait regardé un match de football le dimanche précédent). Les participants anti-homosexuels déformèrent ces informations, puis ils se distinguèrent des participants neutres en jugeant Robert nettement plus « féminin », conservant ainsi leur préjugé. Afin de remédier à la dissonance que leur causaient les faits incompatibles, ils les écartèrent en invoquant des circonstances particulières : Robert avait effectivement regardé un match de football, mais uniquement parce que son cousin Fred était venu lui rendre visite[30].

De nos jours, la plupart des Américains ayant des préjugés sans en avoir honte comprennent bien qu'ils ont avantage à ne pas en parler, sauf devant un public sûr, qui partage leur point de vue. En effet, bon nombre de gens vivent et travaillent dans des contextes où ils risquent de se faire taper sur les doigts, d'être humiliés publiquement, ou de se faire virer si leurs propos sentent quelque chose dont le nom finit par « isme ». Cependant, de même qu'il faut faire un effort pour conserver un préjugé en dépit d'informations discordantes, de même il faut faire un effort pour contenir les sentiments négatifs qui l'accompagnent. En passant en revue les nombreuses recherches qui portent sur les préjugés, Chris Crandall et Amy Eshelman, spécialistes de la psychologie sociale, ont découvert que les gens sont plus disposés à exprimer leurs véritables préjugés dans leurs moments de faiblesse émotionnelle, c'est-à-dire lorsqu'ils sont somnolents, frustrés, énervés, anxieux, soûls ou stressés. Un jour, après avoir été arrêté pour conduite en état d'ivresse, Mel Gibson se lança dans une tirade antisémite. Le lendemain, inévitablement, il présenta publiquement ses excuses. Dans sa déclaration, il affirma : « J'ai dit des choses que je ne crois pas être vraies et qui sont ignobles. J'ai vraiment honte de tout ce que j'ai dit. [...] Je m'excuse pour tout comportement inconvenant que j'ai pu avoir dans l'état d'ivresse où je me trouvais ». Traduction : « C'est pas moi, c'est l'alcool. » Bien essayé ! Cependant, comme les faits le montrent clairement, l'ivresse aide les gens à révéler leurs préjugés, elle ne les crée pas de toutes pièces. Par conséquent, lorsque des gens s'excusent en affirmant : « Je ne pense pas vraiment ce que j'ai dit ; j'étais fatigué/inquiet/énervé/soûl » – ou, comme Al Campanis : « je me suis oublié » –, nous pouvons être sûrs qu'ils le pensent vraiment.

Mais la plupart de ces gens sont mécontents de vraiment penser ce qu'ils ont dit, ce qui leur vaut une dissonance: « Je n'aime pas ces gens-là » se heurte à la conviction tout aussi forte que de tels propos, au regard de la morale ou aux yeux de la société, ne sont pas convenables. Crandall et Eshelman supposent que les gens qui ressentent cette dissonance s'empressent d'invoquer n'importe quelle justification qui leur permette à la fois d'exprimer ce qu'ils croient vraiment et de continuer à se considérer comme bons et honnêtes. « La justification nous évite le refoulement, elle nous protège, et elle préserve notre sentiment égalitariste et l'idée que nous sommes dépourvus de préjugés », expliquent-ils.[31] Il n'est donc pas étonnant que la justification soit un moyen aussi répandu de réduire les dissonances.

Par exemple, dans le cadre d'une expérience typique, on informa des étudiants blancs qu'ils allaient infliger des décharges électriques à un autre étudiant, « l'apprenant », dont ils savaient s'il était blanc ou afro-américain. On prétendit que cela s'inscrivait dans le cadre d'une étude sur la rétroaction biologique ou *biofeedback*. Au début, les étudiants envoyaient des décharges moins violentes aux apprenants noirs qu'aux blancs – manifestant peut-être ainsi leur désir de se montrer sans préjugés. Ensuite, les étudiants entendirent l'apprenant faire des commentaires désobligeants à leur sujet, ce qui, naturellement, les énerva. Dès lors, quand ils avaient l'occasion d'envoyer une décharge électrique à leur apprenant, les étudiants qui travaillaient avec un apprenant noir en envoyaient une plus violente que ceux qui travaillaient avec un apprenant blanc. Les études qui portent sur le comportement des Canadiens anglophones à l'égard des Canadiens francophones, des hétérosexuels à l'égard des homosexuels, des étudiants non juifs à l'égard des juifs et des hommes à l'égard des femmes aboutissent au même résultat[32]. Les participants parviennent à contrôler leurs sentiments négatifs dans des conditions normales ; mais, dès qu'on les énerve, qu'on les frustre, ou que l'on fait vacciller leur estime de soi, ils expriment leurs préjugés ouvertement, parce qu'ils ont enfin de quoi les justifier: « Je ne suis pas quelqu'un de mauvais et je n'ai pas de préjugés ; mais là, il m'a insulté ! »

Ainsi, les préjugés entretiennent l'ethnocentrisme. Ils restent là, tapis, à l'affût, jusqu'à ce que l'ethnocentrisme leur demande de venir faire son sale boulot, à savoir justifier certains mauvais comportements qu'adoptent parfois les honnêtes gens que nous sommes. Par exemple, au XIXe siècle, dans les mines d'or de l'Ouest américain, on engageait des immigrés chinois, qui prenaient ainsi potentiellement la place de travailleurs blancs. Les journaux gérés par des Blancs alimentaient les préjugés contre ces travailleurs immigrés, en présentant les Chinois comme « pervers et vicieux », « voraces », « sanguinaires et inhumains ». Cependant, une décennie plus tard seulement, à l'époque où les Chinois acceptaient des emplois dangereux et pénibles dans la construction du chemin de fer transcontinental – des emplois dont les travailleurs blancs ne voulaient pas –, ces préjugés collectifs furent remplacés par l'idée qu'ils étaient sérieux, assidus et respectueux des lois. « Ils valent les meilleurs hommes blancs », affirmait Charles Crocker, entrepreneur et grande figure des chemins de fer. « Ils sont très fiables, très intelligents, et ils honorent leurs engagements. » Une fois le chemin de fer construit, les emplois se firent à nouveau rares, et les vétérans de la Guerre de Sécession affluèrent sur un marché du travail déjà restreint. On assista alors au retour des préjugés antichinois : dans la presse, les Chinois étaient désormais présentés comme « criminels », « intrigants », « rusés » et « stupides »[33].

Les préjugés justifient les mauvais comportements que nous décidons d'adopter vis-à-vis d'autres personnes parce que nous ne les aimons pas. Et pourquoi ne les aimons-nous pas ? Nous ne les aimons pas parce qu'elles se trouvent en concurrence avec nous sur un marché du travail limité ; parce que leur présence nous fait douter de l'unicité de notre religion ; parce que nous voulons conserver notre statut, notre pouvoir et nos privilèges ; parce que nous avons besoin de nous sentir meilleurs que *certains* ; parce que notre pays leur fait la guerre ; parce que leurs coutumes nous mettent mal à l'aise, en particulier leurs pratiques sexuelles, libertines et perverses ; parce qu'ils refusent d'adopter notre culture ; parce qu'ils se montrent trop désireux d'adopter notre culture.

En considérant nos préjugés comme des moyens de nous justifier, nous comprenons mieux pourquoi certains d'entre eux sont si difficiles à abandonner : ils nous permettent de légitimer et de défendre les principales composantes de notre identité sociale – nos origines ethniques, notre religion, notre orientation sexuelle –, tout en réduisant la dissonance qui existe entre « Je suis quelqu'un de bien » et « Je n'aime vraiment pas ces gens-là ». Fort heureusement, nous comprenons également mieux les conditions qui favorisent le recul des préjugés : il faut que la concurrence économique diminue, qu'un cessez-le-feu soit décidé, qu'une profession s'unifie, qu'*ils* se familiarisent et se sentent plus à l'aise, que nous prenions conscience qu'ils ne sont pas si différents de nous.

~

Dans ses mémoires, Albert Speer, homme de main de Hitler, écrit : « [A]lors que dans des circonstances normales, il se trouve différents facteurs susceptibles de porter remède à ce refus du réel, le milieu qui nous entoure, les railleries, les critiques, l'incrédulité auxquelles on se trouve exposé, aucun de ses antidotes n'existait sous le IIIème Reich, surtout quand on appartenait à la sphère dirigeante. Bien au contraire, on était, comme dans un cabinet de miroirs, entouré par l'image cent fois réfléchie de ses propres illusions, par la vision cent fois confirmée d'un monde imaginaire et fantasmagorique qui n'avait plus rien de commun avec la sombre réalité du monde extérieur. Je ne pouvais contempler, dans tous ces miroirs, que le reflet, toujours répété, de mon propre visage, aucune image étrangère ne venait rompre l'uniformité de ces reproductions, toutes identiques, de mon propre visage. »[34]

Étant donné que nous avons tous des points aveugles, la meilleure chose que nous puissions faire, dans l'espoir de nous corriger, est d'éviter à tout prix de nous retrouver dans un « cabinet de miroirs », où nous ne voyons que les reflets déformés de nos propres désirs et de nos propres convictions. Dans notre vie, nous avons besoin de quelques personnes de confiance capables de nous dire non, de personnes critiques disposées à percer notre armure d'autojustifications et à nous ramener brusquement à la réalité si nous nous en écartons trop. Leur présence est particulièrement importante aux côtés des gens de pouvoir.

D'après Doris Kearns Goodwin, historienne américaine, Abraham Lincoln fut l'un des rares présidents à comprendre l'importance de s'entourer de personnes prêtes à exprimer leurs désaccords. Lincoln constitua un cabinet qui comprenait quatre de ses opposants politiques ; trois d'entre eux, qui s'étaient également lancés dans la course à l'investiture républicaine de 1860, étaient humiliés, bouleversés et fâchés d'avoir perdu contre le petit avocat de province quasi inconnu qu'il était à l'époque : William H. Seward (que Lincoln nomma Secrétaire d'État), Salmon P. Chase (Secrétaire au Trésor) et Edward Bates (Procureur général). Bien que partageant tous les objectifs de Lincoln, à savoir maintenir l'Union et mettre un terme à l'esclavage, les membres de cette « équipe de rivaux » (comme l'appelle Goodwin) étaient en profond désaccord sur les moyens à mettre en œuvre pour y parvenir. Dès le début de la Guerre de Sécession, Lincoln se trouva dans une situation politique difficile. Il lui fallait contenir à la fois les abolitionnistes du Nord – qui prônaient l'émancipation des esclaves évadés – et les propriétaires d'esclaves des États frontaliers, comme le Missouri et le Kentucky – qui se trouvaient entre les États abolitionnistes de l'Union, dont ils étaient membres, et les États esclavagistes de la Confédération, qu'ils menaçaient constamment de rejoindre, ce qui aurait eu un effet désastreux sur l'Union. Grâce aux vives discussions qu'il eut à ce sujet avec ses conseillers, qui proposaient des solutions différentes pour contenir les deux camps, Lincoln échappa à l'illusion que toutes ses décisions faisaient l'unanimité dans son cabinet. Cette méthode lui permit de tenir compte des avis divergents et de gagner finalement le respect et le soutien de ses adversaires[35].

Si les gens restent convaincus d'être totalement objectifs, incorruptibles et dépourvus de préjugés, beaucoup se retrouveront parfois sur la route de St-Andrews – et certains s'envoleront même à bord d'un vieux coucou pour Bangkok. Lorsque, comme nous l'avons raconté dans le chapitre précédent, Jeb Stuart Magruder se laissa entraîner dans le scandale de corruption politique du Watergate, il était aveuglé par une conviction : il était important de tout mettre en œuvre, y compris des moyens illégaux si nécessaire, pour l'emporter sur « eux », les ennemis politiques de Nixon. Cependant, une fois pris, Magruder trouva le courage de se regarder en face. Pour quiconque la traverse, cette épreuve est effroyable, atroce ; imaginez que, en vous regardant dans le miroir, vous vous rendiez brusquement compte qu'un énorme bouton rouge est apparu sur votre front. Magruder aurait pu faire ce que la plupart d'entre nous ont tendance à faire en pareil cas : y mettre une bonne couche de maquillage et dire: « Un bouton rouge ? Quel bouton rouge ? ». Mais il résista à cette tentation. Il admit que, en dernière analyse, ni lui ni personne n'avait été forcé par qui que ce soit à violer la loi. « Nous aurions pu nous opposer à ce qui était en train de se faire ou démissionner en signe de protestation. Au lieu de cela, nous nous sommes persuadés que ce qui était mal était bien, et nous avons sombré. »

« Rien ne saurait justifier l'effraction, la mise sur écoute téléphonique, le parjure, et toutes les autres activités destinées à étouffer l'affaire. [...] Plusieurs d'entre nous ont justifié des actes illégaux après coup en invoquant 'la routine politique', 'les besoins du renseignement' ou 'la sécurité nationale'. Nous nous trompions complètement, et ce n'est qu'après l'avoir admis et en avoir payé le prix public que nous pourrons nous attendre à ce que l'ensemble de la population ait vraiment confiance en notre gouvernement et en notre système politique. »[36]

Chapitre 3

La mémoire, une historienne complaisante

Ce que nous [...] attribu[ons] allègrement à la mémoire [...] procède en réalité de l'histoire que l'on se raconte constamment dans sa tête et varie souvent avec la narration que l'on en fait[1].

William Maxwell, autobiographe et éditeur américain

Il y a de nombreuses années, durant la présidence de Jimmy Carter, Tom Brokaw, présentateur du *Today Show* (une émission d'information et de divertissement célèbre aux États-Unis), reçut et interviewa Gore Vidal, un écrivain américain. D'après ce dernier, Brokaw commença son interview en lui disant : « Vous avez beaucoup écrit sur la bisexualité... » ; mais Vidal le coupa: « Tom, laissez-moi vous dire quelque chose à propos de ces émissions matinales : c'est trop tôt pour parler de sexe. Les gens ne veulent pas en entendre parler à une heure pareille, ou alors ils sont eux-mêmes en train de le faire. Laissez tomber. » « Oui, euh, mais Gore, euh, vous avez beaucoup écrit sur la bisex... » Vidal l'interrompit en lui disant que son nouveau livre n'avait rien à voir avec la bisexualité et qu'il préférait parler de politique. Brokaw fit une nouvelle tentative, qui se solda par un nouvel échec : « Maintenant, parlons de Carter », lui dit Vidal. « Que compte-t-il faire avec ces dictateurs brésiliens, qui se prétendent des leaders démocrates amoureux de la liberté ? » Dès lors, et jusqu'à la fin de l'interview, la discussion porta sur Carter. Plusieurs années après, *Time* (célèbre hebdomadaire d'information américain) décida de consacrer un article à Brokaw, devenu présentateur des *Nightly News* (une émission d'information diffusée tous les soirs sur la chaîne NBC). Lorsqu'on lui demanda s'il se souvenait d'une interview particulièrement difficile à mener, il choisit de revenir sur sa conversation avec Gore Vidal : « Je voulais parler politique », se rappela-t-il, « mais il voulait parler de bisexualité. » D'après Vidal, ce « renversement total » était destiné à lui « attribuer le rôle du méchant »[2].

Brokaw avait-il vraiment l'intention de lui attribuer le rôle du méchant ? Brokaw mentait-il, comme Vidal le laissait entendre ? Probablement pas. Après tout, le journaliste de *Time* lui avait laissé le soin de choisir son anecdote, parmi toutes les interviews difficiles qu'il avait menées au cours de sa longue carrière. Pourquoi aurait-il délibérément choisi d'évoquer une histoire sur laquelle il serait obligé de broder ou de mentir, alors qu'il s'attendait à ce que le journaliste aille ensuite vérifier ses propos dans la transcription de l'interview concernée ? En réalité, Brokaw inversa les rôles inconsciemment, non pas pour donner le mauvais rôle à Vidal, mais pour se donner le beau rôle. Pour le présentateur des *Nightly News* qu'il était désormais, admettre qu'il avait voulu parler de bisexualité dans une interview aurait été un aveu déshonorant ; mieux valait croire (et se rappeler) qu'il avait toujours essayé d'élever le débat en abordant des questions politiques.

Lorsque deux personnes ont un souvenir complètement différent d'un même événement, on suppose généralement que l'une des deux ment. Bien entendu, certaines personnes inventent ou embellissent des histoires pour manipuler ou pour tromper leur public, comme le fit notamment James Frey, un écrivain américain dont l'autobiographie, *Mille morceaux* (*A Million Little Pieces*), s'est révélée mensongère. Cependant, la plupart des gens, dans la plupart des cas, ne cherchent pas à tromper qui que ce soit, pas plus qu'ils ne disent toute la vérité. Nous ne mentons pas: nous nous justifions. Lorsque nous racontons une histoire, nous ajoutons tous des détails et nous omettons tous certains faits dérangeants ; nous arrangeons un peu notre récit à notre avantage ; et notre version passe si bien que, la fois suivante, nous y ajoutons encore un petit détail, qui lui donne un tour légèrement plus dramatique ; et nous le justifions : il ne s'agit que d'un petit mensonge charitable, qui ajoute à la beauté et à la clarté de notre récit ; et nous poursuivons ainsi. Finalement, ce dont nous nous souvenons s'est peut-être passé autrement, ou n'est peut-être même jamais arrivé.

Ainsi, nous pouvons considérer notre mémoire comme une historienne complaisante, toujours prête à nous justifier : notre historienne particulière. Anthony Greenwald, expert en psychologie sociale, a écrit un jour que le moi était soumis à un « ego totalitaire », qui détruisait implacablement toutes les informations qu'il ne souhaitait pas entendre et qui, tel un dictateur fasciste, récrivait l'histoire du point de vue du vainqueur[3]. Toutefois, si les leaders totalitaires récrivent l'histoire pour embobiner les générations futures, l'ego totalitaire récrit l'histoire pour s'embobiner lui-même. L'histoire est toujours écrite par les vainqueurs, et, lorsque nous écrivons notre propre histoire, nous nous y prenons exactement comme si nous avions conquis une nation : nous veillons à justifier nos actes, à garder et à donner une bonne image de nous-mêmes, à nous attribuer le beau rôle, quoi que nous ayons fait ou omis de faire. Si des erreurs ont été commises, notre mémoire nous aide à nous rappeler qu'elles l'ont été par quelqu'un d'autre. Si nous étions présents, nous n'en sommes pas moins innocents : nous n'étions là qu'en spectateurs.

Ordinairement, notre mémoire fait disparaître nos dissonances résiduelles en laissant agir notre biais de confirmation : ce dernier nous amène à sélectionner puis à oublier les informations qui infirment ou contredisent les croyances auxquelles nous tenons. Par exemple, si nous étions des êtres parfaitement rationnels, nous chercherions à retenir les idées intelligentes et sensées, et nous ne prendrions pas la peine d'encombrer notre esprit d'idées absurdes. Cependant, la théorie de la dissonance nous prédit un autre comportement : nous aurons soin d'oublier les bons arguments de nos opposants, comme nous oublions les arguments absurdes de notre propre camp. Lorsque nous entendons ou lisons un argument stupide en faveur de notre propre position, nous sommes amenés à mettre en doute la pertinence de cette position et l'intelligence de ceux qui l'approuvent, ce qui nous vaut une dissonance. De même, tout argument judicieux de la part de nos opposants nous cause une dissonance, parce qu'il suggère l'idée qu'ils pourraient – Dieu nous en garde ! – avoir raison, au moins sur un point particulier, qu'il s'agirait alors de considérer sérieusement. D'après la théorie, puisque les arguments stupides de notre propre camp et les bons arguments du camp adverse sont autant de sources de dissonance, nous devrions soit avoir de la peine à bien les retenir, soit les oublier rapidement. C'est précisément ce qu'Edward Jones et Rika Kohler montrèrent en 1958, grâce à une expérience classique sur l'attitude des habitants de la Caroline du Nord à l'égard de la déségrégation[4]. Chaque camp avait tendance à se souvenir des arguments plausibles en faveur de sa propre position et des arguments invraisemblables en faveur de la position du camp adverse ; et chaque camp oubliait les arguments invraisemblables en faveur de son propre point de vue et les arguments plausibles en faveur de celui de l'adversaire.

Bien évidemment, certains de nos souvenirs sont d'une minutie et d'une précision remarquables. Nous nous rappelons parfaitement notre premier baiser et nos professeurs préférés. Nous nous souvenons des histoires de famille, des films que nous avons vus, de nos premiers rendez-vous, des résultats de notre équipe de baseball favorite, des succès et des humiliations de notre enfance. Nous nous rappelons les principaux événements de notre histoire. Cependant, certains de nos souvenirs sont erronés ou lacunaires ; et ils ne le sont pas par hasard. Les déformations auxquelles se livre quotidiennement notre mémoire atténuent nos dissonances en protégeant nos décisions et nos croyances, et nous aident ainsi à donner sens au monde qui nous entoure et à y trouver notre place. Ces déformations sont particulièrement profondes lorsqu'elles visent à satisfaire notre besoin de préserver notre image de nous-mêmes, notre besoin d'avoir raison, notre besoin de conserver notre estime de nous-mêmes, notre besoin d'excuser nos échecs ou nos mauvaises décisions, ou notre besoin d'expliquer lâchement nos problèmes présents par des raisons aussi anciennes que possible[5]. La confabulation, l'altération des souvenirs et l'oubli total sont les soldats de la mémoire. Ils sont appelés à combattre en première ligne à chaque fois que notre « ego totalitaire » veut réduire une dissonance entre nos actes et l'image globale que nous avons de nous-mêmes, et ainsi nous épargner la douleur et l'embarras qui en découlent : « J'ai fait *ça*, moi ?! ». Voilà pourquoi les chercheurs qui étudient la mémoire aiment tant citer ce passage de *Par-delà le bien et le Mal*, de Nietzsche : « 'Je l'ai fait' dit ma mémoire. Je ne puis l'avoir fait – dit mon orgueil, qui reste inflexible. La mémoire – finit par céder. »[6]

Les biais de la mémoire

L'une de nous (Carol) avait un livre pour enfants favori: *The Wonderful O* (Le Merveilleux 'O'), de l'écrivain américain James Thurber. Elle se rappelle que son père le lui avait donné lorsqu'elle était enfant. « Une bande de pirates s'empare d'une île et interdit à ses habitants d'employer le moindre mot ou le moindre objet contenant la lettre 'o' », raconte-t-elle. « J'ai un souvenir très vif des moments où mon père me lisait « Le Merveilleux 'O' » et où nous riions ensemble en imaginant la timide Ophelia Oliver prononcer son nom sans ses 'o'. Je me rappelle avoir vaillamment essayé, avec les habitants de l'île envahie, de deviner le dernier des quatre mots qui contenaient un 'o' mais qui ne devaient jamais disparaître (les trois premiers étant « amour », « espoir » et « courage »), et je me rappelle aussi les tentatives que mon père faisait pour me taquiner : 'Oregon ?', 'Orang-outan ?', 'Ophtalmologue ?'. Mais, il n'y a pas si longtemps, j'ai retrouvé ma première édition de *The Wonderful O*. Elle avait été publiée en 1957, à savoir un an après la mort de mon père. Je regardais cette date fixement, et je n'arrivais pas à y croire ; j'étais sous le choc. Forcément, quelqu'un d'autre m'a donné ce livre, quelqu'un d'autre me l'a lu, quelqu'un d'autre a ri de « 'Phelia 'Liver » avec moi, et quelqu'un d'autre voulait me faire comprendre que le fameux quatrième mot était « liberté » (*freedom*). Quelqu'un dont j'ai perdu le souvenir. »

Cette petite histoire nous apprend trois choses importantes au sujet de la mémoire : premièrement, il est déconcertant de se rendre compte qu'un souvenir vif, détaillé et chargé d'émotion est incontestablement faux ; deuxièmement, même si nous sommes complètement, absolument sûrs qu'un souvenir est exact, il ne l'est pas nécessairement pour autant ; troisièmement, nos souvenirs erronés viennent renforcer nos croyances et nos sentiments présents. « Je me fais une certaine idée de mon père », relève Carol. « C'était un homme chaleureux, un père drôle et dévoué qui aimait me lire des histoires et m'emmener fouiller dans les bibliothèques, un amateur de jeux de mots. Alors j'ai supposé – non, je me suis *souvenue* – que mon père m'avait lu *The Wonderful O*. Pour moi, c'était logique. »

Les métaphores que nous employons pour représenter la mémoire reflètent les progrès techniques de notre temps. Il y a des siècles, les philosophes comparaient la mémoire à une tablette de cire : elle conservait la trace de tout ce que l'on y inscrivait. Plus tard, l'avènement de l'imprimerie amena les gens à voir la mémoire comme une bibliothèque : on y rangeait les faits et les événements de manière à pouvoir les retrouver ensuite. (Ceux d'entre nous qui ont atteint un certain âge voient encore la mémoire ainsi : nous nous demandons parfois, en marmonnant, dans quel tiroir désordonné de notre cerveau nous avons mis telle information.) Suite à l'invention du film et du magnétophone, les gens se mirent à comparer la mémoire à une caméra vidéo : elle s'enclenchait au moment de leur naissance et filmait automatiquement chaque instant de leur vie. Aujourd'hui, nous pensons la mémoire en termes informatiques : même si certains d'entre nous aimeraient davantage de mémoire vive, nous supposons que presque tout ce qui nous arrive est « sauvegardé »; même si notre cerveau décide de ne pas mettre tous nos souvenirs à l'écran, ils se trouvent quelque part à l'intérieur, ils n'attendent plus que nous ; il nous suffit de les retrouver, de sortir le pop-corn et de regarder.

Ces représentations métaphoriques de la mémoire sont répandues et rassurantes ; elles n'en sont pas moins trompeuses. Les souvenirs ne sont pas enfouis quelque part dans notre cerveau comme sont enterrés les ossements d'un site archéologique ; on ne peut pas les déraciner comme des radis ; et, une fois déterrés, ils ne sont pas parfaitement intacts. Nous ne retenons pas tout ce qui nous arrive ; nous ne choisissons que certains moments forts. (Si nous n'oubliions rien, notre cerveau ne pourrait être efficace, parce qu'il serait encombré de vieilleries : la température qu'il faisait mercredi passé, la conversation ennuyeuse que nous avons entendue dans le bus l'autre jour, tous les numéros de téléphone que nous avons composés dans notre vie, etc.) De plus, retrouver un souvenir ne revient pas du tout à mettre la main sur un dossier, ni à se repasser une cassette, mais plutôt à essayer de s'imaginer l'ensemble d'une scène de film à partir de quelques images désordonnées. Nous pouvons apprendre par cœur une poésie, une blague ou une information quelconque, et la répéter ensuite telle quelle, machinalement ; cependant, lorsque nous nous souvenons d'informations complexes, nous les remodelons pour les intégrer à un scénario.

En tant qu'elle reconstruit, la mémoire est sujette à la confabulation : nous pouvons confondre une chose arrivée à quelqu'un d'autre avec une chose qui nous est arrivée, ou nous souvenir d'une chose qui n'est en fait jamais arrivée. Pour reconstruire nos souvenirs, nous puisons à de nombreuses sources. Imaginez que vous vous remémoriez votre cinquième anniversaire. Il se peut que vous en gardiez un souvenir authentique : votre petit frère en train de gâcher votre plaisir en mettant ses doigts dans votre gâteau. Cependant, vous y mêlerez des informations que vous avez tirées, après coup, d'histoires de famille, de photos, de vidéos, et d'anniversaires vus à la télévision. Et vous rassemblerez tous ces éléments en un récit cohérent. Dès lors, si quelqu'un vous fait régresser sous hypnose jusqu'au moment de votre cinquième anniversaire, vous lui en ferez un compte rendu vivant, qui vous paraîtra totalement véridique, mais qui contiendra beaucoup de détails postérieurs et totalement étrangers au déroulement réel de votre anniversaire. Au bout d'un certain temps, vous ne serez plus à même de distinguer votre vrai souvenir initial des informations externes venues s'y glisser par la suite. Ce phénomène porte le nom de « confusion des sources », et le problème qui en découle peut se résumer par cette interrogation : « D'où est-ce que je tiens ça, déjà ? »[7]. « Est-ce que je l'ai lu, vu, entendu de la bouche de quelqu'un ? ».

Mary McCarthy, romancière et journaliste américaine du XXe siècle, comprenait bien le phénomène de la confabulation. Son autobiographie, intitulée *Mémoires d'une jeune catholique*, en est la preuve éclatante. La façon dont elle y raconte ses souvenirs la distingue de la majorité d'entre nous : à la fin de chaque chapitre, McCarthy soumet ses souvenirs à l'épreuve des faits, concordants et discordants, même lorsqu'il lui en coûte une bonne anecdote. Dans le chapitre « Un papillon en fer-blanc », elle nous décrit le vif souvenir qu'elle garde du jour où son oncle Myers et sa tante Margaret, qui élevaient sévèrement Mary et ses frères depuis la mort de leurs parents, l'accusèrent d'avoir volé un papillon en fer-blanc peint, le « jouet surprise » que son petit frère avait gagné dans une boîte de Cracker Jack (friandises à base de cacahuètes et de pop-corn caramélisés). Elle ne l'avait pas volé, et, malgré une fouille approfondie de la maison, on ne le retrouva pas. Cependant, un soir, après le dîner, on l'aperçut sous la nappe de la table à manger, près de la place de Mary. Son oncle et sa tante, croyant qu'elle avait menti, la battirent furieusement – lui, avec un cuir à rasoir, elle, avec une brosse à cheveux –, mais la question de savoir comment le papillon était arrivé là resta finalement sans réponse. Des années plus tard, en évoquant ensemble des souvenirs, Mary et ses frères en vinrent à reparler du redoutable oncle Myers. « C'est alors que mon frère Preston me dit que le fameux soir du papillon, il avait vu l'oncle se glisser de son bureau dans la salle à manger et soulever la nappe avec le petit morceau de fer-blanc peint dans la main. »

Fin du chapitre. Superbe ! Récit brillant, dénouement tragique. En post-scriptum, McCarthy nous fait néanmoins part des doutes dont elle fut prise, un jour, en le relisant. « Il m'est soudain revenu qu'à l'université, je m'étais mise à écrire une pièce sur ce sujet. L'idée que l'oncle Myers avait mis le papillon à ma place ne m'aurait-elle pas été suggérée par mon professeur ? Il me semble presque entendre sa voix vibrante lancer : 'C'est sûrement votre oncle qui a fait le coup!' » McCarthy appela alors ses frères. Sa version des faits ne leur évoquait aucun souvenir ; Preston lui-même ne se rappelait ni avoir vu l'oncle Myers avec le papillon (il n'avait alors que sept ans), ni l'avoir prétendu lors de leur petite réunion de famille. McCarthy conclut : « L'hypothèse la plus vraisemblable, je le crains, c'est que j'ai amalgamé les deux souvenirs » – à savoir l'épisode du papillon disparu et l'explication possible qu'en avait donnée son enseignante par la suite[8]. L'hypothèse de McCarthy était pertinente du point de vue psychologique : l'idée que l'oncle Myers avait mis le papillon sous la nappe était consonante avec la malveillance qu'elle lui attribuait de manière générale, et justifiait encore son indignation contre la punition injuste qu'elle avait reçue.

Généralement, les gens qui écrivent une autobiographie ou qui évoquent leurs expériences passées ne le font pas à la manière de Mary McCarthy, mais plutôt comme ils raconteraient leurs problèmes à leur psychothérapeute : « Docteur, je vais tout vous raconter. » Ils ne s'attendent pas à ce que leur interlocuteur leur dise : « Ah bon ? Vraiment ? Vous êtes bien sûr que les choses se sont passées comme ça? Vous êtes vraiment convaincu que votre mère vous détestait? Vous êtes certain que votre père était aussi brutal ? Et, pendant que nous y sommes, revenons un peu sur les souvenirs que vous gardez de votre horrible ex-compagne. Vous n'auriez pas, par hasard, oublié une chose que *vous* avez faite et qui l'a peut-être un peu dérangée – par exemple, la petite aventure que vous avez eue avec cette avocate de Bug Tussle, dans l'Oklahoma, et qui vous semblait légitime? » Bien au contraire, lorsque nous racontons une histoire, nous avons confiance en notre interlocuteur : nous pensons qu'il ne la mettra pas en doute et qu'il ne cherchera pas d'information contradictoire. Autrement dit, généralement, rien ne nous incite à examiner scrupuleusement notre récit pour en vérifier l'exactitude. Il se peut que vous gardiez de votre père certains souvenirs marquants, qui vous semblent refléter l'homme qu'il était et la relation que vous entreteniez avec lui. Mais êtes-vous bien sûr de n'avoir rien oublié ? Vous vous souvenez de la claque qu'il vous a donnée un jour parce que vous lui aviez désobéi, et vous êtes toujours fâché qu'il ne vous ait pas expliqué pourquoi il vous avait puni de la sorte. Mais peut-être étiez-vous trop impatient, trop impulsif et trop peu attentif pour que votre père puisse vous expliquer quoi que ce soit. Lorsque nous racontons une histoire, nous avons tendance à nous épargner : « Mon père s'est comporté de la sorte parce qu'il était l'homme qu'il était, et non pas parce que j'étais l'enfant que j'étais ». C'est ainsi que notre mémoire nous justifie. Et c'est la raison pour laquelle, lorsque nous nous rendons compte que l'un de nos souvenirs est faux, nous sommes stupéfaits, déconcertés, comme si le sol s'était effondré sous nos pieds. En un sens, c'est bien le cas, et nous sommes amenés à repenser entièrement le rôle que nous nous étions attribué dans notre récit.

Tous les parents, bien malgré eux, ont déjà joué à « Pile : je gagne ; face : tu perds » avec leurs enfants. Obligez votre fille à prendre des leçons de piano, et elle vous accusera un jour d'avoir gâché sa passion pour cet instrument. Laissez votre fille abandonner ses leçons de piano parce qu'elle n'a pas envie d'y travailler, et elle vous reprochera un jour de ne pas l'avoir forcée à continuer – eh bien oui, à cause de vous, elle ne saura plus jouer du tout. Envoyez votre fils à l'école hébraïque l'après-midi, et il vous accusera de l'avoir empêché de devenir un grand joueur de baseball comme Hank Greenberg. Permettez-lui de sécher les cours de l'école hébraïque, et il vous reprochera un jour son manque d'attachement à ses racines. Dans son autobiographie, *Dancing With Daddy* (Une danse avec papa), Betsy Petersen nous sert une complainte larmoyante de son propre cru, dans laquelle elle accuse ses parents de lui avoir offert des leçons de natation, des leçons de trampoline, des leçons d'équitation et des leçons de tennis, mais pas de leçons de danse. « C'était la seule chose que je voulais, et ils ne me l'ont jamais donnée », écrit-elle.

Tenir ses parents pour responsables est un moyen d'autojustification commode et répandu, parce qu'il permet de vivre moins péniblement avec ses regrets et ses imperfections. Des erreurs ont été commises, par eux. Peu importe qu'elle leur ait fait des scènes de tous les diables à propos de ces leçons ou qu'elle ait obstinément refusé d'en tirer profit. Ainsi, notre mémoire minimise notre propre responsabilité, tout en grossissant la leur.

Les principales déformations et confabulations auxquelles se livre notre mémoire sont de loin celles qui visent à expliquer et à justifier notre propre vie. Notre cerveau, organe en quête de sens, n'interprète pas nos expériences passées comme on ramasse les débris d'un vase cassé : il les interprète comme on rassemble les morceaux d'une mosaïque. Avec le temps, la mosaïque s'éloigne et nous n'en voyons plus que l'image. Cette image nous semble bien réelle, immuable ; nous n'imaginons pas que les pièces de la mosaïque puissent être disposées différemment et en former une autre. Pourtant, en réalité, l'image que nous voyons est l'aboutissement d'un long processus : pendant des années, nous avons raconté l'histoire de notre vie en lui donnant la forme d'un récit complet, qui met en scène des héros et des méchants, et qui explique comment nous sommes devenus ce que nous sommes. Puisque ce récit reflète notre point de vue sur le monde et sur le rôle que nous y jouons, il importe plus que la somme de ses parties. Si une partie – un souvenir – se révèle fausse, nous sommes contraints de réduire la dissonance qui en résulte, ce qui peut même nous amener à repenser la principale catégorie mentale en cause : « Tu veux dire que papa (maman) n'était pas une si mauvaise (bonne) personne, finalement ? Tu veux dire que papa (maman) était un être humain complexe ? » Il se peut qu'un récit soit fondamentalement véridique ; il se peut que notre père ait vraiment été odieux ou que notre mère ait vraiment été un ange. Malheureusement, dès lors que ce récit devient une source d'autojustifications, à laquelle nous venons puiser pour excuser nos erreurs et nos échecs, notre mémoire se met à son service et s'altère en conséquence. Si nous jugeons l'un de nos parents malveillant, nous nous souviendrons des événements qui confirment cette malveillance, et nous oublierons les événements dissonants, ceux qui témoignent de ses qualités. Avec le temps, notre récit se durcira, et nous aurons plus de mal à voir ce parent dans sa globalité – à tenir compte de ses bons comme de ses mauvais côtés, de ses forces comme de ses faiblesses, de ses bonnes intentions comme de ses bêtises malencontreuses.

De même que nos souvenirs alimentent nos récits, de même nos récits influent sur nos souvenirs. Une fois que nous avons construit un récit, nous remodelons nos souvenirs de telle manière qu'ils s'y intègrent. Au travers d'une série d'expériences, Barbara Tversky et Elizabeth Marsh ont montré comment nous « brodions l'histoire de notre vie ». Au cours de l'une d'entre elles, on invita des gens à lire un récit dans lequel deux colocataires faisaient chacun une chose déplaisante et une chose aimable. Ensuite, on leur demanda de s'exprimer sur l'un des colocataires, en écrivant soit une lettre de plainte à une agence immobilière, soit une lettre de recommandation à une association amicale. Ce faisant, les participants ajoutaient des explications et des détails qui n'apparaissaient pas dans le récit original ; par exemple, ceux qui écrivaient une lettre de recommandation pouvaient y ajouter quelque chose comme: « Rachel est pétillante ». Plus tard, on leur demanda de se rappeler le récit original aussi précisément que possible ; leur souvenir s'était déformé sous l'influence de la lettre qu'ils avaient écrite[9]. En effet, ils se rappelaient les faux détails qu'ils y avaient ajoutés, et ils avaient oublié les informations dissonantes qu'ils avaient omis de mentionner.

Afin de montrer comment nos souvenirs se conforment à notre récit, les psychologues observent leur évolution dans le temps. Si vos souvenirs d'une même personne changent, s'ils sont tantôt positifs, tantôt négatifs, selon ce que vous êtes en train de vivre personnellement, alors vous seul êtes en cause, pas elle. Ce processus se déroule si progressivement que vous êtes parfois frappé d'étonnement en découvrant que votre sentiment à son égard n'a pas toujours été le même. Voici ce qu'une femme a écrit un jour dans « Ask Amy » (« Parlez-en à Amy », une rubrique de la *Chicago Tribune* dans laquelle la journaliste Amy Dickinson répond aux interrogations personnelles des lecteurs) : « Il y a quelques années, j'ai retrouvé un journal intime que j'avais écrit quand j'étais adolescente. Il était empreint d'anxiété et de colère. J'étais stupéfaite de découvrir que j'avais éprouvé de tels sentiments par le passé. Je me sens très proche de ma mère, et je ne me souviens d'aucun problème majeur ; pourtant, ce n'est pas ce qui ressort de mon journal. »

Pourquoi cette lectrice ne se rappelle-t-elle « aucun problème majeur » ? Brooke Feeney et Jude Cassidy sont parvenues à l'expliquer grâce à deux expériences sur les souvenirs (plus ou moins exacts) que les adolescents gardent de leurs disputes avec leur père et avec leur mère. Une fois dans le laboratoire, les participants, des adolescents et leurs parents, commençaient par remplir un formulaire où figurait une liste de sujets de désaccord typiques – le look, les heures de rentrée, les bagarres avec les frères et sœurs, entre autres. Ensuite, les adolescents s'entretenaient séparément avec chacun de leurs parents pendant dix minutes ; ils essayaient alors de résoudre leurs principaux désaccords. Enfin, on invitait les adolescents à exprimer leur sentiment sur le conflit qui les opposait à leurs parents, à évaluer l'intensité de leurs émotions, à décrire leur attitude vis-à-vis de leurs parents, et ainsi de suite. Six semaines plus tard, on leur demanda de se rappeler et de reconsidérer ce conflit et la manière dont ils y avaient réagi. Le souvenir qu'ils en gardaient était différent de la description qu'ils en avaient faite six semaines plus tôt : les adolescents qui se sentaient proches de leurs parents jugeaient désormais cet affrontement moins intense et moins conflictuel ; et les adolescents qui éprouvaient un sentiment mitigé ou qui se sentaient distants de leurs parents le jugeaient désormais plus hargneux et plus violent[10].

De même que nos sentiments présents à l'égard de nos parents influent sur le souvenir que nous gardons de leur comportement vis-à-vis de nous, de même l'idée que nous nous faisons de nous-mêmes influe sur les souvenirs que nous gardons de notre vie passée. En 1962, Daniel Offer, alors jeune interne en psychiatrie, interrogea, avec ses collègues, 73 garçons de quatorze ans sur leur vie familiale, leur vie sexuelle, leur religion, leurs parents, l'éducation qu'ils leur avaient donnée, et d'autres questions chargées d'émotion. Offer et ses collègues parvinrent à réinterroger presque tous les participants à l'âge de 48 ans, c'est-à-dire 34 ans plus tard. Ils leur demandèrent de se remémorer leur adolescence. « Étonnamment, lorsque les participants essayaient de se rappeler ce qu'ils avaient dit d'eux-mêmes lorsqu'ils étaient adolescents, ils n'étaient pas plus précis que s'ils avaient répondu au hasard », concluent les chercheurs. La plupart de ceux qui se rappelaient avoir été des adolescents audacieux et extravertis s'étaient décrits, à l'âge de 14 ans, comme timides. Ayant vécu la révolution sexuelle des années 1970 et 1980, ils pensaient avoir eu une vie sexuelle adolescente bien plus libre et aventureuse qu'elle ne l'avait été en réalité. Environ la moitié d'entre eux se rappelaient avoir considéré, lorsqu'ils étaient adolescents, qu'il était normal d'avoir des relations sexuelles à l'âge du lycée ; pourtant, seuls 15% d'entre eux étaient effectivement de cet avis à quatorze ans. L'image que ces hommes avaient d'eux-mêmes avait influencé leurs souvenirs : leur personnalité passée s'était conformée à leur personnalité présente[11].

Nos souvenirs subissent toutes sortes de déformations destinées à nous mettre en valeur. Aussi bien les hommes que les femmes se rappellent avoir connu moins de partenaires sexuels qu'ils n'en ont connu en réalité, fait l'amour avec eux beaucoup plus de fois, et utilisé des préservatifs plus souvent. De même, les gens se rappellent avoir voté à des élections auxquelles ils n'ont pas voté, ils se rappellent avoir voté pour le vainqueur quand ils ont voté pour un autre candidat, ils se rappellent avoir donné plus d'argent qu'ils n'en ont vraiment donné à des associations caritatives, ils se rappellent que leurs enfants ont commencé à marcher et à parler plus tôt qu'ils ne l'ont fait en réalité … Vous voyez l'idée[12].

Si un souvenir est une composante importante de votre identité, il comptera d'autant plus une fois déformé en votre faveur. Ralph Haber, brillant expert en psychologie cognitive, se plaît à raconter comment il décida, contre l'avis de sa mère, de partir à Stanford pour y suivre une formation post-grade. D'après ses souvenirs, elle voulait qu'il poursuive ses études à l'Université du Michigan, plus proche de chez eux, alors que, pour sa part, il voulait partir loin de chez lui et prendre son indépendance. « Dans le souvenir que j'ai depuis toujours, lorsque Stanford m'admit et m'accorda une bourse d'études, je sautai de joie, acceptai avec enthousiasme, et me préparai aussitôt à prendre le large. Ma décision était prise ! » Vingt-cinq ans plus tard, lorsque Haber revint dans le Michigan pour y fêter les quatre-vingts ans de sa mère, elle lui donna une boîte contenant des lettres qu'ils s'étaient écrites durant toutes ces années. En lisant les toutes premières, il découvrit qu'il avait clairement décidé, à l'époque, de rester à l'Université du Michigan et de refuser toute autre proposition. « C'est ma mère qui insista ardemment auprès de moi pour que je change d'avis », nous a-t-il dit. « J'ai certainement dû récrire toute l'histoire de ce choix difficile de manière que mon souvenir soit conforme : conforme à ce que j'avais vraiment fait, c'est-à-dire quitter la maison ; conforme à ce que je voulais être, un jeune homme capable de voler de ses propres ailes ; et conforme à mon besoin d'avoir une mère aimante, désireuse de me garder auprès d'elle. » À propos, Haber est un spécialiste de la mémoire autobiographique.

L'idée que Haber se faisait de lui-même, et que sa mémoire avait préservée en déformant ses souvenirs, se fondait sur l'esprit d'indépendance qu'il pensait avoir depuis toujours. Cependant, l'image que la plupart des gens ont d'eux-mêmes se fonde plutôt sur une idée de changement, d'amélioration et de développement. Certaines personnes fondent leur image de soi sur l'idée d'une transformation complète, si bien que leur ancien moi leur semble totalement étranger. Lorsqu'une personne s'est convertie à une religion, qu'elle a survécu à une catastrophe, vaincu un cancer ou une toxicomanie, elle se sent souvent métamorphosée : « Ce n'est pas moi », dit-elle à propos de la personne qu'elle était. Les gens qui ont vécu ce type de transformation doivent résoudre l'incohérence qui apparaît entre leur personnalité passée et leur personnalité présente. Leur mémoire les y aide en modifiant littéralement leur point de vue. Lorsqu'ils se rappellent avoir accompli un acte qui entre en dissonance avec l'idée qu'ils se font présentement d'eux-mêmes – par exemple, lorsque des croyants pratiquants sont invités à se remémorer les fois où ils n'ont pas assisté à un culte religieux alors qu'ils pensaient devoir le faire, ou lorsque des personnes opposées à la religion se rappellent avoir assisté à des cultes religieux –, ils se revoient en adoptant le point de vue d'un tiers, d'un observateur neutre. En revanche, lorsqu'ils se souviennent d'actes qui sont consonants avec leur identité présente, ils les racontent à la première personne, comme s'ils les revoyaient avec les yeux de leur moi passé[13].

Mais que nous arrive-t-il lorsque nous pensons nous être améliorés et que, en réalité, nous n'avons absolument pas changé? Une fois de plus, notre mémoire vole à notre secours. Dans le cadre d'une expérience, Michael Conway et Michael Ross invitèrent 106 étudiants du premier cycle universitaire à suivre un cours spécial, destiné à améliorer leurs méthodes de travail. Comme la plupart des autres cours de ce type, il promettait plus qu'il n'apporterait réellement. Avant le début du cours, on demanda aux étudiants d'évaluer leurs capacités de travail, puis l'on décida, de façon aléatoire, qui pourrait le suivre et qui serait mis sur une liste d'attente. Le cours n'eut pas le moindre effet, ni sur les méthodes de travail ni sur les notes des participants. Comment, dès lors, ces derniers justifièrent-ils le temps et les efforts qu'ils y avaient consacrés ? Lorsque, trois semaines plus tard, on leur demanda de se rappeler aussi précisément que possible comment ils avaient eux-mêmes évalué leurs aptitudes à la veille du cours, leur souvenir se révéla déformé : ils se rappelèrent une évaluation bien inférieure à leur évaluation de départ, ce qui leur permit de croire qu'ils s'étaient améliorés, alors que rien n'avait réellement changé. Six mois plus tard, quand on leur demanda de se souvenir des notes qu'ils avaient obtenues durant ce cours, leur souvenir se révéla à nouveau inexact : les notes qu'ils se rappelèrent étaient supérieures à celles qu'ils avaient vraiment obtenues. N'ayant pas consacré d'efforts, ni d'énergie, ni de temps à ce cours, les étudiants qui avaient été mis sur liste d'attente ne ressentaient aucune dissonance cognitive et n'avaient rien à justifier. Par conséquent, ils n'avaient pas besoin de déformer leurs souvenirs, et ils se rappelèrent précisément comment ils avaient jugé leurs aptitudes au départ et quelles notes ils avaient obtenues par la suite[14].

Lorsqu'elle opère ce type de déformation, votre mémoire sert vos intérêts : « vous améliorez votre situation présente en révisant votre situation passée », selon l'expression de Conway et Ross. Beaucoup d'entre nous, plus globalement, embellissent leur vie présente en déformant leur vie passée : en nous rappelant avoir été pires que nous ne l'avons réellement été, nous nous donnons l'impression de nous être améliorés davantage, et nous nous voyons dès lors sous un meilleur jour[15]. Bien évidemment, avec le temps, nous évoluons tous et nous gagnons tous en maturité, mais rarement autant que nous le pensons. En prenant conscience de ce biais de la mémoire, nous comprenons mieux pourquoi nous avons tous le sentiment d'avoir changé profondément, alors que nous continuons de voir nos amis, nos ennemis et les gens que nous aimons tels que nous les avons toujours vus, comme s'ils n'avaient jamais changé. Nous revoyons Harry à l'occasion d'une réunion d'anciens élèves du lycée, et, alors même qu'il est en train de nous expliquer tout ce qu'il a appris et à quel point il a évolué pendant toutes ces années, nous hochons la tête en nous disant : « Ah, ce bon vieux Harry ! Il n'a vraiment pas changé : quelques kilos en plus et quelques cheveux en moins, c'est tout. »

Nous pourrions simplement considérer les mécanismes d'auto-justification de notre mémoire comme une particularité fascinante, et souvent exaspérante, de la nature humaine – une parmi tant d'autres. Cependant, à cause de ces mécanismes, nos souvenirs, quoique souvent véridiques, sont aussi souvent complètement faux ; or, il se trouve que nous fondons notre vie, nos relations avec autrui, les principes qui guident notre conduite et les récits de notre passé sur nos souvenirs. Nous ne nous rappelons pas tout ce qui nous arrive, ce qui est assez frustrant ; et ce que nous nous rappelons n'est pas toujours vraiment arrivé, ce qui est terrifiant. Si la plupart de nos souvenirs erronés sont sans grande conséquence – comme le souvenir que Carol gardait de la personne qui lui avait lu « Le Merveilleux 'O' » –, certains ont un impact bien plus grave, non seulement sur nous-mêmes, mais encore sur notre famille, sur nos amis et sur la société en général.

Vraies histoires de faux souvenirs

En 1995, en Allemagne, Binjamin Wilkomirski publia *Fragments*, un récit de l'enfance horrible qu'il avait vécue dans les camps de concentration de Majdanek et Birkenau. Cet ouvrage, qui offrait au lecteur le point de vue d'un petit enfant sur les atrocités que les nazis avaient commises dans ces camps et sur la façon dont il avait finalement été sauvé et emmené en Suisse, reçut un accueil hors du commun. La critique le compara aux œuvres de Primo Levi et d'Anne Frank. Le *New York Times* le qualifia de « stupéfiant », et le *Los Angeles Times* le décrivit comme un « témoignage édifiant sur l'Holocauste ». Aux États-Unis, l'auteur de *Fragments* reçut, en 1996, le Prix national du livre juif (National Jewish Book Award) dans la catégorie des autobiographies et mémoires, et l'Association américaine d'orthopsychiatrie (American Orthopsychiatric Association) lui décerna son Prix Max Hayman, qui récompense chaque année une étude sur l'Holocauste ou d'autres génocides. Au Royaume-Uni, la *Jewish Quarterly*, revue scientifique d'études juives, lui attribua son Prix littéraire. En France, on lui remit le Prix Mémoire de la Shoah. Pour le compte du Musée du Mémorial de l'Holocauste (Holocaust Memorial Museum) de Washington, Wilkomirski entreprit également une tournée de récolte de fonds dans six villes des États-Unis.

Puis l'on découvrit que *Fragments*, de la première à la dernière page, était le fruit d'une confabulation. Son auteur, qui s'appelait en fait Bruno Grosjean, était un musicien suisse ; il n'était pas juif et n'avait pas d'origines juives. Né en 1941 d'une mère célibataire, Yvonne Grosjean, il avait été adopté plusieurs années après par les Dössekker, un couple suisse sans enfant. Grosjean n'avait jamais mis les pieds dans un camp de concentration. Son récit était tiré de livres d'histoire qu'il avait lus, de films qu'il avait vus, et de *L'oiseau bariolé*, un roman surréaliste de Jerzy Kosinski qui décrit le traitement brutal qu'un garçon se voit réserver durant l'Holocauste[16]. (L'ironie du sort voulut que Kosinski, qui présentait son récit comme une autobiographie, soit démenti à son tour.)

Quittons la Suisse pour une banlieue aisée de Boston, dans laquelle habite Will Andrews. (C'est le nom que lui ont donné les psychologues qui se sont entretenus avec lui.) Âgé d'une quarantaine d'années, Will est un homme séduisant, éloquent et heureux en ménage. Il croit avoir été enlevé par des extraterrestres, et soumis à des expériences médicales, psychologiques et sexuelles pendant au moins dix ans. Il en garde un vif souvenir. De plus, selon Will, l'extraterrestre qui lui servait de guide est tombée enceinte de lui. À son grand regret, il ne verra jamais leurs deux garçons, des jumeaux désormais âgés de huit ans. Néanmoins, ils occupent une place importante dans sa vie émotionnelle. Bien qu'il ait trouvé ces enlèvements effrayants et douloureux, Will se dit tout de même heureux, en fin de compte, d'avoir été « choisi »[17].

Ces deux hommes sont-ils des imposteurs ? Bruno-Binjamin Grosjean-Dössekker-Wilkomirski a-t-il inventé son histoire pour être connu dans le monde entier ? Will Andrews s'est-il fabriqué des souvenirs d'enlèvements extraterrestres pour passer dans *Oprah* (le talk-show le plus regardé des États-Unis) ? Nous ne sommes pas de cet avis, et nous ne pensons pas non plus qu'ils aient menti : leurs récits, bien qu'ils aient pris des proportions plus importantes, ne relevaient pas plus du mensonge que les propos de Tom Brokaw, dont nous avons parlé au début de ce chapitre. Dans ce cas, ces deux hommes sont-ils atteints d'une maladie mentale ? Pas du tout. Ils mènent une vie des plus ordinaires : ils exercent une activité normale, ont une bonne situation, entretiennent des relations, paient leurs factures. En fait, ils sont représentatifs de tous les milliers de gens qui se sont rappelé avoir vécu des souffrances atroces durant leur enfance ou à l'âge adulte, mais dont les souvenirs ont finalement été démentis par des preuves irréfutables. D'après les psychologues qui en ont examiné beaucoup, ces gens ne souffrent pas de schizophrénie, ni d'aucun autre trouble psychotique. Leurs problèmes psychologiques, pour autant qu'ils en aient, comptent parmi les misères humaines les plus courantes, comme la dépression, l'angoisse, les troubles du comportement alimentaire, la solitude ou le manque de repères.

Wilkomirski et Andrews ne sont donc ni fous ni malhonnêtes. Cependant, leurs souvenirs sont faux, et ce, pour des raisons bien précises, qui relèvent de l'autojustification. Leurs récits respectifs, si différents en apparence, résultent des mêmes mécanismes psychologiques et neurologiques, capables de créer des souvenirs qui, aussi faux soient-ils, donnent une impression très vive de vérité. Ces souvenirs n'apparaissent pas soudainement, du jour au lendemain : leur développement, dont les chercheurs en psychologie ont désormais bien identifié les étapes, nécessite plusieurs mois, parfois même plusieurs années.

D'après Stefan Maechler, l'historen suisse qui s'est entretenu avec Wilkomirski, ses amis, ses parents, son ex-femme et presque toutes les autres personnes liées à son histoire, Bruno Grosjean n'a pas agi par intérêt, mais pour se convaincre lui-même. L'écriture de *Fragments* n'était pas le point de départ d'un mensonge prémédité, mais l'aboutissement d'une transformation qui s'était étendue sur plus de vingt ans, par laquelle il avait acquis une nouvelle identité, celle de Wilkomirski. « En regardant les conférences de Wilkomirski en vidéo, ou en écoutant des gens qui ont assisté à ses conférences, on a l'impression que son propre récit le rend euphorique », écrit Maechler. « Il s'épanouissait pleinement dans son rôle de victime des camps de concentration, car c'est dans ce rôle qu'il avait fini par se trouver. »[18] Grâce à sa nouvelle identité, celle d'un survivant de l'Holocauste, Wilkomirski éprouvait le sentiment très fort d'avoir une raison d'être, et un nombre incalculable de gens lui témoignaient leur grande estime et leur soutien. En quelle autre qualité aurait-il pu recevoir des médailles et être invité à donner des conférences ? Certainement pas en sa qualité de clarinettiste de seconde zone.

Durant ses quatre premières années, Binjamin Wilkomirski, alias Bruno Grosjean, fut trimbalé d'un endroit à l'autre. Sa mère, qui ne le voyait que par intermittence, finit par l'abandonner complètement. Elle le plaça dans un foyer d'accueil, où il demeura jusqu'à son adoption par les Dössekker. Une fois adulte, Wilkomirski décida que la cause de ses problèmes présents résidait dans les premières années de sa vie, et peut-être avait-il raison. Toutefois, son histoire – celle d'un enfant né d'une mère célibataire incapable de prendre soin de lui, et finalement adopté par un couple aimable mais tout à fait conventionnel – était bien trop banale : pour rendre compte de ses difficultés, il avait apparemment besoin d'une explication plus dramatique. Et si, au lieu d'être adopté, il avait été sauvé à l'issue de la guerre, placé dans un orphelinat et confondu avec un enfant appelé Bruno Grosjean? « Pourquoi, sinon, aurait-il ces attaques de panique, qui viennent soudainement l'accabler? », demande son biographe, restituant ainsi le propre raisonnement de Wilkomirski. « Pourquoi aurait-il cette bosse derrière la tête, et cette cicatrice sur le front ? Et pourquoi ferait-il ces cauchemars, qui reviennent sans cesse le hanter? »[19].

Pourquoi ? Il est normal qu'une personne sujette aux attaques de panique en ait une lorsqu'elle subit un stress. Presque tout le monde a des bosses et des cicatrices, d'un type ou d'un autre. D'ailleurs, le propre fils de Wilkomirski a la même bosse que lui au même endroit ; il y aurait donc une explication génétique à ce mystère. Les cauchemars sont courants chez les gens en général et, aussi étonnant que cela puisse paraître, ils ne reproduisent pas nécessairement des réalités vécues. Beaucoup d'adultes et d'enfants traumatisés ne font pas de cauchemars, et beaucoup de personnes n'ayant pas vécu de traumatisme en font.

Mais ces explications n'intéressaient pas Wilkomirski. Résolu à donner un sens à sa vie, il quitta le sommet de sa pyramide en décidant qu'il trouverait la vraie cause de ses symptômes dans ses quatre premières années perdues. Au début, il ne se rappelait pas avoir vécu la moindre expérience traumatique durant son enfance, et plus il s'obstinait à se rappeler ses premières années, plus elles lui paraissaient floues. Il se mit alors à lire des livres sur l'Holocauste, y compris des témoignages de survivants. Il commença à s'identifier aux juifs : il accrocha une mezuzah au montant droit de sa porte d'entrée et se mit à porter une étoile de David. À l'âge de trente-huit ans, il rencontra Elitsur Bernstein, un psychologue israélien établi à Zürich, l'homme qui allait devenir son meilleur ami et son plus proche conseiller, celui qui l'accompagnerait dans ses voyages à travers son passé.

En quête de ses souvenirs, Wilkomirski se rendit à Majdanek avec des amis, notamment les Bernstein. À leur arrivée, Wilkomirski se mit à pleurer : « C'était chez moi ! C'était ici qu'on mettait les enfants ! » Cependant, lorsqu'ils se rendirent aux archives du camp et que Wilkomirski interrogea des historiens sur l'endroit en question, ils se moquèrent de lui : les très jeunes enfants mouraient ou étaient tués ; les nazis n'avaient pas prévu de leur aménager une garderie dans un quartier réservé du camp. Bien que ces faits lui donnent tort, Wilkomirski était déjà trop bien engagé dans sa quête identitaire pour y renoncer. Contraint de réduire autrement la dissonance qu'il ressentait, il blâma les historiens : « Ils m'ont ridiculisé. C'était vraiment moche de leur part. », dit-il à Maechler. « Dès ce moment, j'ai su que je pouvais davantage me fier à ma propre mémoire qu'aux propos des soi-disant historiens, qui n'accordaient aucune importance aux enfants dans leurs recherches. »[20]

Wilkomirski franchit ensuite une nouvelle étape : il décida d'entreprendre une psychothérapie afin de remédier à ses cauchemars, ses angoisses et ses attaques de panique. Monika Matta, psychanalyste d'orientation psychodynamique, analysa ses rêves et recourut à des techniques non verbales, notamment le dessin et d'autres méthodes destinées à rendre le patient plus « conscient des émotions de son corps ». Matta l'incita à mettre ses souvenirs par écrit. Les gens qui gardent depuis toujours le souvenir d'une expérience traumatisante ou secrète peuvent effectivement tirer profit de l'écriture : elle leur permet d'envisager cette expérience sous un autre angle et de commencer à la surmonter[21]. Cependant, lorsqu'une personne essaie de se rappeler une chose qui ne lui est jamais arrivée, l'écriture, l'analyse des rêves et le dessin – des techniques qui tiennent une place de choix dans la pratique de nombreux psychothérapeutes – l'amènent rapidement à confondre ce qu'elle imagine avec la réalité.

Elizabeth Loftus, grande figure de la recherche scientifique sur la mémoire, appelle ce processus « l'inflation par l'imagination » : plus vous vous imaginez quelque chose, plus vous avez de chances de l'amplifier, d'y ajouter des détails, et d'en garder un véritable souvenir[22]. (Afin de comprendre comment ce phénomène se produisait au niveau neuronal, des scientifiques l'ont observé dans le cerveau même, par IRM fonctionnelle[23].) Par exemple, dans le cadre d'une étude, Giuliana Mazzoni et ses collègues demandèrent à chaque sujet de leur raconter un rêve, dont ils lui proposèrent ensuite une (fausse) analyse « personnalisée ». Ils dirent à la moitié des participants que leur rêve reflétait une expérience passée : ils avaient été persécutés par une petite terreur avant l'âge de trois ans, ils s'étaient perdus dans un lieu public, ou ils avaient vécu un autre événement bouleversant de ce type durant leur enfance. Ces sujets – par rapport aux sujets du groupe de contrôle, auxquels on n'avait pas proposé d'interprétation de ce type – avaient plus de chances d'en arriver à croire que l'événement suggéré dans l'interprétation de leur rêve était réellement survenu, et plus de la moitié d'entre eux finirent par se le rappeler précisément. Au cours d'une autre expérience, on demanda aux participants de se souvenir du jour où l'infirmière de leur école avait prélevé un morceau de peau sur leur petit doigt pour les besoins d'une étude sur la santé aux États-Unis. (En réalité, l'étude en question n'avait jamais été menée.) Rien qu'en s'imaginant cette scène improbable, les participants étaient de plus en plus sûrs de l'avoir vécue. Et plus ils étaient sûrs de leur faux souvenir, plus ils y ajoutaient des détails sensoriels (« Il y avait une odeur horrible, dans cet endroit »)[24]. D'autres chercheurs sont parvenus à provoquer indirectement le phénomène de l'inflation par l'imagination, en demandant simplement aux sujets de leur expliquer comment un événement improbable *aurait pu* se produire. D'après Maryanne Garry, experte en psychologie cognitive, lorsqu'une personne vous raconte comment un événement aurait pu arriver, cet événement commence à lui paraître réel. Les enfants sont particulièrement sensibles à ce type de suggestion[25].

L'écriture transforme des impressions fugaces en vérités historiques. En mettant ses souvenirs par écrit, Wilkomirski s'en donna la confirmation. « Ma maladie m'a montré qu'il était temps pour moi de mettre tous mes souvenirs par écrit, pour moi-même, tels qu'ils étaient dans ma mémoire, de remonter à l'origine de chaque trace de mon passé. », dit-il[26]. De même qu'il avait écarté les informations des historiens de Majdanek, qui mettaient ses souvenirs en doute, de même Wilkomirski refusa d'écouter les scientifiques qui voulurent lui expliquer que la mémoire ne fonctionnait pas ainsi.

Tandis que Wilkomirski écrivait *Fragments*, son éditeur reçut une lettre dont l'expéditeur prétendait que son récit n'était pas véridique. Alarmé, l'éditeur contacta Wilkomirski pour lui demander confirmation. Elitsur Bernstein et Monica Matta lui envoyèrent des lettres de soutien. « En lisant le manuscrit de Bruno, je n'ai jamais eu le moindre doute sur ce que l'on appelle son 'authenticité' », écrivit Bernstein à l'éditeur. « Permettez-moi de dire que, pour autant que je puisse en juger, seule une personne ayant vécu de telles expériences est capable d'en parler ainsi. » Monica Matta y alla de son propre numéro d'autojustification : elle se dit également convaincue que les mémoires de Wilkomirski, ainsi que son identité, étaient authentiques. Elle écrivit que Wilkomirski était un homme doué et honnête, qu'il avait « une mémoire extraordinairement précise » et qu'il avait été profondément marqué par ce qu'il avait vécu pendant son enfance. Elle espérait aussi que tous « les doutes absurdes pourraient être dissipés », parce que la publication de ce livre était très importante pour la santé mentale de Wilkomirski. Enfin, elle espérait que le destin ne s'acharnerait pas sur lui, qu'il n'aurait pas la cruauté de « lui montrer, une fois de plus, qu'il n'était 'personne' »[27]. L'éditeur, convaincu par les témoignages et les propos rassurants de ces experts, publia le livre à la date prévue. Celui qui n'était « personne » devenait enfin quelqu'un.

Le 8 août 1983, alors qu'il faisait du vélo dans la campagne du Nebraska, Michael Shermer fut enlevé par des extraterrestres. Un grand vaisseau spatial atterrit, le forçant à s'écarter de la route. Des extraterrestres descendirent du vaisseau et l'enlevèrent pour une durée de nonante minutes. Shermer ne garda aucun souvenir de ce qui arriva ensuite. L'expérience de Shermer n'a rien d'exceptionnel : des millions d'Américains pensent être entrés, d'une manière ou d'une autre, en contact avec des ovnis ou des extraterrestres. Certains d'entre eux vivent cette expérience lors d'un long trajet en voiture, sur une route ennuyeuse au paysage monotone, généralement de nuit : leur vision se trouble (phénomène du « voile gris » ou *grey-out*), et ils perdent toute notion du temps et des distances ; ensuite, ils se demandent ce qui s'est passé pendant les minutes ou les heures où ils étaient absents. Certains, parfois des pilotes professionnels, en observant le ciel, voient bouger des lumières mystérieuses, dont ils n'arrivent pas à comprendre l'origine. Mais la plupart des gens vivent cette expérience lorsqu'ils sont plongés dans un brouillard étrange, à mi-chemin entre le sommeil et l'éveil : ils se réveillent en sursaut et voient des fantômes, des extraterrestres, des ombres ou des esprits dans leur lit. Souvent, ils se sentent paralysés, incapables de bouger.

Le cycliste, le conducteur de voiture et le dormeur se trouvent au sommet de la pyramide : quelque chose de mystérieux et d'inquiétant vient de se produire, mais quoi? Vous pouvez très bien continuer de vivre normalement sans savoir pourquoi vous étiez de mauvaise humeur en vous réveillant un matin ; mais vous ne sauriez continuer de vivre normalement sans savoir pourquoi vous vous êtes réveillé à côté d'un lutin. Si vous êtes un scientifique ou, plus généralement, un sceptique, vous mènerez votre enquête et vous découvrirez que l'explication de cette expérience effrayante est plutôt rassurante. Dans la phase du sommeil profond, où le rêve est le plus probable, une partie de votre cerveau arrête les mouvements de votre corps, de sorte que, même si vous rêvez que vous êtes en train de pourchasser des tigres, vous ne vous mettez pas à bondir dans tous les sens sur votre lit. Si vous vous réveillez durant cette phase, avant votre corps, vous êtes effectivement paralysé pendant un instant ; si votre cerveau est encore en train de produire des images de rêve, vous faites un rêve éveillé de quelques secondes. C'est la raison pour laquelle les choses que vous voyez dans votre lit ont un aspect onirique, ou cauchemardesque ; vous êtes bien en train de rêver, mais les yeux ouverts. Selon Richard J. McNally, chercheur en psychologie et psychologue clinicien à Harvard, spécialiste de la mémoire et des traumatismes, la « paralysie du sommeil » (*sleep paralysis*) n'est « pas plus pathologique qu'un hoquet ». Elle est tout à fait normale, « surtout chez les personnes dont les cycles de sommeil ont été perturbés par un décalage horaire, un travail posté ou un état de fatigue ». Environ 30% des gens ont déjà éprouvé une sensation de paralysie du sommeil, mais seuls 5% d'entre eux ont également eu des hallucinations éveillées. Presque tous ceux qui ont subi une paralysie du sommeil et fait un rêve éveillé en même temps disent avoir ressenti de la terreur[28]. Nous serions presque tentés de dire qu'ils ont éprouvé une sensation… extraterrestre.

Michael Shermer, sceptique de nature et de profession, comprit quasi immédiatement ce qui lui était arrivé : « Je dois mon enlèvement par des extraterrestres à un manque de sommeil et un épuisement physique extrêmes », écrivit-il plus tard[29]. « Je venais de rouler 83 heures d'affilée et de parcourir 2 026 kilomètres à vélo, durant les premiers jours de la Race Across America, une course cycliste qui se déroule en une seule étape, sur environ 4 900 kilomètres, de la côte ouest à la côte est des États-Unis. Tandis que je zigzaguais en somnolant, le camping-car dans lequel me suivait mon équipe se mit sur le côté de la route en émettant des signaux lumineux, et l'on me supplia de prendre une pause et de dormir. À cet instant, un souvenir lointain des *Envahisseurs*, une série télé des années 1960, s'immisça dans mon rêve éveillé. […] Soudain, les membres de mon équipe s'étaient transformés en extraterrestres. »

Après avoir vécu cette expérience extraordinaire, les gens comme Shermer réagissent en se disant : « Oh, mon Dieu, ce rêve éveillé était vraiment bizarre et terrifiant ; le cerveau est tellement fascinant ! » Cependant, Will Andrews et les plus de trois millions d'autres Américains qui croient être entrés en contact avec des extraterrestres ont quitté le sommet de la pyramide en prenant une tout autre direction. Après s'être entretenue avec des centaines d'entre eux, Susan Clancy, psychologue clinicienne, se rendit compte qu'ils suivaient tous un processus régulier, au cours duquel l'hypothèse d'un enlèvement extraterrestre leur semblait de plus en plus plausible. « Tous les sujets interrogés », écrit-elle, « suivaient la même trajectoire : à peine commençaient-ils à supposer leur enlèvement extraterrestre qu'ils avaient déjà franchi le point de non-retour. [...] Dès lors que leur croyance était en germe, qu'ils soupçonnaient un enlèvement extraterrestre, ils se mettaient à en rechercher des preuves. Et, une fois leurs recherches engagées, elles aboutissaient presque toujours. »[30]

Ce processus trouve son origine dans leur expérience terrifiante. « Une fois, je me suis réveillé au milieu de la nuit et je ne pouvais plus bouger », raconta l'un des sujets interrogés. « J'étais envahi par un sentiment de terreur et j'avais l'impression qu'il y avait un intrus dans la maison. J'avais envie de crier, mais je n'y arrivais pas : aucun son ne sortait de ma bouche. Tout cela ne dura qu'un instant, mais me fit suffisamment peur pour que je n'ose pas retourner au lit. » On peut comprendre qu'une personne ayant vécu une telle expérience tente de lui donner un sens, et qu'elle en cherche une explication qui puisse également s'appliquer à d'autres problèmes qui la touchent. « D'aussi loin que je me souvienne, j'ai toujours été déprimé », expliqua l'un des participants à l'étude de Clancy. « J'ai vraiment un problème, et je veux savoir lequel. » D'autres lui parlèrent de leurs troubles sexuels, de leur lutte contre le surpoids, et d'expériences ou de symptômes étranges, qui les avaient déroutés et qui les inquiétaient : « Je ne comprenais pas pourquoi j'avais trouvé mon pyjama par terre en me réveillant » ; « J'ai saigné du nez tellement de fois –

d'habitude, je ne saigne jamais du nez » ; « Je me demandais d'où pouvaient bien me venir les bleus en forme de pièce de monnaie que j'avais sur le dos »[31].

Pourquoi ces personnes choisissent-elles d'expliquer ces symptômes et ces problèmes par des enlèvements extraterrestres ? Pourquoi n'envisagent-elles pas des explications plus raisonnables, telles que « Pendant la nuit, j'ai eu très chaud et j'ai enlevé mon pyjama », « Je suis en train de prendre du ventre, je devrais faire plus d'exercice » ou « Il est peut-être temps que je me mette au Prozac ou que j'envisage une thérapie de couple » ? En considérant toutes les raisons qui peuvent expliquer des troubles du sommeil, une dépression, des troubles sexuels ou des symptômes physiques ordinaires, Clancy s'interroge : pourquoi choisir la plus improbable, un enlèvement extraterrestre ? Comment quelqu'un peut-il prétendre se souvenir d'un événement que la majorité des gens considèrent comme impossible, si cet événement n'est pas arrivé ? Pour répondre à ces questions, il faut prendre en compte, d'une part, la culture américaine et, d'autre part, la personnalité et les besoins des « élus », comme s'appellent souvent les personnes qui croient avoir été enlevées par des extraterrestres.

Pour en arriver à considérer leur enlèvement comme une explication raisonnable de leurs symptômes, les élus commencent par lire et entendre des récits d'enlèvements extraterrestres, et des témoignages d'autres élus. Lorsque quelqu'un entend ou lit un récit assez souvent, il lui devient si familier que son scepticisme initial finit par céder, même si le récit est totalement improbable, même s'il vise, par exemple, à le persuader qu'il a été témoin d'une possession démoniaque quand il était enfant[32]. Il est vrai que le scénario de l'enlèvement extraterrestre est omniprésent dans la culture populaire américaine : on le retrouve dans des livres, dans des films, à la télévision, dans divers talk-shows. Mais ce scénario répond aussi aux besoins particuliers des élus. Selon Clancy, la plupart d'entre eux ont d'abord reçu une éducation religieuse traditionnelle, puis adhéré au courant spirituel du Nouvel-Âge, qui s'appuie notamment sur le *channeling* (une forme de spiritisme) et sur des méthodes de soins parallèles. Ils sont plus enclins à l'imagination et plus réceptifs à la suggestion que la plupart des gens ; ils sont également plus enclins à la confusion des sources, c'est-à-dire à confondre ce qu'ils ont pensé ou vécu personnellement avec ce qu'ils ont lu ou vu à la télévision (contrairement à Shermer, qui comprit que ses extraterrestres sortaient tout droit d'une série télévisée des années 1960). Mais leur croyance tient encore à une autre raison, peut-être plus importante : dans le scénario de l'enlèvement extraterrestre, ils retrouvent l'intensité émotionnelle et dramatique de leur effroyable rêve éveillé. Selon Clancy, ce scénario leur donne une impression de réalité que ne saurait leur donner une explication aussi banale et terre à terre que la paralysie du sommeil.

Lorsqu'ils relient leurs symptômes à leur enlèvement extraterrestre, ils ont le sentiment d'avoir fait une grande découverte : « Eureka! ». Ils sont euphoriques, comme le fut Wilkomirski lorsqu'il trouva dans son passé de survivant de l'Holocauste l'explication idéale de ses difficultés personnelles. Le scénario de l'enlèvement permet aux élus d'expliquer leur détresse psychologique tout en évitant d'assumer la responsabilité de leurs erreurs, de leurs regrets et de leurs problèmes. « Je ne supportais pas qu'on me touche », dit une femme à Clancy, « même quand c'était mon mari, qui est pourtant gentil et doux. Imaginez : avoir quarante-cinq ans et ne pas savoir ce qu'est le vrai sexe ! Maintenant, je comprends que mon problème était lié à ce que ces êtres m'ont fait subir. Depuis mon jeune âge, ils m'ont utilisée comme cobaye pour leurs expériences sexuelles. » Tous les sujets de l'étude de Clancy lui expliquèrent qu'ils avaient l'impression d'avoir été transformés par leur expérience, qu'ils étaient devenus meilleurs, que leur vie était plus heureuse et, surtout, qu'elle avait pris un sens. Quant à Will Andrews, il lui confia : « J'étais sur le point de lâcher prise. J'ignorais ce qui n'allait pas, mais je savais qu'il me manquait quelque chose. Aujourd'hui, les choses ont changé. Je me sens parfaitement bien. Je sais que nous ne sommes pas seuls – qu'il existe quelque chose de bien plus grand, de bien plus important que nous –, et ils ont décidé, pour une raison que j'ignore, de se manifester à moi. Je suis en contact avec eux [...] Ces êtres apprennent de nous, nous apprenons d'eux, et, au bout du compte, il en sortira un monde nouveau. Et j'y prendrai part, soit directement, soit par l'intermédiaire de mes jumeaux. » Le fait que Will se soit inventé une descendance extraterrestre virtuelle s'explique encore par une autre raison, qui se révéla dans une question que sa femme (celle qui vit sur notre planète) posa à Clancy sur un ton plaintif : « Est-ce que les choses se seraient passées autrement si nous avions réussi à avoir des enfants? »[33]

Une fois que les élus ont expliqué leurs problèmes par la théorie de l'enlèvement extraterrestre, et qu'ils ont retrouvé le souvenir de leur expérience, ils entrent dans la dernière phase du processus : ils recherchent des personnes qui sont dans la même situation qu'eux, et lisent uniquement des récits qui viennent confirmer leur nouvelle théorie ; ils rejettent fermement toute information dissonante et toute autre explication de ce qui leur est arrivé. Par exemple, l'une des personnes interrogées par Clancy s'écria : « Je vous jure que si quelqu'un me parle encore une fois de paralysie du sommeil, je vais dégueuler. Il y avait quelque chose dans ma chambre, cette nuit-là! Je tournoyais [...] Je ne dormais pas. J'ai été enlevé. »[34] Chacune des personnes interrogées par Clancy avait pris connaissance de l'explication scientifique de son expérience, mais l'avait furieusement rejetée. Il y a quelques années, à Boston, un débat opposa McNally à John Mack, un psychiatre qui tenait les récits d'enlèvements extraterrestres pour véridiques[35]. Mack était accompagné d'une élue. Cette dernière écouta leur débat, y compris lorsque McNally expliqua, preuves à l'appui, que les gens convaincus d'avoir été enlevés étaient enclins à l'imagination, et qu'ils avaient cru voir des extraterrestres parce qu'ils avaient mal interprété un phénomène tout à fait normal survenu durant leur sommeil. Au cours de la discussion qui suivit, cette femme dit à McNally : « Mais vous ne comprenez pas : je ne croirais pas que j'ai été enlevée si quelqu'un me donnait simplement une autre explication raisonnable. » « C'est ce que nous venons de faire », lui rappela McNally.

Au terme de tout ce processus, les élus, qui se trouvent au bas de la pyramide, à des kilomètres des sceptiques tels que Michael Shermer, ont intériorisé leurs faux souvenirs et ne sont plus capables de les distinguer de leurs souvenirs véridiques. Lorsqu'on leur demande, dans le cadre d'expériences en laboratoire, de raconter leur traumatisme, c'est-à-dire leur enlèvement extraterrestre, leurs réactions physiologiques (notamment leur rythme cardiaque et leur tension artérielle) sont extrêmes, semblables à celles des patients qui souffrent d'un trouble de stress post-traumatique[36]. Ils ont fini par croire à leurs propres histoires.

~

Nos faux souvenirs nous permettent de nous pardonner, de justifier nos erreurs, mais nous le payons parfois au prix fort : nous ne sommes plus capables de prendre notre vie en charge. En prenant conscience que leurs souvenirs se déforment, et que même les plus vraisemblables peuvent être faux, les gens seront peut-être amenés à s'y accrocher un peu moins fermement, à cesser de croire qu'ils sont forcément exacts, et à résister à la tentation impulsive de recourir au passé pour justifier des problèmes présents. Si nous devons prendre garde de ne pas former n'importe quels vœux, de peur qu'ils ne se réalisent, nous devons également prendre garde de ne pas justifier notre vie par n'importe quels souvenirs, parce que ces souvenirs feront ensuite partie de notre vie.

Bon nombre de gens aimeraient vivre avec un passé de victime : c'est sans doute l'une des histoires les plus fortes qui soient. Si personne n'a jamais vraiment été enlevé par des extraterrestres (quoi qu'en disent les élus, qui nous démentiront farouchement), des millions de gens ont réellement subi de mauvais traitements durant leur enfance – négligences, abus sexuels, alcoolisme parental, violences, abandons, horreurs de la guerre. Beaucoup d'entre eux ont décidé de sortir de leur silence et de raconter leur expérience : ils ont expliqué comment ils l'avaient supportée, comment ils s'en étaient sortis, ce qu'ils en avaient retenu, comment ils l'avaient surmontée. Ces histoires de traumatisme et de dépassement de soi nous offrent autant de modèles de résistance et de courage[37].

C'est précisément parce que ces histoires suscitent de fortes émotions que des milliers de gens ont eu envie de s'en créer une et de pouvoir dire : « moi aussi ». Quelques uns ont prétendu avoir survécu à l'Holocauste ; des milliers ont prétendu avoir été enlevés par des extraterrestres ; et des dizaines de milliers ont prétendu avoir été victimes d'incestes et d'autres traumatismes sexuels, et en avoir réprimé le souvenir jusqu'au moment de leur psychothérapie, à l'âge adulte. Comment des gens peuvent-ils affirmer se souvenir d'expériences atroces sans les avoir réellement vécues, surtout quand leurs affirmations leur valent des querelles avec leur famille ou leurs amis ? En déformant ainsi leurs souvenirs, c'est-à-dire « en révisant leur situation passée », ils « améliorent leur situation présente » : ils transforment leur vie présente, aussi triste et banale soit-elle, en une revanche éclatante sur l'adversité. Leur passé de victime leur permet aussi de remédier à la dissonance qui existe entre « Je suis une personne intelligente et capable » et « Ma vie actuelle est un vrai gâchis », en leur fournissant une explication qui les apaise et les décharge de leur responsabilité : « Si ma vie est un gâchis, ce n'est pas de ma faute : c'est à cause de toutes les choses horribles qu'on m'a faites. » Dans *The Courage to Heal* (Le courage de guérir), Ellen Bass et Laura Davis rendent ce raisonnement parfaitement explicite. Voici ce qu'elles promettent aux personnes qui ne se rappellent pas avoir été victimes d'abus sexuels durant leur enfance : « La première fois que vous vous rappelez les abus dont vous avez été victime ou que vous prenez conscience de leurs effets, il se peut que vous ressentiez un profond soulagement. Vous avez enfin trouvé la raison de vos problèmes. Vous pouvez enfin les attribuer à quelqu'un, et à quelque chose. »[38]

Il n'est donc pas surprenant que la plupart des gens qui se sont fabriqué une enfance douloureuse s'efforcent, tout comme ceux qui se sont inventé un enlèvement extraterrestre, de justifier et de préserver leur nouveau souvenir. Considérons l'histoire de Holly Ramona. Après une année d'études à l'université, cette jeune femme entreprit une thérapie pour remédier à ses troubles dépressifs et boulimiques. Lorsque son thérapeute lui expliqua que ces problèmes courants trouvaient généralement leur origine dans des abus sexuels subis durant l'enfance, Holly lui affirma qu'elle n'avait jamais, pour sa part, subi de tels traitements. Toutefois, au bout d'un certain temps, sous la pression de son thérapeute, puis sous l'influence d'un psychiatre qui lui administrait de l'amobarbital sodique (médicament souvent qualifié, à tort, de « sérum de vérité »), elle finit par se rappeler qu'elle avait régulièrement été violée par son père entre cinq et seize ans, et qu'il l'avait même forcée à avoir des rapports sexuels avec leur chien. Indigné, son père poursuivit les deux thérapeutes en justice pour faute professionnelle : il les accusa d'avoir « implanté ou renforcé de faux souvenirs selon lesquels [il] avait abusé d'elle quand elle était enfant ». Le jury lui donna raison : il l'innocenta et reconnut les thérapeutes coupables[39].

Cette décision plongea Holly dans une dissonance à laquelle elle pouvait remédier de deux manières différentes. La première consistait à accepter le verdict, à se rendre compte que ses souvenirs étaient faux, à supplier son père de lui pardonner, et à tenter de réconcilier sa famille, qui s'était déchirée suite à ses accusations. La seconde consistait à rejeter le verdict en y voyant le résultat d'un simulacre de procès, à se montrer plus convaincue que jamais d'avoir été violée par son père, et à réaffirmer son adhésion aux « thérapies des souvenirs retrouvés » (*recovered-memory therapy* : les psychothérapies destinées à la récupération des souvenirs refoulés). Pour Holly, qui ressentait le besoin de justifier le mal qu'elle avait fait à son père et au reste de sa famille, cette seconde voie était de loin la plus aisée. En effet, elle se trouvait dans la même situation qu'un capitaine de paquebot dans une rivière étroite : sans grande liberté de mouvement, cernée de toutes parts, il lui était très difficile de faire demi-tour, et bien plus facile de poursuivre sa route dans le sens du courant. C'est précisément ce qu'elle fit : non seulement elle rejeta fermement le verdict des jurés, mais elle décida encore, afin d'affirmer sa position, d'entreprendre une formation post-grade pour devenir elle-même psychothérapeute. La dernière fois que nous en avons entendu parler, nous avons appris qu'elle avait, à son tour, encouragé certains de ses clients à se rappeler les abus sexuels dont ils avaient été victimes durant leur enfance.

Mais il arrive aussi qu'une personne ait le courage de rétablir la vérité, bien qu'il lui en coûte un souvenir important, qui lui servait d'autojustification. Ce n'est pas chose facile : elle doit porter un regard froid et critique sur un souvenir réconfortant, sur lequel elle s'était longtemps appuyée, l'examiner sous tous les angles pour en évaluer la crédibilité, et s'en défaire, quelle que soit la dissonance qui en résulte. Par exemple, Mary Karr, écrivain américain, avait conservé durant toute sa vie d'adulte le souvenir d'avoir été abandonnée par son père alors qu'elle n'était qu'une adolescente innocente. Ce souvenir lui avait donné l'impression d'être une héroïne : elle avait survécu à la négligence de son père. Cependant, lorsqu'elle se mit à écrire son autobiographie, sa mémoire se heurta à la réalité: elle se rendit compte que ce souvenir ne pouvait être vrai.

« Les vérités profondes et complexes d'un être n'émergent que s'il examine les faits réels et interroge ses propres motivations », écrit-elle.

> Mais comment un autobiographe peut-il ne serait-ce qu'envisager de révéler sa vie dans toute sa vérité en s'appuyant sur de faux événements? À un moment donné, j'écrivis une scène d'adieux qui montrait comment mon papa, ce voyou alcoolique, m'avait laissé tomber au moment de ma puberté. Mais, lorsque je me mis vraiment à fouiller dans mes souvenirs d'adolescence pour en avoir le cœur net, les faits qui me revinrent me firent découvrir une tout autre histoire : mon père avait continué à venir me chercher à l'heure, à préparer mon petit-déjeuner, et à me proposer d'aller à la chasse et à la pêche avec lui. C'est moi qui lui avais tourné le dos. Je l'avais quitté, d'abord pour aller au Mexique et en Californie avec une bande de trafiquants de drogue, puis pour aller à l'université.
>
> Mon histoire se révélait bien plus triste que l'autoportrait caricatural dont j'étais partie. Si je m'étais accrochée à mes hypothèses de départ, si j'avais continué de croire que mon malheur me venait d'épreuves que je n'avais en fait jamais eues à surmonter – les atrocités que j'avais injustement subies dans le passé de

survivante que je m'étais inventé – je n'aurais jamais appris ce qui s'était vraiment passé. Voilà pourquoi je dis que Dieu est dans la vérité[40].

Chapitre 4

Mauvaise science et bonnes intentions : le cercle vicieux du jugement clinique

Peu importent la beauté de l'hypothèse, l'intelligence et la célébrité de son auteur ; si l'expérience s'y oppose, l'hypothèse est fausse. Un point, c'est tout.

Richard Feynman, physicien

Lorsque les thérapeutes de Holly Ramona furent déclarés coupables d'avoir implanté de faux souvenirs dans son esprit, elle ressentit une dissonance. Mais quelle fut, d'après vous, la réaction des thérapeutes eux-mêmes? Étaient-ils disposés à lui dire : « Oh, mon Dieu, Holly, nous tenons à nous excuser : nous nous sommes si lourdement trompés sur les origines de votre dépression et de vos troubles alimentaires, et sur le traitement à suivre ! Nous ferions mieux de retourner sur les bancs de l'école pour en apprendre un peu plus sur la mémoire. » ? Malheureusement, dans ce genre de cas, il semble que la réaction typique des psychothérapeutes soit bien différente, comme l'illustre l'histoire d'une femme que nous appellerons Grace. Grace entreprit sa thérapie à la suite d'une attaque de panique. Elle ne s'entendait pas avec son patron, et elle avait l'impression, pour la première fois de sa vie, d'être dans une situation qui lui échappait. Au lieu de remédier à ses attaques de panique ou de l'aider à régler son problème professionnel, sa psychothérapeute décida d'y voir les symptômes d'un mal lointain : son père avait abusé d'elle durant son enfance. Au début, Grace adhéra à cette interprétation ; après tout, sa thérapeute était une experte en la matière. Avec le temps, elle finit par croire, comme Holly, que son père l'avait violée. Elle l'accusa directement, rompit ses relations avec ses parents et ses sœurs, et quitta temporairement son mari et son fils. Cependant, elle ne put jamais se faire à ses nouveaux souvenirs, parce qu'ils s'opposaient à la bienveillance et à l'amour qui traversaient toute l'histoire de sa relation avec son père. Un jour, elle dit à sa thérapeute qu'elle ne croyait plus avoir été violée par son père.

Sa thérapeute aurait pu tenir compte des propos de sa patiente, et commencer à travailler avec elle à une meilleure explication de ses problèmes. Elle aurait pu s'informer des dernières recherches, pour savoir quelles étaient les meilleures thérapies contre les attaques de panique. Elle aurait pu discuter le cas de sa patiente avec des collègues pour s'assurer qu'elle n'était pas en train de négliger un élément important. Mais elle n'en fit rien. Lorsque Grace lui fit part de ses doutes sur la vérité de ses souvenirs retrouvés, elle lui répondit : « Vous êtes plus malade que jamais. »[1]

Dans les années 1980 et 1990, la mise en lumière des abus sexuels commis sur les femmes et les enfants entraîna des effets secondaires indésirables : deux épidémies d'hystérie. D'une part, on vit se propager les « thérapies des souvenirs retrouvés » (*recovered memory therapy*), des psychothérapies destinées à la récupération des souvenirs refoulés : on voyait des adultes se lancer dans une thérapie sans se rappeler avoir vécu le moindre traumatisme durant leur enfance, et en sortir en croyant qu'ils avaient été violés par leurs parents, ou torturés par les membres d'une secte satanique, parfois pendant de nombreuses années, bien qu'ils ne s'en soient jamais rendu compte à l'époque, et que personne d'autre, ni leurs frères et sœurs, ni leurs amis, ni leur médecin, ne le confirme. Par l'hypnose, leur thérapeute leur permettait, d'après eux, de se souvenir des horreurs qu'ils avaient subies durant leur enfance, leur petite enfance, et parfois même au cours de vies antérieures. Par exemple, une femme se rappela que sa mère lui avait mis des araignées dans le vagin. Une autre affirma que son père avait abusé d'elle entre ses 5 ans et ses 23 ans, et qu'il l'avait même violée quelques jours seulement avant son mariage ; elle avait refoulé ces souvenirs jusqu'au moment de sa thérapie. D'autres prétendirent avoir été brûlées, bien que leur corps n'en garde aucune cicatrice. Certaines affirmèrent avoir été mises enceintes, puis contraintes à l'avortement, bien que leur corps n'en porte aucune trace. Celles qui décidèrent de poursuivre leur prétendu agresseur en justice eurent la possibilité de faire témoigner des experts, dont beaucoup avaient suivi un brillant parcours en psychologie clinique et en psychiatrie. D'après leurs témoignages, ces souvenirs retrouvés étaient autant de preuves valables d'abus sexuels[2].

D'autre part, on vit se propager une épidémie de panique : partout, le bruit courait que des enfants subissaient des abus sexuels dans leur crèche ou leur école maternelle. En 1983, on accusa des enseignants de l'école maternelle de McMartin, à Manhattan Beach, en Californie, d'infliger des traitements odieux aux petits enfants dont ils étaient censés s'occuper : on prétendit notamment qu'ils les torturaient dans des salles souterraines, au cours de rituels sataniques, qu'ils massacraient des lapins domestiques sous leurs yeux, et qu'ils les contraignaient à des actes sexuels. Certains enfants racontèrent que leurs enseignants les avaient emmenés faire un tour en avion. Lors du procès, la partie plaignante ne parvint pas à convaincre le jury que ces enfants avaient subi des abus sexuels. Cependant, cette affaire en engendra d'autres. Un peu partout dans le pays, d'autres enseignants de maternelle firent l'objet d'accusations similaires, qui débouchèrent sur de nouveaux procès : ceux de la crèche de Little Rascals, en Caroline du Nord, de Kelly Michaels, dans le New Jersey, de la famille Amirault, dans le Massachussetts, de Dale Akiki, à San Diego, et des prétendues bandes d'abuseurs de Jordan, dans le Minnesota ; ceux qui eurent lieu à Wenatchee, dans l'État de Washington, à Niles, dans le Michigan, à Miami, en Floride, et dans des dizaines d'autres endroits. Dans toutes ces affaires, les enfants racontaient des histoires étranges. Certains prétendirent qu'ils avaient été attaqués par un robot, violés par des clowns et des homards, ou forcés à manger une grenouille. Un garçon prétendit qu'il avait été attaché tout nu à un arbre de la cour de récréation, devant tous les maîtres et les élèves ; pourtant, cette scène n'avait retenu l'attention d'aucun passant, et elle ne fut confirmée par aucun autre enfant. On demandait à des assistants sociaux et à des psychothérapeutes d'examiner les récits des enfants, de leur offrir un accompagnement thérapeutique, et de les aider à révéler ce qui s'était vraiment passé. Au moment des procès, lorsqu'on les appelait à témoigner, beaucoup d'entre eux, en invoquant leur propre jugement clinique, se disaient certains que les enseignants mis en cause étaient coupables[3].

Que reste-t-il de ces épidémies ? Comment se fait-il qu'aucune vedette ne soit récemment apparue à la télévision pour nous annoncer qu'elle avait retrouvé le souvenir des tortures qu'elle avait subies dans sa petite enfance ? Les pédophiles sadiques auraient-ils tous fermé leur crèche ? La plupart des enseignants déclarés coupables au moment des scandales des crèches et des maternelles ont été innocentés en appel. Cependant, bon nombre d'enseignants et de parents sont toujours en prison, assignés à résidence, ou condamnés à vivre fichés comme délinquants sexuels. La vague des souvenirs retrouvés est passée, en laissant derrière elle de nombreuses vies brisées et d'innombrables familles déchirées. Toutefois, dans les tribunaux, dans les médias, au cinéma ou dans la littérature populaire, il arrive encore que des cas se présentent[4]. Dans un livre intitulé *Leaving the Saints : How I Lost the Mormons and Found My Faith* (Comment j'ai quitté les Mormons et trouvé ma propre foi), Martha Beck raconte les viols rituels que son père, mormon, lui aurait fait subir durant son enfance. Elle omet toutefois une précision importante : elle ne s'en rappela qu'après avoir entrepris une thérapie des souvenirs retrouvés, et appris à pratiquer l'autohypnose avec son thérapeute.

Ainsi, bien que ces épidémies aient reculé, les idées préconçues qui les ont engendrées restent tout de même bien ancrées dans la culture populaire : si vous avez régulièrement subi des traumatismes durant votre enfance, vous en avez probablement refoulé le souvenir ; si vous en avez refoulé le souvenir, l'hypnose peut vous aider à le retrouver ; si vous êtes absolument convaincu que vos souvenirs sont véridiques, ils le sont ; si vous supposez que vous avez été violé, sans toutefois vous en souvenir, vous l'avez sûrement été ; si des images d'abus sexuels vous reviennent soudainement, ou si vous rêvez d'abus sexuels, vous êtes en train de retrouver un souvenir authentique ; sur tout ce qui concerne la sexualité, les enfants ne mentent presque jamais ; si votre enfant fait des cauchemars, mouille son lit, souhaite dormir avec une veilleuse ou se masturbe, cela pourrait bien signifier qu'il a subi des abus sexuels.

Ces idées ne sont pas apparues dans le paysage culturel du jour au lendemain, comme par magie. Elles sont attribuables à certains professionnels de la santé mentale, qui les répandaient dans des conférences, dans des revues médicales, dans les médias et dans des livres à succès, en se présentant comme des experts capables de reconnaître un enfant victime d'abus sexuels et de déterminer la valeur d'un souvenir retrouvé. Ils se fondaient largement sur des idées freudiennes (et pseudo-freudiennes) tenaces concernant le refoulement, la mémoire, les traumatismes sexuels et la signification des rêves, et sur la confiance qu'ils avaient dans leurs propres compétences cliniques, dans leur perspicacité et leur aptitude au diagnostic. Depuis, toutes les affirmations de ces thérapeutes ont été étudiées scientifiquement. Elles se sont toutes révélées fausses.

~

Lorsque le scandale de l'école maternelle de McMartin éclata, nous adoptâmes tous deux, indépendamment l'un de l'autre, une attitude qu'il nous est difficile d'admettre aujourd'hui : nous étions portés à croire que les enseignants étaient coupables. Ignorant les détails de l'affaire, nous nous ralliâmes sans réfléchir à une opinion toute faite : « Il n'y a pas de fumée sans feu. » En tant que scientifiques, nous aurions dû nous montrer plus prudents. Plusieurs mois après le procès, toute l'affaire fut étalée au grand jour : on apprit que la première plaignante, une mère souffrant de troubles émotifs, avait lancé des accusations si extravagantes que même les avocats de l'accusation avaient fini par l'ignorer ; on apprit aussi que des assistants sociaux zélés, se sentant investis d'une mission morale, avaient, des mois durant, contraint les enfants à « tout raconter », et que les histoires des enfants interrogés étaient devenues de plus en plus invraisemblables. Nous nous sentions stupides, nous étions gênés d'avoir sacrifié notre scepticisme scientifique sur l'autel de l'indignation. La crédulité dont nous avions fait preuve nous valut une énorme dissonance, qui n'a d'ailleurs pas cessé. Mais certains tombèrent dans une dissonance infiniment plus aiguë : les personnes qui étaient directement impliquées dans l'affaire ou qui avaient pris position publiquement, notamment de nombreux psychothérapeutes, psychiatres et assistants sociaux, qui se considéraient comme des praticiens compétents et des défenseurs des droits de l'enfant.

Personne n'aime se rendre compte qu'il s'est trompé, que l'un de ses souvenirs résulte d'une déformation ou d'une confabulation, ou qu'il a commis une faute professionnelle embarrassante. C'est d'autant plus vrai dans les domaines de la santé, où les enjeux sont particulièrement importants. Si, en tant que professionnel de la santé, vous conformez votre pratique à des idées, et que certaines d'entre elles se révèlent erronées, vous devrez soit admettre que vous vous êtes trompé et modifier vos idées en conséquence, soit rejeter les nouvelles informations venues les contredire. Si les erreurs auxquelles vous ont conduit vos anciennes idées ne remettent pas en cause la compétence professionnelle que vous vous attribuez, et si vous n'avez pas publiquement pris position en faveur de ces idées, vous les désavouerez sans doute volontiers, content de pouvoir en adopter de meilleures. Cependant, si certaines de ces idées erronées vous ont amené à aggraver l'état d'un patient, à provoquer le déchirement de sa famille, ou à envoyer des innocents en prison, alors vous devrez, tout comme la thérapeute de Grace, faire face à une sérieuse dissonance.

Les collègues d'Ignac Semmelweiss, dont nous avons parlé dans l'introduction, se trouvaient dans une situation analogue. Pourquoi ne lui dirent-ils pas : « Dis donc, Ignac, merci infiniment d'avoir découvert pourquoi tant de nos patientes mouraient tragiquement et inutilement » ? Adopter la mesure simple et salutaire qu'il préconisait – se laver les mains – revenait à reconnaître qu'ils avaient provoqué la mort d'un grand nombre de leurs patientes. Or, cette idée leur était insupportable, parce qu'elle s'opposait directement à l'image qu'ils avaient d'eux-mêmes : ils se voyaient comme des experts de la médecine, de sages thérapeutes. Semmelweiss fut donc prié, en substance, d'aller se faire voir et de garder ses idées absurdes pour lui. Puisque l'époque où ces médecins refusèrent obstinément de se rendre à l'évidence – de reconnaître que le taux de mortalité des patientes de Semmelweiss avait chuté – est bien antérieure à l'ère des procès pour faute professionnelle médicale, nous pouvons affirmer que leur réaction ne visait pas à sauver leur salaire, mais leur ego. Depuis cette époque, la médecine a bien avancé ; mais notre tendance à l'autojustification n'a pas reculé d'un pouce.

Lentement mais sûrement, la plupart des professions se corrigent et s'améliorent. Aujourd'hui, si vous êtes médecin, vous vous lavez les mains, vous portez des gants en caoutchouc, et, si jamais vous oubliez de le faire, un collègue, une infirmière ou un patient vous le fera remarquer. Si vous dirigez une entreprise de jouets et que votre nouvelle poupée, contrairement à ce que vous prédisiez, n'est pas capable de battre Barbie sur le marché, vous l'apprendrez bien vite à vos dépens. Si vous êtes un scientifique, et que vous venez de cloner une brebis, vous ne pouvez pas falsifier des informations la concernant, et les servir à vos collègues en espérant qu'ils les avalent telles quelles ; les premiers chercheurs qui ne parviennent pas aux mêmes résultats dans leur laboratoire le feront immédiatement savoir à la Terre entière. Si vous êtes chercheur en psychologie et que vous avez commis une erreur dans l'élaboration d'une expérience ou dans l'analyse de vos résultats, vos collègues et vos critiques s'empresseront de vous le signaler et d'en informer l'ensemble de la communauté scientifique, sans oublier les gens qui se trouveraient sur Pluton. Il va sans dire que les scientifiques n'ont pas tous une attitude scientifique : ils ne sont pas tous ouverts d'esprit, prêts à abandonner leurs convictions les plus fortes, ou à admettre que leurs recherches pourraient être influencées par des conflits d'intérêts. Toutefois, même si certains scientifiques ne sont pas disposés à se corriger, la science finit par se corriger malgré eux.

Il n'en va pas de même dans les professions de la santé mentale. Les parcours, les formations et les approches des personnes qui les exercent sont très variés, et n'entretiennent souvent presque pas de rapports entre eux. Imaginez que la profession d'avocat soit constituée, d'une part, de personnes ayant accompli une formation dans une faculté de droit, étudié tous les domaines du droit et passé le difficile examen du barreau, et, d'autre part, de personnes ayant simplement payé 78 dollars et participé à un week-end de cours sur les règles à observer dans une salle d'audience. Cela devrait vous donner une idée du problème.

Les psychologues cliniciens sont à la profession de psychothérapeute ce que les avocats qualifiés sont à leur profession. Pour la plupart, ils possèdent un doctorat et, pour autant que leur diplôme leur ait été délivré par une bonne université et non par une usine à thérapeutes indépendante, ils sont au courant des résultats fondamentaux de la recherche en psychologie. Seuls certains d'entre eux sont chercheurs ; ils tentent, par exemple, de déterminer les ingrédients d'une thérapie efficace ou les origines des troubles émotifs. Cependant, qu'ils prennent personnellement part à la recherche ou non, ils sont généralement tous versés dans la psychologie scientifique, et soucieux de savoir, pour chaque problème donné, quelle thérapie est manifestement la plus efficace. Par exemple, les méthodes cognitives et behavioristes offrent les meilleurs traitements contre les attaques de panique, les dépressions, les troubles du comportement alimentaire, les insomnies, les angoisses chroniques, et d'autres troubles émotifs. Ces méthodes sont souvent aussi efficaces, voire plus efficaces que les traitements médicamenteux[5].

Par contraste, la plupart des psychiatres, qui sont diplômés en médecine, en savent beaucoup sur les médicaments et leur utilisation thérapeutique, mais ne sont pas très au fait des méthodes scientifiques employées, ni même des principales recherches menées en psychologie. Durant tout le XXe siècle, les psychiatres pratiquaient généralement la psychanalyse freudienne ou l'une de ses variantes ; pour être admis dans un institut de formation en psychanalyse, il fallait être en possession d'un doctorat en médecine. Lorsque le modèle biomédical des troubles psychologiques prit le pas sur la psychanalyse, dont la popularité déclinait, la plupart des psychiatres abandonnèrent progressivement toute forme de psychothérapie verbale au profit de traitements médicamenteux. Bien que les psychiatres acquièrent une bonne connaissance du cerveau, beaucoup n'apprennent encore presque rien sur la psychologie, ni sur la nature critique, sceptique de la science. Quatre années durant, Tanya Luhrmann, anthropologue, étudia des internes en psychiatrie, en assistant à leurs cours et à leurs colloques, et en les observant à l'œuvre dans des cliniques ou des services d'urgences. Elle constata qu'on ne leur demandait pas de lire beaucoup, mais plutôt d'absorber les leçons qui leur étaient données sans discuter ni poser de question. Selon elle, les cours qu'ils suivent leur apportent des compétences pratiques, mais pas de bagage intellectuel : on leur dit ce qu'il faut faire au cours d'une thérapie, plutôt que de leur expliquer l'intérêt de telle thérapie, ou en quoi telle thérapie serait la plus efficace pour remédier à tel problème[6].

Beaucoup d'autres personnes pratiquent la psychothérapie, sous l'une de ses nombreuses formes. Certains sont titulaires d'une maîtrise universitaire en psychologie, en conseil psychologique ou en assistance médico-sociale ; et ils ont une spécialisation reconnue, par exemple en thérapie de couple ou en thérapie familiale. D'autres, cependant, n'ont pas la moindre formation en psychologie, voire aucun diplôme universitaire. Aux États-Unis, l'emploi du titre de psychothérapeute n'est soumis à aucune réglementation : dans bon nombre d'États, n'importe qui peut se prétendre psychothérapeute sans aucune formation en quoi que ce soit.

Au cours des vingt dernières années, le nombre des divers praticiens de la santé mentale a explosé, et la plupart des centres de formation en psychothérapie se sont coupés de leurs équivalents scientifiques, rattachés aux départements universitaires de psychologie[7]. « À quoi nous servent les statistiques et la recherche ? », se demandent de nombreux diplômés de ces centres de formation indépendants. « Tout ce qu'il nous faut savoir, c'est comment pratiquer la psychothérapie ; et, pour cela, nous avons surtout besoin d'expérience clinique. » À certains égards, ils ont raison. Les thérapeutes doivent constamment prendre des décisions quant au déroulement des traitements en cours : « Qu'est-ce qui pourrait se révéler bénéfique, à ce stade ? Quelle voie devrions-nous emprunter ? Dois-je prendre le risque de mettre en doute le récit de mon patient tout de suite ? Est-ce vraiment le bon moment ? Ne devrais-je pas plutôt attendre que nous sortions de la salle de consultation avant de l'affronter ? » Pour prendre de telles décisions, il faut avoir une certaine expérience des passions et des caprices de l'âme humaine, capable de l'amour le plus fort comme des élans les plus sombres.

En outre, par sa nature même, la psychothérapie consiste en un échange particulier entre le thérapeute et son patient. Personne ne vient troubler l'intimité de la salle de consultation pour surveiller le thérapeute et intervenir au moindre de ses faux pas. Cependant, cette intimité, inhérente à la relation thérapeutique, n'est pas sans danger : à l'intérieur de ce cadre, les thérapeutes qui n'ont pas suffisamment cultivé leur esprit scientifique et leur scepticisme n'ont aucun moyen de corriger les biais cognitifs auto-protecteurs dont ils sont, comme nous tous, victimes. Ce qu'ils voient confirme ce qu'ils croient, et ce qu'ils croient détermine ce qu'ils voient : ils sont pris dans un cercle vicieux. « Ma patiente va mieux ? C'est parfait : cela montre que mon traitement a été efficace. L'état de ma patiente a persisté, ou empiré ? C'est regrettable. Mais cela montre bien qu'elle est récalcitrante à la thérapie, et gravement atteinte. En plus, l'état du patient doit parfois empirer avant de pouvoir s'améliorer. » « Je suis convaincu que les colères refoulées provoquent des troubles sexuels. Le problème d'érection de mon patient doit donc provenir d'une colère refoulée, contre sa mère ou sa femme. » « Je suis convaincu que les abus sexuels entraînent des troubles du comportement alimentaire. Si ma patiente souffre de boulimie, elle doit donc avoir été violée durant son enfance. »

Nous tenons à souligner que la plupart des thérapeutes sont efficaces, et que certains patients sont effectivement récalcitrants à la thérapie et atteints de graves troubles. De même que, en mettant les erreurs de la mémoire en évidence, nous n'avons pas voulu dire qu'aucun souvenir n'était fiable, et que, en dénonçant les conflits d'intérêts qui touchent la communauté scientifique, nous ne voulions pas dire que toute recherche scientifique était partiale, de même nous n'entendons pas, dans le présent chapitre, faire le procès de la psychothérapie. Nous entendons simplement examiner les différentes erreurs que peut engendrer le cercle vicieux de la pratique clinique, et montrer comment l'autojustification les perpétue.

Le scepticisme et la science permettent à tout thérapeute indépendant d'échapper à ce cercle vicieux. Le scepticisme, par exemple, conduit le thérapeute à ne pas prendre les propos de ses patients pour argent comptant. Si une femme prétend que sa mère lui a mis des araignées dans le vagin quand elle avait trois ans, le thérapeute sceptique pourra l'écouter avec empathie, sans toutefois prendre son récit au pied de la lettre. De même, si un enfant prétend que ses enseignants l'ont emmené faire un tour dans un avion rempli de clowns et de grenouilles, le thérapeute sceptique pourra trouver son histoire charmante, sans croire pour autant que des enseignants ont vraiment loué un jet privé (en payant de leur poche, s'il vous plaît !). Quant à la recherche scientifique, elle permet aux thérapeutes d'améliorer leur pratique clinique et d'éviter certaines erreurs. Si vous comptez recourir à l'hypnose, par exemple, vous avez tout intérêt à savoir qu'elle peut aider un patient à se relaxer, à mieux faire face à ses souffrances ou à arrêter de fumer, mais qu'elle ne doit jamais être utilisée pour l'aider à retrouver un souvenir : bien souvent, le souvenir qui en résultera ne sera pas fiable, parce que votre patient, vulnérable et plein de bonne volonté, l'aura fabriqué de toutes pièces[8].

Aujourd'hui, pourtant, des milliers de psychiatres, d'assistants sociaux, de conseillers psychologiques et de psychothérapeutes se lancent dans la pratique indépendante sans faire preuve de scepticisme ni tenir compte de la recherche scientifique. Paul Meehl, qui s'est distingué à la fois comme clinicien et comme chercheur, releva un jour que toutes les formations des psychologues, à l'époque où il était étudiant, s'appuyaient sur un même fondement : « On s'engageait, comme tout scientifique, à ne pas se laisser tromper et à ne tromper personne. À cet égard, certains changements survenus depuis dans le monde de la pratique clinique m'inquiètent. Un demi-siècle plus tard, ce scepticisme, ce profond désir de ne pas se laisser tromper et de ne tromper personne, ne semble plus tenir une place aussi essentielle dans la formation intellectuelle des psychologues. [...] J'ai entendu parler de certaines expertises psychologiques présentées devant des tribunaux de la région ; cet esprit critique y faisait manifestement défaut. »[9]

Afin d'illustrer le problème qui inquiétait tant Meehl, considérons une déposition de Bessel van der Kolk, un éminent psychiatre ayant souvent témoigné en faveur de plaignants dans des affaires de souvenirs refoulés. Comme il l'explique dans ce témoignage, Van der Kolk, en tant que psychiatre, avait fait des études de médecine et occupé une fonction d'interne en psychiatrie, mais n'avait jamais suivi le moindre cours de psychologie expérimentale.

Q : Avez-vous connaissance du moindre travail de recherche sur la fiabilité ou la validité des jugements cliniques ou des prévisions cliniques fondés sur des informations obtenues lors d'entretiens avec les patients?

R : Non.

Q : Quel sens donnez-vous au terme courant de « preuve contraire » ?

R : Je pense qu'il désigne une preuve qui contredit certaines idées auxquelles les gens tiennent.

Q : Concernant la théorie selon laquelle les gens peuvent refouler des souvenirs, bannir certains événements traumatiques de leur conscience, les ranger dans leur mémoire, et se les rappeler des années plus tard avec une certaine précision, quelle est la preuve contraire la plus convaincante que vous connaissiez ?

R : Ce qu'on peut dire de plus convaincant contre cela?

Q : Oui. Quelle est la preuve contraire la plus convaincante ?

R : Je ne vois vraiment pas de preuve valable contre cela...

Q : Avez-vous lu quelque chose au sujet des faux souvenirs obtenus par l'hypnose?

R : Non.

Q : Y a-t-il des travaux de recherche sur la question de savoir si les cliniciens améliorent, avec les années, leur aptitude au jugement clinique?

R : Je ne sais pas s'il y en a, en fait…

Q : Avez-vous une technique pour distinguer les vrais souvenirs des faux souvenirs?

R : En tant qu'êtres humains, nous sommes tous constamment amenés à nous demander s'il nous faut croire ou non ce que nous raconte telle personne, et nous portons tous des jugements en permanence. Et il y a ce que l'on appelle la cohé-

> rence interne, et, si une histoire a une cohérence interne, et qu'on vous la raconte avec un affect approprié, vous avez tendance à croire qu'elle est vraie[10].

Au moment de sa déposition, van der Kolk n'avait pas lu un seul des nombreux travaux de recherche portant sur les faux souvenirs ou sur la manière dont l'hypnose peut les engendrer ; quant aux « prévisions cliniques fondées sur des informations obtenues lors d'entretiens », il ignorait leur non-fiabilité, pourtant bien établie. De même, il n'avait lu aucune des recherches contredisant l'idée que les gens victimes de traumatismes en refoulent généralement le souvenir. Pourtant, il a souvent témoigné, avec assurance, en faveur de plaignants dans des affaires de souvenirs refoulés. Comme beaucoup de cliniciens, il est persuadé que son expérience clinique lui permet de savoir si un patient dit la vérité ou non, et si un souvenir est vrai ou faux : il lui suffit de se demander si l'histoire du patient présente une « cohérence interne », et s'il la raconte avec une émotion appropriée – autrement dit, si le patient a réellement *l'impression* que son souvenir est véridique. Cependant, cette méthode se heurte à une difficulté de taille : comme nous l'avons vu dans le chapitre précédent, des milliers de personnes en parfaite santé mentale croient avoir été enlevées par des extraterrestres, et racontent, avec toute l'émotion requise, des histoires bizarres mais cohérentes. Comme l'a relevé John Kihlstrom, chercheur en psychologie, « parmi tous les phénomènes que la recherche sur la mémoire des témoins oculaires a mis en évidence au cours de son histoire séculaire, la faiblesse du rapport entre vérité et certitude est l'un des plus solidement établis »[11] ; n'importe quel étudiant de premier cycle ayant suivi son tout premier cours d'introduction à la psychologie le saurait, mais van der Kolk, lui, l'ignorait.

Personne n'est en train d'insinuer que des observateurs de l'ONU devraient s'immiscer dans les entretiens thérapeutiques, ou que les thérapeutes devraient tous mener leurs propres recherches. Le raisonnement scientifique n'est peut-être pas utile au thérapeute dans l'activité subjective qui consiste à aider un patient à répondre à des questions existentielles ; en revanche, il prend toute son importance dès lors que le thérapeute affirme sa compétence et sa certitude dans des domaines où un jugement clinique invérifié peut briser des vies. La méthode scientifique se fonde sur des procédures destinées à montrer non pas la vérité de nos prédictions et de nos hypothèses, *mais leur fausseté éventuelle.* Le raisonnement scientifique nous est utile à tous, quelle que soit notre activité professionnelle, parce qu'il nous amène à envisager nos erreurs possibles, et à affronter la dure réalité de nos erreurs avérées. Il nous force à mettre nos autojustifications en question, et à les soumettre au jugement d'autrui. Par essence, la science est une arme contre l'arrogance.

Le problème du dauphin bienveillant

De temps à autre, les médias nous racontent l'histoire d'un marin naufragé dans une mer agitée, et d'un dauphin : alors que le marin est sur le point de se noyer, le dauphin émerge juste à côté de lui et le ramène, délicatement mais fermement, sur le rivage. Nous sommes tentés d'en conclure que les dauphins aiment vraiment beaucoup les humains, au point de vouloir les sauver de la noyade. Mais attendez une seconde. Les dauphins sont-ils au courant que les êtres humains ne nagent pas aussi bien qu'eux ? Ont-ils vraiment l'intention de leur venir en aide ? Pour répondre à cette question, il nous faudrait aussi savoir combien de marins naufragés sont morts noyés après qu'un dauphin les a poussés, tout aussi délicatement, un peu plus loin du rivage. Or, nous ne le savons pas, et pour cause : les marins qui ont eu affaire à ces méchants dauphins ne sont plus en mesure de nous raconter leur histoire. Si nous le savions, nous aboutirions sans doute à une conclusion différente : les dauphins ne sont ni bienveillants, ni méchants; ils s'amusent, c'est tout.

Sigmund Freud lui-même se laissa prendre au piège du dauphin bienveillant, en suivant le raisonnement fallacieux sur lequel il repose. Lorsque ses collègues psychanalystes remirent en question l'idée que tous les hommes souffrent du complexe de castration, il s'en amusa. Il écrivit : « On entend dire que des analystes se vantent de n'avoir, en dépit de décennies d'effort, rien perçu de l'existence d'un complexe de castration. Il faut s'incliner avec admiration devant la grandeur de cette performance, même si ce n'est qu'une performance négative, un tour de force dans l'art de ne pas voir et de méconnaître. »[12] Ainsi, si les psychanalystes perçoivent le complexe de castration chez leurs patients, Freud avait raison ; et, s'ils ne le perçoivent pas, c'est parce qu'ils le « méconnaissent », et Freud avait quand même raison. Quant aux patients eux-mêmes, ils ne peuvent vous dire s'ils ressentent le complexe de castration, puisqu'il est inconscient ; toutefois, s'ils vous disent qu'ils ne le ressentent pas, ils sont manifestement dans le déni.

Quelle formidable théorie ! Elle est vraie dans tous les cas! Mais c'est précisément la raison pour laquelle Freud, malgré toutes ses observations éclairantes sur le « malaise dans la civilisation », n'était pas un scientifique. Toute théorie, pour être scientifique, doit être formulée de telle manière que l'on puisse aussi bien l'infirmer que la confirmer. Si les faits, quels qu'ils soient, ne peuvent que confirmer vos hypothèses – par exemple, si vous avancez que tous les hommes souffrent inconsciemment du complexe de castration, ou que la diversité des espèces n'est pas le fruit de l'évolution mais d'un « dessein intelligent », ou que votre voyante favorite aurait prédit les attentats du 11 septembre si elle ne s'était pas trouvée sous la douche ce matin-là, ou que les dauphins sont bienveillants envers les humains –, alors vos hypothèses relèvent de la croyance, pas de la science. Pourtant, Freud se prenait pour un parfait scientifique. En 1934, Saul Rosenzweig, un psychologue américain, écrivit à Freud, en lui suggérant de soumettre ses thèses psychanalytiques à des tests expérimentaux. « L'abondance des observations fiables sur lesquelles s'appuient ces assertions les rend indépendantes de toute vérification expérimentale », lui répondit Freud avec hauteur. « Cela dit, [les expériences] ne peuvent pas faire de mal. »[13]

En réalité, les « observations fiables » ne sont pas fiables : elles subissent l'influence du biais de confirmation. Si l'intuition clinique – « Je le reconnais quand je le vois » – est en elle-même un aboutissement pour bon nombre de psychiatres et de psychothérapeutes, elle n'est, en revanche, qu'un point de départ pour le scientifique – « C'est une bonne observation ; mais qu'avez-vous vu exactement, et comment savez-vous que vous avez raison ? » Sans vérification indépendante, l'observation et l'intuition ne sont pas des guides fiables : tels des autochtones malicieux fourvoyant les touristes, elles conduisent parfois tout le monde dans la mauvaise direction.

Bien qu'il n'existe plus guère de freudiens orthodoxes, la psychothérapie compte de nombreuses écoles « psychodynamiques », qui, tout comme Freud, attribuent à la dynamique mentale inconsciente un rôle primordial. La plupart de ces écoles n'entretiennent pas de relations avec les départements universitaires de psychologie, et leurs étudiants n'y apprennent presque rien, voire strictement rien, sur les méthodes scientifiques, ni même sur les résultats fondamentaux de la recherche en psychologie. Il existe aussi beaucoup de thérapeutes qui n'ont pas de formation reconnue, qui ignorent presque tout des théories psychodynamiques, mais qui pourtant absorbent, sans examen critique, les notions freudiennes qui ont pénétré notre culture – régression, déni, refoulement. Tous ces praticiens se rejoignent en ceci qu'ils s'en remettent, à tort, à leur propre capacité d'observation, et qu'ils s'engagent ainsi dans un cercle vicieux. Tout ce qu'ils voient confirme ce qu'ils croient.

Ce cercle vicieux présente notamment l'inconvénient de prédisposer les thérapeutes qui s'y engagent aux raisonnements fallacieux. Considérons un syllogisme célèbre : « Tous les hommes sont mortels ; Socrate est un homme ; donc Socrate est mortel. » Jusqu'ici, tout va bien. Cependant, du simple fait que tous les hommes sont mortels, on ne peut pas conclure que tous les mortels sont des hommes, et, bien évidemment, on ne peut pas conclure non plus que tous les hommes sont Socrate. Pourtant, c'est bien sur un raisonnement fallacieux de ce type que se fonda, dès son origine, le mouvement des souvenirs retrouvés : parmi les femmes qui ont subi des abus sexuels, certaines souffrent ensuite de dépression, de troubles du comportement alimentaire et d'attaques de panique ; par conséquent, toutes les femmes qui souffrent de dépression, de troubles du comportement alimentaire et d'attaques de panique ont forcément subi des abus sexuels. Adhérant à cette théorie, de nombreux thérapeutes issus de l'école psychodynamique se mirent à pousser leurs malheureux patients à fouiller dans leur passé pour y trouver des souvenirs qui viennent la confirmer. Au début, leurs patients niaient : ils n'avaient pas subi d'abus sexuels. Comment faire face à ces réactions dissonantes ? Nos thérapeutes s'en remirent à Freud : l'inconscient refoule vivement les expériences traumatiques, surtout si elles sont de nature sexuelle. Voilà l'explication ! Voilà comment Holly Ramona avait pu oublier que son père l'avait violée pendant 11 ans !

Une fois que ces thérapeutes s'étaient raccrochés à la thèse du refoulement, afin d'expliquer pourquoi leurs patients n'avaient aucun souvenir d'abus sexuels traumatisants, certains, et vous comprendrez certainement pourquoi, se sentirent fondés, et même contraints, par conscience professionnelle, à employer tous les moyens pour leur arracher des souvenirs refoulés. Puisque les démentis du patient étaient autant de signes de refoulement, des méthodes radicales s'imposaient. Si l'hypnose ne suffisait pas, il fallait essayer l'amobarbital sodique (le « sérum de vérité »), un autre moyen de relaxer le patient et d'augmenter ses chances de faux souvenirs[14].

Bien entendu, beaucoup de gens évitent volontairement certains souvenirs en s'en distrayant, en essayant de ne pas y penser. Et beaucoup ont déjà vécu l'expérience qui consiste à se rappeler soudainement, dans une situation propre à l'évoquer, un souvenir douloureux, que l'on pensait disparu depuis longtemps. Une telle situation fournit ce que les chercheurs travaillant sur la mémoire appellent des « indices de récupération » (*retrieval cues*), c'est-à-dire des signaux familiers capables de réveiller un souvenir[15].

Cependant, les thérapeutes de l'école psychodynamique prétendent que le refoulement diffère entièrement des mécanismes normaux de l'oubli et du rappel. Ils pensent que le refoulement peut amener quelqu'un à oublier des années et des années de traumatismes, par exemple des viols récurrents. Pourtant, Richard McNally, psychologue clinicien, en arrive à une conclusion bien différente dans *Remembering Trauma* (La mémoire des traumatismes), un livre dans lequel il examine méticuleusement les recherches expérimentales et les faits cliniques pertinents : « L'idée que l'esprit se protège des souvenirs de traumatismes en les refoulant ou en s'en dissociant, et en les rendant ainsi inaccessibles à la conscience, relève du folklore psychiatrique et ne repose sur aucune base empirique convaincante. »[16] Dans leur écrasante majorité, les faits montrent même le contraire. En effet, la plupart des personnes ayant vécu des traumatismes ne souffrent pas de les avoir oubliés, mais bien plutôt de ne pas y parvenir : leurs souvenirs les hantent.

Ainsi, les gens qui vivent des tortures, une guerre ou une catastrophe naturelle n'en refoulent pas le souvenir (sauf s'ils sont victimes d'une lésion cérébrale au moment des faits) ; loin de s'oublier totalement, les souvenirs d'expériences aussi horribles sont simplement, comme n'importe quel autre souvenir, susceptibles d'être partiellement déformés par le temps. « Les événements véritablement traumatisants – ceux qui vous terrifient et mettent votre vie en danger – ne s'oublient jamais, surtout s'ils se répètent », nous dit McNally. « En principe, si les abus ont traumatisé la victime sur le moment, elle a peu de chances de les oublier. Si elle les a oubliés, c'est qu'ils ne l'ont probablement pas traumatisée. Et, même si elle les a oubliés, rien ne montre qu'ils aient été bloqués, refoulés, retenus derrière une barrière mentale, inaccessibles. »

Bien que ces informations leur donnent clairement tort, certains cliniciens restent convaincus que les personnes ayant subi des violences durant des années en refoulent le souvenir. S'ils avaient raison, les survivants de l'Holocauste compteraient très certainement parmi les personnes les plus sujettes au refoulement. Or, à notre connaissance, et comme le confirment les recherches de McNally, aucun survivant de l'Holocauste n'a oublié ni refoulé ce qui lui était arrivé. Comment défendre le mouvement des souvenirs retrouvés contre des faits aussi dissonants ? En les déformant. Dans le cadre d'une étude menée quarante ans après la guerre, on demanda à des survivants du camp de concentration nazi d'Erika de se souvenir de ce qu'ils y avaient enduré. Lorsque l'on compara leurs souvenirs avec les témoignages qu'ils avaient fournis juste après leur libération, leurs souvenirs se révélèrent d'une précision remarquable. À la lecture de cette étude, n'importe quel observateur neutre dirait : « C'est vraiment incroyable ! Quarante ans après, ils se souvenaient encore de tous ces détails ! » Pourtant, une équipe de défenseurs des souvenirs retrouvés la cita comme preuve que « des cas d'amnésie [avaient] aussi été observés chez des victimes des camps nazi de l'Holocauste ». Les cas que rapporte cette étude ne relèvent en rien de l'amnésie. Certains des survivants interrogés avaient bien omis quelques rares événements violents, parmi une grande quantité d'événements similaires, ou oublié quelques détails, tels que le nom d'un gardien sadique. Cependant, ces oublis ne relèvent pas du refoulement, mais d'un phénomène tout à fait ordinaire : avec les années, nous oublions tous des détails[17].

Ainsi, les psychologues cliniciens qui croient au refoulement le voient partout, même là où personne d'autre ne le voit. Si tout ce que vous observez dans le cadre de votre pratique clinique vous semble confirmer vos convictions, vous êtes aveugle à tout ce qui pourrait les infirmer. Si l'une de vos patientes ne se rappelle pas avoir été victime d'abus sexuels, non pas parce qu'elle en refoule le souvenir, mais simplement parce qu'elle n'en a jamais subi, comment vous en rendrez-vous compte ? Qu'est-ce qui pourra vous faire sortir de votre cercle vicieux ? Afin de remédier à la partialité de nos propres observations directes, les scientifiques ont inventé le groupe de contrôle : le groupe dont les membres ne sont *pas* soumis aux nouvelles méthodes thérapeutiques, ou le groupe dont les membres ne prennent *pas* le nouveau médicament. La plupart des gens comprennent bien l'importance des groupes de contrôle dans le cadre des essais cliniques : sans groupe de contrôle, on ne peut pas savoir si les réactions positives des patients sont dues au médicament lui-même ou à l' « effet placebo », c'est-à-dire l'effet qu'ils produisent eux-mêmes en s'attendant à ce que le médicament leur soit bénéfique. Par exemple, dans le cadre d'une étude sur des femmes se plaignant de problèmes sexuels, 41% de celles qui avaient pris du Viagra dirent avoir retrouvé leur libido. Cependant, c'est également ce que dirent 43% des femmes qui appartenaient au groupe de contrôle, et qui n'avaient pris qu'un placebo[18]. (Cette étude montre de façon convaincante que le cerveau est l'organe qui contribue le plus activement à l'excitation sexuelle.)

Bien entendu, en tant que psychothérapeute, vous ne pouvez pas choisir certains de vos patients au hasard, vous occuper d'eux sérieusement, et mettre les autres sur liste d'attente : ces derniers auront bien vite fait de se trouver un autre thérapeute. Cependant, si vous n'avez pas appris à vous méfier des dauphins bienveillants, et si vous êtes fermement, absolument convaincu que vos opinions sont justes et que vos compétences cliniques sont parfaitement incontestables, alors vous risquez de commettre de graves erreurs. Voici comment une assistante sociale s'expliqua devant le juge après avoir décidé de priver une mère de la garde de son enfant : la mère a été maltraitée durant son enfance ; or, « comme chacun sait », il s'agit là d'un facteur de risque majeur, qui augmente ses chances de maltraiter un jour son propre enfant. L'hypothèse du cycle de la maltraitance s'appuie sur l'observation de cas qui la confirment : des parents maltraitants qui, en prison ou en thérapie, racontent qu'ils ont été violemment battus ou violés par leurs propres parents. Mais il faut également tenir compte des cas qui infirment cette hypothèse : les enfants maltraités qui ne sont pas devenus des parents maltraitants. Ces personnes sont invisibles aux yeux des travailleurs sociaux et des autres professionnels de la santé mentale puisque, par définition, elles ne se retrouvent pas en prison ni en traitement thérapeutique. Des chercheurs en psychologie ayant mené des études longitudinales, c'est-à-dire suivi des enfants au cours de longues périodes, ont relevé que, même si la probabilité de devenir un parent maltraitant était plus élevée chez les enfants maltraités, ces derniers, dans leur grande majorité – environ 70% –, ne reproduisaient pas les sévices que leurs parents leur avaient infigés[19]. Pour le thérapeute d'un enfant maltraité, ou d'un parent maltraitant, il se peut que cette information ne soit pas pertinente. Elle l'est très certainement, en revanche, pour un thérapeute appelé à faire des prévisions qui détermineront, par exemple, si un parent doit être privé de la garde de son enfant.

Imaginez-vous maintenant dans une situation analogue. Vous êtes confronté à des enfants victimes d'abus sexuels. Profondément touché, vous relevez soigneusement leurs symptômes : ils sont craintifs, mouillent leur lit, souhaitent dormir avec une veilleuse, font des cauchemars, se masturbent, ou montrent leurs parties génitales aux autres enfants. Au bout d'un certain temps, vous vous sentirez sans doute tout à fait capable de reconnaître les enfants victimes d'abus, en utilisant ces symptômes comme critères. Ayant affaire à de très jeunes enfants, vous leur donnerez peut-être des poupées dotées d'une anatomie réaliste, en espérant qu'ils révèlent par le jeu ce qu'ils ne peuvent révéler par des mots. L'une de vos jeunes patientes se mettra à enfoncer un bâton dans le vagin de sa poupée. Un autre enfant, âgé de quatre ans seulement, examinera le pénis de la sienne avec une attention inquiétante.

Si vous n'avez pas été formé au raisonnement scientifique, vous ne vous demanderez probablement pas ce qu'il en est des cas invisibles, c'est-à-dire des enfants auxquels vous n'avez pas affaire en tant que thérapeute. Vous ne chercherez probablement pas à savoir si les symptômes que vous avez identifiés – lit mouillé, jeux sexuels et crainte – sont courants chez les enfants en général. Mais des scientifiques ont cherché à le savoir, et ils ont découvert que la masturbation et la curiosité sexuelle étaient courantes même chez les enfants n'ayant pas subi d'abus, et que les enfants ayant un caractère craintif avaient, eux aussi, tendance à mouiller leur lit et à avoir peur du noir[20]. En fait, les enfants qui ont subi des abus ne présentent aucun ensemble prévisible de symptômes, ce que les scientifiques n'ont pu découvrir qu'en observant leurs réactions au cours de longues périodes, au lieu de les juger sur la base d'un ou deux entretiens cliniques. Selon une synthèse de 45 recherches qui consistaient à suivre, durant parfois 18 mois, l'évolution d'enfants victimes d'abus sexuels, ces derniers se montraient initialement plus craintifs et plus enclins à des comportements à caractère sexuel que les autres enfants, mais « aucun symptôme ne caractérisait la majorité des enfants ayant subi des abus [et] environ un tiers des victimes ne présentaient aucun symptôme [...] Ces résultats indiquent qu'il n'existe pas de syndrome propre aux enfants victimes d'abus sexuels. »[21]

De plus, les enfants n'ayant pas subi d'abus ne se distinguent pas sensiblement des enfants victimes d'abus par la manière dont ils jouent avec des poupées dotées d'une anatomie complète ; ils trouvent aussi leurs parties génitales proéminentes tout à fait intéressantes. Certains enfants font des choses bizarres, et cela ne signifie rien du tout, sinon que ces poupées ne permettent aucun diagnostic fiable[22]. Au cours d'une étude menée par deux éminents psychologues du développement, Maggie Bruck et Stephen Ceci, une enfant se mit à enfoncer un bâton dans le vagin d'une poupée, pour montrer à ses parents ce qui lui était prétendument arrivé lors de l'examen médical qu'elle avait subi le jour même[23]. Le médecin en question (qui avait été filmé) n'avait rien fait de tel ; mais essayez un instant d'imaginer ce que vous ressentiriez si vous voyiez votre fille traiter une poupée aussi brutalement, et qu'un psychiatre en concluait, en s'adressant à vous d'un ton solennel, qu'on avait abusé d'elle : vous auriez envie de le tuer.

Bon nombre des thérapeutes qui ont commencé à se spécialiser dans la maltraitance des enfants au cours des années 1980 se sentent parfaitement capables de reconnaître une victime d'abus ; ils se disent que leur jugement, après tout, s'appuie sur des années d'expérience clinique. Pourtant, l'une après l'autre, toutes les études montrent que leur confiance est illusoire. Thomas Horner, psychologue clinicien, et ses collègues, par exemple, ont examiné les travaux d'une équipe de cliniciens experts dans le cadre d'une affaire où un père était accusé d'avoir abusé de sa fille de trois ans. Les experts lurent des transcriptions de témoignages, regardèrent des interviews de l'enfant et des vidéos de rencontres entre le parent et l'enfant, et prirent connaissance de résultats cliniques. Bien qu'ils disposent tous des mêmes informations, certains étaient convaincus que l'enfant avait bien subi les abus en question, tandis que d'autres étaient tout aussi convaincus du contraire. Les chercheurs invitèrent ensuite 129 autres spécialistes de la santé mentale à examiner les éléments de cette affaire, à estimer la probabilité que la petite fille ait été violée par son père, et à formuler des recommandations concernant sa garde. À nouveau, les avis variaient entre deux extrêmes : certains étaient persuadés que l'enfant avait été violée, d'autres étaient persuadés du contraire. Selon les uns, il fallait définitivement interdire au père de revoir sa fille ; pour les autres, il fallait lui en attribuer la garde exclusive. Les experts enclins à croire que les sévices sexuels se propageaient dans les familles se hâtaient de donner aux informations ambiguës une interprétation qui confirme leur hypothèse ; ce n'était pas le cas des experts sceptiques. Lorsqu'ils ne font pas preuve de scepticisme, les experts voient ce qu'ils croient : pour eux, comme le soulignent les auteurs de cette recherche, « croire, c'est voir » [24].

Toutes les études qui concluent à la non-fiabilité des prédictions cliniques, et il en existe des centaines d'autres, sont autant d'informations dissonantes pour tout professionnel de la santé mentale dont la confiance repose justement sur l'idée que ses expertises sont parfaitement fiables[25]. C'est en cela que la science est une arme contre l'arrogance.

« Je vois ce que je crois » : ce principe est à l'origine de tous les scandales qui frappèrent des crèches ou des écoles maternelles durant les années 1980 et 1990. Chacun de ces scandales, à commencer par celui de McMartin, se déclencha de la même façon : les accusations d'un parent troublé ou les histoires fantasques d'un enfant donnaient lieu à une enquête, laquelle provoquait la panique. Par exemple, un jour, pendant que son médecin prenait sa température rectale, un élève de la Wee Care Nursery School, une école maternelle du New Jersey, prétendit : « C'est ce que ma maîtresse [Kelly Michaels] me fait à l'école. »[26] La mère de l'enfant en avisa l'agence de protection de l'enfance de l'État. Les représentants de l'agence amenèrent le garçon dans le bureau d'un procureur, et le firent jouer avec une poupée dotée d'une anatomie réaliste. L'enfant inséra ses doigts dans le rectum de la poupée, et raconta qu'on avait pris la température de deux autres garçons de cette même façon. On demanda alors aux parents des élèves de la maternelle de chercher des signes d'abus sexuels chez leurs propres enfants. On fit venir des professionnels pour interroger les enfants. Très vite, les enfants prétendirent, entre autres choses, que Kelly Michaels avait léché du beurre de cacahuètes étalé sur leurs parties génitales, qu'elle les avait fait boire son urine et manger ses excréments, et qu'elle les avait violés à l'aide de couteaux, de fourchettes et de jouets. Ces actes avaient prétendument été commis pendant les heures de classe, et pendant sept mois. Pourtant, durant toute cette période, les parents étaient libres d'aller et venir à leur guise, aucun enfant ne s'était jamais plaint, et aucun parent n'avait jamais remarqué le moindre problème chez ses enfants.

Kelly Michaels fut déclarée coupable de 115 agressions sexuelles et condamnée à 47 ans de prison. Cinq ans plus tard, elle fut relâchée : une cour d'appel jugea que les témoignages des enfants avaient été faussés par les méthodes employées pour les interroger. Et en quoi ces méthodes consistaient-elles ? Comme les méthodes utilisées dans toutes les autres affaires touchant des crèches ou des maternelles, elles reposaient sur un mélange explosif : emballement du biais de confirmation et absence de toute précaution scientifique capable de le contenir. Voici, par exemple, comment Susan Kelley, une infirmière en pédiatrie qui interrogea des enfants dans un certain nombre de ces affaires, se servait des marionnettes de Bert et Ernie (deux personnages formant un duo comique dans une série télévisée américaine) pour « aider » les enfants à se souvenir :

Kelley : Tu veux bien le dire à Ernie ?

Enfant : Non.

Kelley : Oh, allez [ton suppliant]. S'il te plaît, dis-le à Ernie. Dis-moi, s'il te plaît. Dis-moi, s'il te plaît. Comme ça, nous pourrions t'aider. S'il te plaît... Chuchote-le à l'oreille d'Ernie... Est-ce que quelqu'un t'a déjà touchée juste ici ? [*indiquant la vulve d'une poupée*]

Enfant : Non.

Kelley : [*indiquant le postérieur de la poupée*] Est-ce que quelqu'un a touché ton derrière ?

Enfant : Non.

Kelley : Tu veux bien le dire à Bert ?

Enfant : Ils ne m'ont pas touchée !

Kelley : Qui ne t'a pas touchée ?

Enfant : Pas ma maîtresse. Personne.

Kelley : Est-ce qu'une grande personne, un adulte, a touché ton derrière, ici ?

Enfant : Non.[27]

« Qui ne t'a pas touchée ? » On se croirait dans l'univers absurde de *Catch-22* (ou *L'attrape-nigaud*), chef-d'œuvre du romancier américain Joseph Heller. Lorsque le colonel à la grosse moustache demande à Clevinger : « Que diable vouliez-vous dire, espèce de salaud, quand vous avez déclaré que nous ne pouvions pas vous punir? », Clevinger répond : « Je n'ai pas dit que vous ne pouviez pas me punir, sir. » Le colonel lui demande alors : « Quand n'avez-vous pas dit que nous ne pouvions pas vous punir ? ». Clevinger finit par répondre : « J'ai toujours persisté à ne pas dire que vous ne pouviez pas me punir, sir. »[28]

À l'époque, les psychothérapeutes et les assistants sociaux chargés d'interroger des enfants croyaient que les enfants victimes d'abus sexuels avaient tellement honte ou peur de parler qu'il fallait les y inciter par des questions suggestives répétées. En l'absence de recherches, cette hypothèse était raisonnable, et il est clair qu'elle se vérifie dans certains cas. Depuis, cependant, les chercheurs en psychologie ont réalisé des expériences qui leur ont permis d'étudier la mémoire et les témoignages des enfants sous tous leurs aspects, et notamment de répondre à ces questions : À quel moment l'incitation bascule-t-elle dans la contrainte ? Dans quelle mesure les enfants comprennent-ils ce que les adultes leur demandent ? Leurs réponses dépendent-elles de leur âge, de leurs aptitudes verbales, de la forme des questions qui leur sont posées ? Dans quelles conditions ont-ils tendance à dire la vérité, et dans quelles conditions ont-ils tendance à se laisser suggestionner, à raconter des événements qui ne se sont jamais produits?[29]

Par exemple, dans le cadre d'une expérience sur des enfants d'âge préscolaire, Sena Garven et ses collègues employèrent des techniques d'interrogation fondées sur la transcription exacte des interrogatoires qu'avaient subis les élèves de la maternelle de McMartin. Pour commencer, les enfants reçurent, dans leur école, la visite d'un jeune homme. Ce dernier leur lut une histoire et leur offrit des cadeaux. Il ne fit rien d'agressif, ni d'inconvenant, ni d'étonnant. Une semaine plus tard, une expérimentatrice interrogea les enfants sur la visite du jeune homme. S'adressant à un groupe, elle posa des questions suggestives, comme « Est-ce qu'il a poussé la maîtresse ? » ou « Est-ce qu'il a lancé un crayon au garçon qui discutait ? » À un autre groupe, elle posa les mêmes questions, mais en empruntant des techniques d'influence aux interrogateurs de l'affaire de McMartin : par exemple, elle disait aux enfants ce que d'autres enfants avaient prétendument raconté, se montrait déçue quand leurs réponses étaient négatives, et les félicitait quand ils affirmaient quelque chose. Les enfants du premier groupe répondirent « Oui, c'est arrivé » à environ 15% des fausses allégations qu'on leur suggéra à propos de la visite du jeune homme ; ce pourcentage n'est pas élevé, mais pas négligeable non plus. Parmi les membres du second groupe, cependant, les enfants de 3 ans répondirent « Oui, c'est arrivé » à plus de 80% des fausses allégations qu'on leur suggéra, et les enfants de 4 à 6 ans, à près de la moitié de ces allégations. Qui plus est, on obtint ces résultats après seulement 5 à 10 minutes d'interrogation, alors que, dans beaucoup de vraies enquêtes criminelles, les enfants sont régulièrement interrogés pendant des semaines, et même des mois. Lors d'une recherche similaire, les expérimentateurs constatèrent qu'ils pouvaient facilement, par certaines techniques d'influence, amener des enfants de 5 à 7 ans à répondre affirmativement à des questions absurdes telles que « Est-ce que Paco t'a emmené faire un tour en avion ? ». Mais quelque chose les inquiéta davantage : en très peu de temps, bon nombre des fausses affirmations des enfants s'étaient cristallisées, jusqu'à devenir de faux souvenirs[30].

Grâce à ce type de recherches, les psychologues ont conçu de meilleures méthodes d'interrogation, qui leur permettent d'aider les enfants victimes d'abus à révéler ce qui leur est arrivé, sans pour autant augmenter la suggestibilité des enfants qui n'ont pas subi d'abus. Les scientifiques ont montré que, bien souvent, les enfants très jeunes, âgés de moins de cinq ans, n'étaient pas capables de distinguer ce qui leur avait été raconté de ce qui leur était vraiment arrivé. Si, par exemple, des enfants d'âge préscolaire entendent des adultes faire courir le bruit qu'un certain événement s'est produit, bon nombre de ces enfants finiront par croire qu'ils ont eux-mêmes vécu l'événement en question[31]. Toutes ces recherches aboutissent à une conclusion particulièrement importante : lorsqu'un adulte est convaincu qu'un enfant a subi des abus avant même de l'interroger, il est fort probable que leur entretien s'en trouve faussé. Dans ce genre de cas, lorsque l'adulte demande à l'enfant de lui dire la vérité, il n'est disposé à entendre qu'une seule « vérité » : tout comme Susan Kelley, il reste sourd aux « non » de l'enfant ; si l'enfant dit « non », cela signifie qu'il est dans le déni, le refoulement ou la crainte de parler. Quoi qu'il fasse, l'enfant ne convaincra pas l'adulte qu'il n'a pas subi d'abus.

Nous pouvons comprendre pourquoi tant de Susan Kelley, de procureurs et de parents ont si vite soupçonné le pire : personne ne souhaite qu'un violeur d'enfants soit laissé en liberté. Mais on ne devrait pas non plus souhaiter contribuer à la condamnation d'un adulte innocent. Aujourd'hui, en s'appuyant sur des années de recherche expérimentale sur les enfants, l'Institut national de la santé de l'enfant et du développement humain (National Institute of Child Health and Human Development) et quelques États, notamment le Michigan, ont rédigé de nouveaux protocoles d'enquête à l'usage des assistants sociaux, des inspecteurs de police et des autres personnes chargées d'interroger des enfants[32]. On y insiste sur les dangers du biais de confirmation, en recommandant aux interrogateurs de mettre l'hypothèse de l'abus à l'épreuve, et de ne pas partir du principe qu'ils savent ce qui s'est passé. On reconnaît que la plupart des enfants réellement victimes d'abus les révèlent aisément, et que certains seulement ont besoin d'y être incités ; on met également les interrogateurs en garde contre certaines méthodes, reconnues comme sources de faux témoignages.

En adoptant cette nouvelle ligne de conduite, qui ne consiste plus à « croire les enfants » sans examen critique, mais plutôt à « comprendre les enfants », on reconnaît que les professionnels de la santé mentale doivent moins raisonner en avocats, et davantage en scientifiques : examiner toutes les informations de manière objective, et admettre que leurs soupçons pourraient se révéler sans fondement. S'ils ne s'y appliquent pas, ils ne serviront pas la justice, mais l'autojustification.

Science, scepticisme et autojustification

En 1981, Judith Herman, psychiatre éminente, publia *Father-Daugther Incest* (Inceste père-fille). Les patientes qu'elle considérait dans ce livre ne se rappelaient que trop bien ce qu'elles avaient vécu. À l'époque, les cliniciennes féministes telles que Herman contribuaient grandement à attirer l'attention du public sur le viol, la maltraitance des enfants, l'inceste et la violence domestique. Elles ne prétendaient pas que leurs patientes avaient refoulé leurs souvenirs : elles entendaient plutôt ces femmes leur dire qu'elles avaient choisi de garder le silence, par peur, par honte, et parce que personne ne les croiraient. L'index de *Father-Daughter Incest* ne contient pas d'entrée « refoulement ». Pourtant, dix ans plus tard, Herman comptait parmi les défenseurs des souvenirs retrouvés, comme en témoignent les tous premiers mots de *Trauma and Recovery* (Traumatisme et guérison), ouvrage qu'elle publia en 1992 : « La façon normale de réagir aux atrocités consiste à les bannir de la conscience ». Comment Herman et d'autres cliniciens aussi expérimentés ont-ils pu en arriver à croire que l'oubli des traumatismes était « normal », après avoir cru que les traumatismes ne s'oubliaient que rarement, sinon jamais? En procédant par étapes.

Imaginez que vous êtes un thérapeute profondément soucieux des droits et de la sécurité des femmes et des enfants. Vous vous considérez comme un praticien compétent et humain. Vous savez combien il a été difficile d'amener les politiciens et le public à se préoccuper sérieusement des problèmes des femmes et des enfants. Vous savez à quel point les femmes battues ont eu de la peine à briser le silence. Et vous commencez à entendre parler d'un nouveau phénomène : certaines femmes, au cours de leur thérapie, retrouvent brusquement le souvenir d'événements horribles, qu'elles avaient refoulés durant toute leur vie. On en parle dans des émissions télévisées, dans des conférences auxquelles vous assistez, et dans quantité de livres, à commencer par le très populaire *The Courage to Heal* (Le courage de guérir). Ellen Bass et Laura Davis, les auteurs de ce best-seller, n'ont pas reçu la moindre formation en psychothérapie, et encore moins de formation scientifique, ce qu'elles reconnaissent ouvertement : « Rien de ce qui sera présenté ici ne se fonde sur des théories psychologiques », nous explique Bass dans la préface du livre. Mais leur ignorance en matière de psychologie ne les a pas empêchées de se définir comme thérapeutes et expertes en sévices sexuels, en invoquant les ateliers de discussion qu'elles avaient organisés[33]. Dans leur livre, elles proposent une liste de symptômes qui, d'après elles, sont autant de signes d'inceste refoulé. En voici quelques exemples : la patiente éprouve un sentiment d'impuissance, et manque de motivation ; elle souffre d'un trouble du comportement alimentaire ou de troubles sexuels ; elle sent que quelque chose ne va pas au plus profond d'elle-même ; elle se sent obligée d'être parfaite ; elle se sent mal, elle se sent sale, ou elle a honte. En tant que thérapeute, vous avez affaire à des femmes qui ont certains de ces problèmes. Devez-vous en conclure qu'elles ont été victimes d'inceste durant des années et qu'elles en ont refoulé le souvenir?

Vous voici au sommet de la pyramide, devant un choix : soit vous prenez le train en marche, et vous adhérez au mouvement des souvenirs retrouvés, soit vous restez sur le quai. À l'époque, la plupart des professionnels de la santé mentale firent preuve de scepticisme, et se tinrent à l'écart du mouvement. Cependant, bon nombre de thérapeutes – entre un quart et un tiers, selon plusieurs études[34] – s'y rallièrent, s'engageant ainsi sur la voie de la croyance ; et nous pouvons imaginer combien le cercle vicieux de la pratique clinique facilita leur choix. La plupart, n'ayant pas été formés au scepticisme, n'avaient pas appris à laisser parler les faits. N'ayant pas connaissance du biais de confirmation, ils ne se rendaient pas compte que Bass et Davis voyaient une preuve d'inceste dans n'importe quel symptôme, et même dans l'absence de symptôme. Comme ils n'avaient pas véritablement saisi l'importance des groupes de contrôle, il y avait peu de chances qu'ils se demandent combien de femmes souffraient d'un trouble du comportement alimentaire, ou se sentaient impuissantes et démotivées, sans pour autant avoir été victimes d'abus sexuels[35]. Ils ne prenaient pas la peine d'envisager, outre l'inceste, d'autres raisons capables d'expliquer les problèmes sexuels de leurs patientes.

Même certains praticiens sceptiques étaient réticents à freiner le mouvement ; ils n'osaient pas adresser la moindre critique, ni à leurs collègues ni aux femmes qui parlaient. Vous éprouveriez un malaise – une dissonance – si vous vous rendiez compte que certains de vos collègues salissent votre profession, en y propageant des idées stupides ou dangereuses. Vous ressentiriez une gêne – une dissonance –

si, après avoir lutté pour convaincre les femmes victimes de rompre le silence et pour attirer l'attention du monde sur les enfants victimes de sévices sexuels, vous vous rendiez compte que les femmes et les enfants qui parlaient ne disaient pas tous la vérité. Certains thérapeutes se refusaient à mettre en doute publiquement la plausibilité des souvenirs retrouvés, de peur de nuire à la crédibilité des femmes qui avaient vraiment subi des abus ou été violées. Certains craignaient que les critiques visant le mouvement des souvenirs retrouvés ne fournissent des arguments et un soutien moral aux prédateurs sexuels et aux antiféministes. Au début, ils ne pouvaient pas prévoir que les abus sexuels feraient l'objet d'une panique nationale, et que des innocents seraient sacrifiés à la poursuite des coupables. Cependant, même une fois au courant, ils gardèrent le silence, précipitant ainsi leur propre descente le long de la pyramide.

Aujourd'hui, parmi les psychothérapeutes qui avaient rallié le mouvement des souvenirs retrouvés, certains continuent de faire ce qu'ils ont fait des années durant : ils aident leurs patients à découvrir des souvenirs « refoulés ». (Néanmoins, craignant les poursuites judiciaires, la plupart se montrent désormais plus prudents.) D'autres se sont discrètement désintéressés des souvenirs d'inceste refoulés, cessant d'y voir la principale explication des problèmes de leurs patients. L'inceste refoulé n'est plus à la mode ; tout comme l'« envie du pénis », la frigidité et la « folie masturbatoire », il y a des dizaines d'années, il a fait son temps. Se contentant d'abandonner un mouvement dès lors qu'il s'essouffle, et d'en rallier un nouveau, sans prendre le temps de s'interroger, ces thérapeutes ne se sont pas demandé pourquoi le nombre d'incestes refoulés avait si brusquement chuté. Peut-être sont-ils vaguement au courant des controverses, mais il leur est bien plus facile de les ignorer et de continuer à faire ce qu'ils ont toujours fait, en adoptant, tout au plus, une nouvelle technique en vogue.

Mais les praticiens qui doivent faire face à la plus forte dissonance sont sans doute les psychologues cliniciens et les psychiatres qui ont pris la tête du mouvement des souvenirs retrouvés. Beaucoup ont suivi un parcours extraordinaire. Ce mouvement leur a valu une notoriété et un succès considérables. Ils tenaient la vedette dans les conférences professionnelles. On leur demandait, et on leur demande encore de témoigner devant la justice, lorsque cette dernière cherche à savoir si un enfant a été victime d'abus ou si les souvenirs retrouvés d'un plaignant sont plausibles ; et, comme nous l'avons vu, ils se prononcent généralement avec la plus grande certitude. Quand les preuves scientifiques attestant qu'ils avaient tort commencèrent à s'accumuler, quelles chances y avait-il pour qu'ils les acceptent de bon gré, en se réjouissant que de nouvelles recherches sur la mémoire et les témoignages des enfants leur permettent d'améliorer leur pratique ? Réagir ainsi revenait à reconnaître qu'ils avaient nui aux femmes et aux enfants mêmes qu'ils essayaient d'aider. Il leur était bien plus facile de rester sur leurs positions, en jugeant ces recherches scientifiques inutiles à la pratique clinique. Et, dès lors qu'ils s'étaient engagés dans ce processus d'autojustification, ils ne pouvaient plus faire marche arrière, à moins d'un effort psychologique énorme.

Aujourd'hui, arrivés au bas de la pyramide, après s'être nettement éloignés de leurs collègues scientifiques, après avoir consacré deux décennies à la propagation d'une forme de thérapie que Richard McNally considère comme « la pire catastrophe jamais survenue dans le domaine de la santé mentale depuis l'époque la lobotomie »[36], les thérapeutes des souvenirs retrouvés sont, pour la plupart, toujours aussi fermement attachés à leurs convictions. Mais comment ont-ils réduit leur dissonance ?

L'une des méthodes les plus courantes consiste à minimiser la gravité du problème et de ses conséquences. Lors d'une conférence,

John Briere, psychologue clinicien comptant parmi les plus anciens défenseurs du mouvement, finit par admettre que la quantité des souvenirs retrouvés durant les années 1980 était peut-être imputable, au moins en partie, à des thérapeutes « trop enthousiastes », qui avaient malheureusement essayé de « liposucer des souvenirs dans le cerveau [de leurs patients] ». Autrement dit, des erreurs avaient bien été commises, mais seulement par certains d'entre eux, ou plutôt, comme il s'empressa de le préciser, par un petit nombre d'entre eux. Selon lui, les faux souvenirs retrouvés étaient rares, et les vrais souvenirs refoulés, nettement plus courants[37].

D'autres réduisent leur dissonance en rejetant la faute sur les victimes. Colin Ross, un psychiatre qui avait connu gloire et fortune en prétendant que les souvenirs refoulés d'abus sexuels engendraient des cas de personnalité multiple, finit un jour par reconnaître que « des souvenirs [pouvaient] se créer dans le cerveau d'individus suggestibles à cause d'une mauvaise méthode thérapeutique ». Toutefois, le fait que « la mémoire humaine normale [soit] très sujette à l'erreur » l'amena à la conclusion que « les faux souvenirs [étaient] biologiquement normaux et, par conséquent, pas forcément imputables au thérapeute ». Selon lui, les thérapeutes n'étant que de simples « consultants », ils ne pouvaient pas créer de faux souvenirs dans l'esprit de leurs patients[38]. En d'autres termes, si un patient créait un faux souvenir, il ne pouvait s'en prendre qu'à lui-même.

Les cliniciens dont l'engagement idéologique est le plus fort évitent les nouvelles dissonantes en « tuant le messager ». À la fin des années 1990, des psychiatres et des psychothérapeutes furent reconnus coupables de faute professionnelle médicale pour avoir employé des méthodes coercitives, et des tribunaux se prononcèrent contre l'avis de psychiatres et de psychothérapeutes dans des affaires de prétendus souvenirs retrouvés. D. Corydon Hammond invita alors ses collègues cliniciens à réagir : « Je crois qu'il est temps que quelqu'un déclare la chasse aux universitaires et aux chercheurs ouverte. Aux États-Unis et au Canada, en particulier, les choses ont pris une tournure extrême, certains universitaires défendant des positions extrêmes sur les faux souvenirs ; je crois donc qu'il est temps pour les cliniciens de commencer à poursuivre les chercheurs et les rédacteurs en chef de revues pour manquement à l'éthique professionnelle et faute professionnelle scientifique – je rappelle que la plupart d'entre eux n'ont pas d'assurance contre les fautes professionnelles. »[39] Certains psychiatres et certains psychologues cliniciens suivirent les conseils de Hammond : ils harcelèrent des chercheurs et des rédacteurs en chef par courrier, lancèrent de fausses accusations de manquement à l'éthique professionnelle contre des scientifiques étudiant la mémoire et le témoignage chez l'enfant, et tentèrent d'empêcher la publication d'articles et d'ouvrages critiques en engageant des procès pour « nuisance publique ». Mais tous leurs efforts se sont révélés vains : rien n'a pu faire taire les scientifiques[40].

Il existe un dernier moyen de réduire cette dissonance : juger que toute la recherche scientifique s'inscrit dans une violente réaction contre les enfants victimes et les anciennes victimes d'inceste, et la rejeter ainsi en bloc. La dernière partie de *The Courage to Heal* (Le courage de guérir) s'intitule « Honorons la vérité : une réponse aux réactions hostiles ». Aucune partie ne s'intitule : « Honorons la vérité : nous avons commis de graves erreurs »[41].

Parmi les psychothérapeutes ayant pratiqué la thérapie des souvenirs retrouvés, presque aucun n'a reconnu s'être trompé. Il se peut qu'ils redoutent des poursuites judiciaires, bien entendu.

Cependant, en considérant les cas des rares thérapeutes à avoir reconnu publiquement leurs erreurs, nous voyons ce qu'il peut leur en coûter de s'extraire de leur cocon d'autojustifications. Linda Ross, par exemple, a dû sortir du cercle vicieux des entretiens thérapeutiques privés et affronter, en personne, des parents qui avaient vu leur vie s'écrouler suite aux accusations de leur fille. Un jour, l'une de ses patientes l'emmena à une réunion de parents accusés. Pour Ross, ce fut l'occasion d'une prise de conscience brutale : l'histoire de l'une de ses patientes, qui lui avait semblé bizarre mais possible lorsqu'elle l'avait entendue en thérapie, lui apparut soudain comme invraisemblable, une fois prise au milieu de tant d'histoires similaires. « Je m'étais efforcée de soutenir les femmes et leurs souvenirs retrouvés, mais il ne m'était pas arrivé une seule fois de penser à ce que pouvaient vivre leurs parents », dit-elle. « En les entendant, je compris enfin à quel point c'était insensé. Un couple âgé se présenta à moi, et la femme me raconta que son mari avait été accusé par leur fille d'avoir tué trois personnes. [...] La souffrance de ces parents était manifeste ; elle se lisait sur leur visage. Et ils ne la devaient qu'à une seule chose : leur fille avait suivi une thérapie [des souvenirs retrouvés]. Ce jour-là, je n'étais pas très fière de moi, ni de ma profession. »

Ross raconte que, suite à cette réunion, il lui arrivait fréquemment de se réveiller au milieu de la nuit, prise « d'angoisse et de terreur » : son cocon protecteur commençait à se déchirer. Parfois, elle craignait d'être poursuivie en justice ; mais, le plus souvent, elle « pensait simplement à ces mères et ces pères, qui voulaient revoir leur fille. » Elle appela ses anciennes patientes, pour essayer de remédier au mal qu'elle avait fait ; et elle changea sa manière de pratiquer la thérapie. Dans une interview qu'elle accorda à Alix Spiegel dans *This American Life* (Cette vie américaine), émission diffusée par la National Public Radio (la principale radio publique américaine), Ross évoque le jour où elle accompagna l'une de ses patientes à un rendez-vous avec ses parents. La police avait fouillé leur maison de fond en comble, à la recherche d'un cadavre dont leur fille avait retrouvé le souvenir au cours de sa thérapie[42]. En fait, il n'y avait pas de cadavre dans leur maison, pas plus qu'il n'y avait de salle de torture au sous-sol de l'école maternelle de McMartin. « J'ai alors pu leur dire le rôle que j'avais joué dans tout cela », raconte Ross. « Et leur dire que je comprenais parfaitement qu'il leur soit à jamais difficile de me pardonner, mais que j'étais profondément convaincue d'avoir besoin de leur pardon. »

À la fin de l'interview, Alix Spiegel ajoute : « Linda Ross est presque la seule thérapeute en exercice à avoir parlé publiquement de son expérience, admis sa culpabilité, et essayé de comprendre comment tout cela était arrivé. Les experts, pour une fois, restent étonnamment silencieux. »

Chapitre 5

La justice en désordre

Il doit être très difficile, pour tout procureur, [de reconnaître son erreur] et de dire : « Bon sang, nous lui avons volé 25 ans de sa vie. Ça suffit. »

Dale M. Rubin, avocat de Thomas Lee Goldstein

En 1980, Thomas Lee Goldstein, étudiant universitaire et ex-marine, fut déclaré coupable de meurtre ; il passa 24 ans en prison. En réalité, il était innocent ; son seul crime était de s'être trouvé au mauvais endroit, au mauvais moment. Goldstein habitait près de chez la victime, mais la police ne trouva jamais aucune preuve matérielle de sa culpabilité : ni arme, ni empreintes digitales, ni sang. Son meurtre présumé n'avait aucun mobile. On fonda sa condamnation sur le témoignage d'un prisonnier indicateur qui, par une curieuse coïncidence, s'appelait Edward Fink (Mouchard). Fink avait été arrêté 35 fois ; il avait été reconnu coupable de trois crimes ; il était héroïnomane ; et, dans 10 procès différents, il avait témoigné que le défendeur lui avait tout avoué en prison, dans une cellule commune. (Selon un conseiller psychologique en milieu carcéral, Fink était « un escroc tendant à manipuler les faits comme s'ils étaient élastiques ».) Lors du procès, Fink mentit sous serment : il nia avoir obtenu une réduction de peine en échange de son témoignage. Outre ce témoignage, l'accusation n'apporta qu'une seule preuve : la déclaration de Loran Campbell, un témoin oculaire qui avait désigné Goldstein comme coupable après que la police lui eut faussement affirmé que Goldstein avait raté le test du détecteur de mensonge. Parmi les cinq autres témoins oculaires, aucun ne reconnut Goldstein, et quatre affirmèrent que le tueur était « noir ou mexicain ». Par la suite, Campbell rétracta son témoignage ; il admit qu'il s'était montré « un peu trop soucieux » d'aider la police en lui disant ce qu'elle voulait entendre. C'était trop tard. Goldstein fut déclaré coupable du meurtre, et condamné à une peine minimale de 27 ans de prison, pouvant aller jusqu'à la perpétuité.

Des années plus tard, cinq juges fédéraux reconnurent que Goldstein n'avait pas eu droit à un procès équitable parce que les avocats de l'accusation n'avaient pas informé la défense de leur arrangement avec Fink. Mais Goldstein resta en prison. Finalement, en février 2004, un juge de la Cour supérieure de Californie mit fin à l'affaire « dans l'intérêt de la justice », en invoquant l'insuffisance des preuves à charge, et la « nature cancéreuse » du procès – le fait qu'il repose sur le témoignage d'un indicateur professionnel, qui avait menti sous serment. Pourtant, le bureau du procureur du comté de Los Angeles refusa d'admettre qu'il avait pu commettre une erreur. Dans les heures qui suivirent, il engagea de nouvelles poursuites contre Goldstein, fixa sa caution à un million de dollars, et annonça qu'il serait rejugé pour ce meurtre. « Je suis vraiment sûr qu'on tient le bon gars », déclara Patrick Connolly, procureur adjoint. Deux mois plus tard, le bureau du procureur reconnut qu'il n'y avait pas lieu de poursuivre Goldstein, et il le relâcha.

~

Au soir du 19 avril 1989, une femme, que l'on appellerait bientôt « la joggeuse de Central Park », fut brutalement violée et matraquée. Très vite, la police arrêta cinq adolescents noirs et hispano-américains de Harlem qui traînaient dans le parc, attaquant et tabassant des passants au hasard. Non sans raison, la police les soupçonna d'avoir agressé la joggeuse. Elle les mit en garde à vue et les interrogea pendant 14 à 30 heures. Les garçons, âgés de 14 à 16 ans, finirent par avouer. Ils ne se contentèrent pas d'admettre leur culpabilité : ils entrèrent dans les détails sordides de leur agression. L'un d'entre eux montra comment il avait enlevé le pantalon de la joggeuse. Un autre raconta que son chemisier avait été coupé au couteau, et que l'un des membres de la bande l'avait frappée plusieurs fois à la tête avec une pierre. Un autre exprima les remords que lui causait son « premier viol », expliqua que les autres l'y avaient incité, et promit de ne jamais recommencer. Bien qu'aucune preuve matérielle ne permette de leur attribuer ce crime – aucune trace de leur sperme, ni de leur sang, ni de leur ADN – leurs aveux suffirent à convaincre la police, le jury, les médecins légistes et le public de leur culpabilité. Par une campagne d'annonces dans la presse, qui lui coûta 80 000 dollars, Donald Trump demanda publiquement qu'on leur inflige la peine de mort[1].

Et pourtant, les cinq adolescents étaient innocents. Treize ans plus tard, Matias Reyes, en prison pour avoir violé et volé trois femmes, et pour avoir violé et tué une autre femme, avoua qu'il était le seul et unique auteur du crime. Il connaissait des détails que personne d'autre ne connaissait, et son ADN correspondait à l'ADN des traces de sperme retrouvées sur la victime et sur l'une de ses chaussettes. Le bureau du procureur du district de Manhattan, Robert M. Morgenthau, enquêta pendant près d'une année, et ne put établir aucun lien entre Reyes et les garçons qui avaient été déclarés coupables. Le même bureau soutint une motion de la défense visant à annuler leur condamnation ; cette motion fut acceptée en 2002. Mais la décision de Morgenthau fut violemment dénoncée par d'anciens procureurs, et par les officiers de police qui avaient pris part à l'enquête initiale : ils refusaient de croire à l'innocence des cinq garçons[2]. Après tout, ils avaient avoué.

En 1932, Edwin Borchard, professeur de droit à l'université de Yale, publia *Convicting the Innocent : Sixty-five Actual Errors of Criminal Justice* (La condamnation des innocents : soixante-cinq erreurs commises par la justice pénale). Dans 8 des 65 affaires examinées par Borchard dans ce livre, après qu'une personne eut été condamnée pour meurtre, sa victime supposée était réapparue, plus vivante que jamais. Vous y voyez peut-être une preuve assez convaincante que les policiers et les procureurs concernés avaient commis de graves erreurs. Voici pourtant ce qu'un procureur affirma à Borchard : « Les innocents ne sont jamais condamnés. Ne vous inquiétez pas : cela n'arrive jamais... C'est physiquement impossible. »

Puis vinrent les tests ADN. En 1989, pour la première fois, un test ADN permit la libération d'un prisonnier innocent. Comme les faits nous le rappellent régulièrement depuis, les condamnations injustes, loin d'être « physiquement impossibles », sont bien plus courantes que nous ne le pensions. Sur son site web, Innocence Project (Projet Innocence), une organisation fondée par Barry Scheck et Peter J. Neufeld, propose des informations actualisées sur les centaines de personnes qui, après avoir été emprisonnées pour meurtre ou pour viol, ont été innocentées, le plus souvent grâce à des tests ADN, mais parfois grâce à d'autres types de preuves, qui permettaient, par exemple, de montrer que des témoins oculaires les avaient confondues avec le coupable[3]. Les condamnés à mort innocentés font bien évidemment l'objet de la plus grande attention ; mais le nombre de personnes injustement condamnées pour des crimes passibles de peines moins lourdes est aussi alarmant. Après avoir mené, avec l'aide de ses associés, une étude approfondie des affaires pénales dans lesquelles un condamné avait été incontestablement innocenté, Samuel R. Gross, professeur de droit, aboutit à la conclusion suivante : « Si nous réexaminions les condamnations à des peines de prison aussi soigneusement que les condamnations à mort, *plus de 28 500 personnes condamnées à des peines non capitales auraient été innocentées durant les 15 dernières années*, alors que seules 255 l'ont été. »[4]

Il s'agit là d'informations dérangeantes, dissonantes, pour quiconque veut croire que notre système de justice pénale fonctionne. Le citoyen moyen a déjà de la peine à les admettre. Mais la difficulté est plus grande encore pour les acteurs mêmes du système, qui ont toutes les raisons d'en justifier les erreurs, et en particulier leurs propres erreurs. Richard Ofshe, expert en psychologie sociale, et spécialiste de la psychologie des faux aveux, releva un jour que condamner un innocent était « l'une des pires erreurs professionnelles qui soient – comme amputer la mauvaise jambe, pour un médecin. »[5]

Imaginez que l'on vous apporte la preuve que vous avez amputé la mauvaise jambe, c'est-à-dire contribué à la condamnation d'un innocent. Que faites-vous ? Votre premier réflexe consiste à nier votre erreur, dans le but évident de garder votre poste, de sauver votre réputation et d'épargner vos collègues. De plus, si vous relâchez un condamné et qu'il commet un crime grave par la suite, ou si vous libérez un prisonnier innocent mais prétendument coupable d'un crime odieux, comme le viol d'un enfant, le public risque de s'en indigner, et de vous accuser de laxisme à l'égard des criminels[6]. Les raisons extérieures qui vous poussent ainsi à nier vos erreurs sont fort nombreuses ; mais c'est en vous-même que réside la raison principale : vous voulez vous voir comme une personne respectable et compétente, incapable de condamner un innocent. Mais comment pouvez-vous continuer de croire que vous tenez le coupable quand de nouveaux éléments viennent vous prouver le contraire? Vous vous persuadez, vous vous dites que ces preuves sont insignifiantes, vous vous dites que, de toute façon, l'homme que vous tenez est un sale type, et que, même s'il n'a pas commis ce crime particulier, il a sans doute dû en commettre un autre. La seconde réaction possible, qui consiste à admettre qu'un innocent a passé 15 ans en prison à cause de vous, trancherait trop nettement avec l'idée que vous vous faites de vous-même et de vos compétences ; vous cherchez donc, par toutes sortes de ruses mentales, à vous convaincre que vous n'avez pas pu commettre une telle bourde.

À chaque fois qu'un innocent est libéré grâce à un test ADN, après avoir passé des années en prison, on entend presque tourner la machinerie mentale des procureurs, des policiers et des juges, occupés à réduire leur dissonance. L'une de leurs stratégies consiste à prétendre que la plupart de ces prisonniers, loin d'avoir été injustement *condamnés*, ont été injustement *innocentés*. Le fait qu'un prisonnier soit relâché ne prouve en rien qu'il soit innocent. Et même s'il l'est effectivement, tant pis : les condamnations injustes sont extrêmement rares, et c'est le prix à payer pour préserver le formidable système que nous avons mis en place. Le vrai problème est ailleurs : trop de criminels s'en tirent par des astuces de procédure, ou échappent à la justice parce qu'ils ont les moyens de s'offrir d'excellents avocats. Comme le souligne Joshua Marquis, procureur de district et défenseur « professionnel » de notre système judiciaire pénal, « les Américains devraient beaucoup plus s'inquiéter des coupables injustement relâchés que des innocents injustement condamnés »[7]. Lorsque le Centre de l'intégrité publique (Center for Public Integrity), une organisation impartiale, publia un rapport révélant, preuves à l'appui, 2 012 fautes professionnelles commises par des procureurs et ayant conduit à des condamnations injustes, Marquis rejeta les chiffres avancés, et nia que ce problème soit, comme le rapport le laissait entendre, « épidémique ». « En vérité, il serait plus juste de dire que ces fautes sont épisodiques », écrivit-il,

« ces quelques cas étant assez rares pour mériter toute l'attention des tribunaux et des médias. »

D'après Marquis, le système est doté de procédures d'autocorrection, qui lui permettent de remédier immédiatement aux erreurs et aux fautes professionnelles commises. Il craint que, en voulant toucher au système, lui apporter des corrections destinées à réduire le taux de condamnations injustes, on ne finisse par libérer trop de coupables. Ce raisonnement illustre la logique trompeuse de l'autojustification. En fait, à chaque fois que l'on condamne un innocent, on laisse un *vrai* coupable en liberté. « Seul parmi les professionnels du droit », affirme Marquis, « un procureur ne doit servir que la vérité – même si elle l'oblige à torpiller lui-même son procès »[8]. Par ce principe admirable, bon remède contre la dissonance, Marquis révèle, plus qu'il ne l'imagine, le problème de fond. Si les procureurs ne torpillent pas leurs procès quand il le faudrait, c'est précisément parce qu'ils sont convaincus de poursuivre la vérité : guidés par l'autojustification, ils ont rarement le sentiment de faire fausse route.

Il n'est nul besoin d'être un procureur de district calomniateur et corrompu pour penser ainsi. Rob Warden, directeur exécutif du Centre des condamnations injustes (Center on Wrongful Convictions), établi à la faculté de droit de la Northwestern University, a observé la dissonance à l'œuvre chez des procureurs qu'il considérait comme des personnes « fondamentalement honnêtes » et honorables, soucieuses d'agir au plus juste. Un jour, après qu'un condamné eut été innocenté dans un procès, Jack O'Malley, le procureur, répéta à Warden : « Comment est-ce possible ? Comment cela a-t-il pu arriver ? ». « Il ne l'admettait pas », nous dit Warden. « Il ne comprenait pas. Il ne comprenait vraiment pas. Et Jack O'Malley était quelqu'un de bien. » Les procureurs ne peuvent s'empêcher de considérer qu'ils sont, tout comme les flics, dans le camp des bons, et que les défendeurs sont dans le camp des méchants. « Vous entrez dans le système, et vous devenez très cynique », nous dit Warden. « Les gens vous mentent sans arrêt. Alors vous construisez votre propre théorie du crime, et elle restreint votre champ de vision : vous avez des œillères. Des années plus tard, on vous apporte la preuve éclatante que le type était innocent. Et vous êtes là, assis, en train de vous dire : 'Attends un peu. Soit cette preuve éclatante est fausse, soit je me suis trompé ; et je n'ai pas pu me tromper, puisque je suis dans le camp des bons'. C'est un phénomène psychologique que j'ai observé maintes et maintes fois. »[9]

Ce phénomène n'est autre que l'autojustification. Maintes et maintes fois, en lisant des études sur les erreurs judiciaires de l'histoire des États-Unis, nous avons tous deux vu comment l'autojustification pouvait augmenter le risque d'injustice, à chaque étape du processus, de l'arrestation à la condamnation. Par des méthodes fondées sur toute une vie d'expérience professionnelle, les policiers et les procureurs choisissent un suspect et constituent un dossier contre lui pour obtenir sa condamnation. En général, leur choix se révèle correct. Malheureusement, ces méthodes comportent des risques : en les employant, ils ont plus de chances de se tromper, de s'acharner sur un innocent, de négliger les indices qui pourraient les conduire à un autre suspect, d'être confortés dans leur mauvais choix, et de refuser, ensuite, d'admettre qu'ils se sont trompés. Généralement, dès lors que le processus est en marche, tous ceux qui en sont prisonniers, qui s'efforcent de faire condamner le premier suspect désigné, deviennent de plus en plus convaincus d'avoir attrapé le coupable, et s'attachent de plus en plus à obtenir sa condamnation. Une fois qu'il est en prison, *le fait même qu'il le soit justifie tout ce qu'ils ont fait pour l'y amener.* De plus, le juge et le jury étaient d'accord avec eux, n'est-ce pas ? L'autojustification peut non seulement conduire des innocents en prison, mais encore les empêcher d'en sortir.

Les enquêteurs

Au matin du 21 janvier 1998, à Escondido, en Californie, on retrouva Stephanie Crowe, âgée de 12 ans, dans sa chambre, tuée à coups de couteau. La veille, des voisins avaient appelé le numéro d'urgence 911 pour signaler la présence d'un rôdeur au comportement bizarre et inquiétant dans leur quartier – il s'agissait de Richard Tuite, un homme qui souffrait de schizophrénie, et qui avait déjà poursuivi des jeunes femmes et pénétré chez elles par effraction. Toutefois, les enquêteurs d'Escondido, et une équipe de l'Unité d'analyse comportementale (Behavioral Analysis Unit) du FBI, en arrivèrent presque immédiatement à la conclusion que le crime avait été commis par un membre de la famille. Après tout, dans la plupart des cas, le meurtrier est un proche de la victime, pas un intrus déséquilibré.

Conformément à cette première idée, les enquêteurs, à commencer par Ralph Claytor et Chris McDonough, concentrèrent leur attention sur le frère de Stephanie, Michael, âgé de 14 ans à l'époque. Sans en avertir ses parents, ils interrogèrent Michael, qui avait de la fièvre, pendant trois heures d'affilée, puis pendant six heures, sans pause. Ils mentirent : selon eux, on avait retrouvé du sang de Stephanie dans la chambre de Michael et des mèches de cheveux de Michael dans la main de Stephanie, Stephanie avait forcément été tuée par quelqu'un se trouvant dans la maison parce que toutes les portes et les fenêtres étaient verrouillées, les vêtements de Michael étaient pleins de sang de Stephanie, et Michael avait raté le test du Détecteur de stress vocal (Voice Stress Analyzer) informatisé. (Cet appareil pseudo-scientifique est censé reconnaître les menteurs en mesurant les « micro-vibrations » de leur voix. Mais ni l'existence de ces micro-vibrations ni la validité de cette méthode de détection n'a été établie scientifiquement[10].) Bien qu'il leur ait dit et répété qu'il n'avait aucun souvenir du crime, bien qu'il n'ait pu leur donner aucun détail – par exemple, le lieu où il aurait mis l'arme du crime –, Michael finit par avouer qu'il avait tué sa sœur dans un accès de jalousie. Dans les jours qui suivirent, la police arrêta également Joshua Treadway et Aaron Houser, des amis de Michael, tous deux âgés de 15 ans. Après avoir été interrogé deux fois, pendant 22 heures en tout, Joshua Treadway raconta, en détail, comment ses deux amis et lui avaient prémédité le meurtre de Stephanie.

Mais un coup de théâtre survint à la veille même du procès : on avait retrouvé du sang de Stephanie sur le pull que Richard Tuite, le rôdeur, portait la nuit du meurtre. Ce nouvel élément obligea Paul Pfingst, alors procureur du district, à abandonner les poursuites engagées contre les trois adolescents. Invoquant leurs aveux, Pfingst resta malgré tout convaincu qu'ils étaient coupables, et se refusa donc à mettre Tuite en examen. De même, Claytor et McDonough, les deux policiers qui avaient concentré toute leur énergie sur les trois garçons, n'abandonnèrent jamais leur certitude : pour eux, ils avaient bel et bien coffré les meurtriers. Afin de justifier leurs méthodes et leurs convictions, ils publièrent un livre à compte d'auteur. Dans ce livre, ils présentent Richard Tuite comme le dindon de la farce, le bouc-émissaire, un homme instable manipulé par les politiciens, par la presse, par les vedettes, et par les avocats des trois garçons, engagés par leurs familles pour « décharger leurs clients de leur responsabilité et la rejeter sur [Tuite] »[11].

Après la libération des trois adolescents, on confia l'affaire à Vic Caloca, un autre inspecteur du département. Malgré l'opposition de la police et des procureurs du district, Caloca prit lui-même la décision de rouvrir l'enquête. Certains policiers cessèrent de lui parler ; un juge lui reprocha de faire des vagues ; lorsqu'il sollicita leur appui, les procureurs l'ignorèrent ; pour qu'un laboratoire de police scientifique lui fournisse les preuves qu'il recherchait, il lui fallut d'abord obtenir une ordonnance du tribunal. Malgré tout, Caloca persista, et finit par dénoncer, dans un rapport de 300 pages, « les spéculations, les erreurs de jugement et les preuves non convaincantes » qui avaient conduit à la condamnation de Michael Crowe et de ses amis. Pour Caloca, qui n'avait pas pris part à la première enquête, qui n'avait pas conclu hâtivement à la culpabilité des trois garçons, les preuves de la culpabilité de Tuite n'étaient pas des sources de dissonance, mais simplement des preuves.

Caloca contourna le bureau du procureur du district, et se rendit directement, muni de ces preuves, au bureau du procureur général de Californie, à Sacramento. David Druliner, procureur général adjoint, accepta alors de poursuivre Tuite. En mai 2004, six ans après la première enquête, lors de laquelle on avait exclu sa culpabilité, en le prenant pour un simple rôdeur, un maladroit, Richard Tuite fut reconnu coupable du meurtre de Stephanie Crowe. Druliner critiqua sévèrement la première enquête, menée par les policiers d'Escondido. « Ils se sont complètement trompés de direction, au détriment de tout le monde », déclara-t-il. « Ils ont prêté si peu d'attention à M. Tuite – c'était incompréhensible. »[12]

Et pourtant, leur comportement peut maintenant s'expliquer. Lorsque l'on découvrit le sang de Stephanie sur le pull de Tuite, les enquêteurs d'Escondido restèrent sur leurs positions, sans même émettre le moindre doute. Cette attitude extrême pouvait effectivement sembler absurde. Mais elle résultait, en fait, d'une descente de la pyramide des choix : après s'être persuadés, au sommet, que Michael et ses amis étaient coupables, les enquêteurs avaient justifié toutes leurs bourdes les unes après les autres, jusqu'à atteindre la base.

Revenons au sommet de la pyramide, où s'opère le choix du suspect. Nombre de policiers font ce que nous avons tous tendance à faire quand nous apprenons un meurtre : après avoir spontanément choisi notre coupable, nous arrangeons les éléments de l'enquête de manière qu'ils confirment notre choix, et nous écartons ou négligeons les éléments qui viennent le remettre en cause. Des chercheurs en psychologie sociale ont étudié ce phénomène en profondeur. Leur méthode consistait à demander à des gens de jouer le rôle d'un juré, et à déterminer les facteurs qui influençaient leurs décisions. Dans le cadre d'une expérience, on invita les participants à écouter la reconstitution d'un vrai procès criminel, que l'on avait enregistrée ; on leur demanda ensuite quelle décision il auraient prise en tant que jurés, et pourquoi. Au lieu d'envisager et d'examiner les différents verdicts possibles à la lumière des preuves apportées au cours du procès, la plupart des participants construisaient un scénario du meurtre dès le départ ; ensuite, à chaque fois qu'une nouvelle preuve était apportée, ils ne l'admettaient que si elle confirmait ce scénario préconçu. Ceux qui se décidaient aussi hâtivement étaient également les plus convaincus de leur choix, et ils avaient davantage tendance à le justifier en se prononçant pour un verdict extrême[13]. C'est normal ; mais c'est alarmant.

Lors de leur premier entretien avec un suspect, les enquêteurs ont tendance à s'en faire une idée rapidement : soit le type est coupable, soit il est innocent. Avec le temps et l'expérience, ils apprennent à suivre certaines pistes plutôt que d'autres, et ils finissent par se croire infaillibles. Leur confiance s'explique non seulement par leur expérience, mais encore par des méthodes de formation qui font prévaloir la rapidité et la certitude sur la prudence et le doute. Lors d'un entretien, Jack Kirsch, ancien chef de l'Unité des sciences comportementales (Behavioral Science Unit) du FBI, expliqua que certains policiers de l'extérieur venaient demander conseil aux membres de son équipe sur des affaires difficiles à résoudre. « Même pris à l'improviste, nous n'hésitions pas à répondre spontanément et, en général, nous tapions dans le mille », raconta-t-il. « Nous l'avons fait des milliers de fois. »[14]

Cette confiance se trouve souvent justifiée par les faits : généralement, les policiers ont affaire à des cas qui les confortent dans leurs opinions, c'est-à-dire à de vrais coupables. Mais elle comporte un danger : les policiers confiants risquent davantage de prendre un innocent pour le coupable, d'exclure hâtivement tous les autres suspects, et de restreindre ainsi leur champ de vision. Par exemple, les enquêteurs d'Escondido n'essayèrent même pas d'utiliser leur détecteur de stress vocal dernier cri en interrogeant Tuite, alors qu'ils s'en étaient servis pour tester Michael Crowe. L'inspecteur McDonough s'en expliqua ainsi : « Comme Tuite était connu pour avoir déjà souffert de troubles mentaux et consommé de la drogue, et qu'il était peut-être encore atteint de troubles mentaux et toxicomane, les résultats du test de stress vocal n'auraient peut-être pas été valables. »[15] Autrement dit, quand vous avez affaire à un suspect que vous croyez déjà coupable, sortez votre gadget : quoi que le suspect fasse, le résultat confirmera ce que vous pensiez. Quand vous avez affaire à un suspect que vous croyez innocent, rangez votre gadget : de toute façon, il ne fonctionnera pas.

La première idée que l'on se fait d'un suspect – « il est coupable » ou « il est innocent » – semble d'abord évidente et rationnelle. Il se peut qu'il corresponde à une description donnée par la victime ou par un témoin oculaire, ou à une catégorie de personnes statistiquement plus probable que les autres. Suivez la piste de l'amour et de l'argent : elle vous mènera tout droit au coupable. Dans la plupart des affaires de meurtre, en effet, le coupable le plus probable n'est autre que le partenaire, l'époux, l'ex-époux, un parent ou un héritier de la victime. Selon le lieutenant Ralph M. Lacer, lorsqu'une jeune femme a été tuée, « la toute première personne que vous allez chercher est son partenaire. Vous n'allez pas chercher un type dehors dans un van. » Lorsqu'il tint ces propos, Lacer entendait se justifier. En effet, convaincu que Bibi Lee, une étudiante universitaire sino-américaine, avait été tuée par Bradley Page, son petit ami, il avait décidé de ne pas tenir compte des déclarations de plusieurs témoins, qui avaient pourtant vu, non loin du lieu du crime, un homme pousser une jeune « Orientale » dans un van, démarrer et s'en aller[16]. Pourtant, selon Steven Drizin, avocat, « dans une enquête, la famille peut-être un point de départ légitime, mais rien de plus. Au lieu d'essayer de prouver qu'il s'agit d'un meurtre intrafamilial, la police doit explorer l'ensemble des pistes possibles. Bien trop souvent, elle ne le fait pas. »[17]

Une fois qu'un enquêteur est persuadé d'avoir trouvé le meurtrier, le biais de confirmation l'amène à voir son principal suspect comme le seul et unique suspect. Même innocent, le suspect finira sur le banc des accusés. C'est ce qui arriva à Patrick Dunn, le retraité de Bakersfield, en Californie, que nous avons mentionné dans l'introduction. Dans cette affaire, la police décida de croire les déclarations non confirmées d'un criminel professionnel, qui les confortaient dans leur idée que Dunn était coupable, au lieu de croire les déclarations confirmées d'un témoin impartial, qui l'auraient innocenté. Pour l'accusé, cette décision était incompréhensible. « Mais ne recherchent-ils pas la vérité ? », demanda-t-il à Stan Simrin, son avocat. « Si », lui répondit Simrin. « Et ils sont convaincus de l'avoir trouvée : pour eux, vous êtes coupable. Et maintenant, ils vont tout faire pour obtenir votre condamnation. »[18]

Lorsque des policiers décident de tout faire pour obtenir la condamnation d'un suspect, ils tendent à écarter ou à négliger les preuves qui devraient les faire changer d'avis. Dans des cas extrêmes, il se peut même qu'un policier, voire un département de police entier, finisse par franchir les limites de la légalité. À la fin des années 1990, un scandale éclata au sein de la division Rampart du département de police de Los Angeles : des dizaines de policiers, membres de l'unité antigang qu'elle avait mise sur pied, furent poursuivis pour avoir procédé à de fausses arrestations, donné de faux témoignages, et pincé des innocents après les avoir piégés ; environ cent condamnations obtenues par ces méthodes illégales furent finalement annulées. De même, en 1989, une enquête de l'État de New York révéla que le département de police du comté de Suffolk avait saboté des affaires importantes en brutalisant des suspects, en mettant illégalement des téléphones sur écoute, et en dissimulant ou en falsifiant des preuves décisives.

Ces policiers ne naissent pas corrompus : ils le deviennent. Poussés par la culture policière de leur département, et par leur propre loyauté professionnelle, qui les engage à poursuivre les mêmes objectifs, ils descendent la pyramide des choix. Andrew McClurg, professeur de droit, a suivi le processus qui conduit de nombreux policiers à des comportements qu'ils n'auraient même pas imaginé adopter à leurs débuts, lorsqu'ils avaient encore des idéaux. Les premières fois qu'on leur demande de mentir dans le cadre de leur service, ils ressentent une dissonance : « Je suis là pour faire respecter la loi » tranche avec « Je suis moi-même en train de la violer ». Avec le temps, selon McClurg, ils « apprennent à se protéger de leur dissonance en l'étouffant sous un matelas d'autojustification ». Une fois convaincus que le mensonge est défendable, qu'il fait même partie intégrante de leur travail, les policiers « n'ont plus le sentiment dissonant d'être hypocrites. Le policier apprend à justifier le mensonge, à considérer qu'il est moral ou, tout au moins, qu'il n'est pas immoral. Ainsi, l'image qu'il a de lui-même, celle d'une personne convenable et honnête, n'est pas fondamentalement menacée. »[19]

Imaginons que vous êtes un flic, et que vous vous rendez, muni d'un mandat de perquisition, dans un repaire de vendeurs de crack.

Une fois arrivé, vous poursuivez un type jusque dans les toilettes, en espérant l'arrêter à temps, mais vous arrivez trop tard : la drogue disparaît au fond de la cuvette, et votre affaire tombe du même coup à l'eau. Vous vous emballez, votre adrénaline monte, vous êtes en danger. Vous n'allez quand même pas laisser ce salaud s'en tirer ! Dans cet endroit même, on vend du crack, et tout le monde le sait. Vous ne pouvez pas laisser ces ordures en liberté ! Ils se trouveront un bon avocat, et ils seront relâchés en deux temps, trois mouvements. Vous aurez fait tout ce travail, fourni tous ces efforts et pris tous ces risques pour rien ! Mais vous pourriez aussi sortir un peu de cocaïne de votre poche, la laisser tomber sur le sol de cette salle de bains, et pincer le coupable. Il vous suffirait ensuite de dire : « Ce crack est tombé de sa poche, juste avant qu'il ne jette tout le reste dans les toilettes »[20].

Dans de telles circonstances, vous choisiriez probablement cette solution, pour une raison évidente : vous voulez faire votre boulot. Vous savez pertinemment qu'il est illégal de fabriquer des preuves ; et pourtant, sur le moment, cela vous semble tout à fait justifiable. La première fois que vous le faites, vous vous dites : « De toute façon, ce type est *coupable* ! » Par la suite, il vous est beaucoup plus facile de le faire. En réalité, vous vous y sentez même contraint : ne pas recommencer reviendrait à avouer, à vous avouer, pour le moins, que vous avez eu tort de le faire. Très vite, vous vous mettez à enfreindre les règles dans des situations plus ambigües. Il vous est difficile de résister à la tentation de violer (ou de contourner) les règles ; et la culture policière vous rend la tâche plus difficile encore, parce qu'elle favorise la plupart de vos justifications. Comme beaucoup de flics, vous franchissez ensuite d'autres étapes. Vous faites du prosélytisme, en essayant de convaincre vos collègues de se comporter comme vous. Quant à ceux qui refusent de se laisser entraîner, vous les évitez, ou vous leur mettez des bâtons dans les roues. Leur honnêteté vous rappelle la voie à suivre, celle que vous n'avez pas suivie.

Par exemple, en 1992, la Commission Mollen, chargée d'enquêter sur la corruption au sein du département de police de la ville de New York, releva que la falsification des preuves était une pratique policière « si courante dans certains quartiers qu'elle [avait] donné naissance à un nouveau terme : 'mytho-témoignage' [*testilying*] »[21]. Partout où cette culture policière s'est répandue, lorsqu'un policier soupçonne quelqu'un de détenir de la drogue ou des armes, il lui semble naturel de le fouiller et de se justifier ensuite par un mensonge ; au tribunal, le policier jurera avoir arrêté et fouillé le suspect pour un juste motif : le suspect aura grillé un feu rouge, trafiqué de la drogue, ou laissé tomber de la drogue sur le sol en voyant la police arriver. Selon Norm Stamper, policier pendant 34 ans et ancien chef du département de police de Seattle, les policiers qui se servent de la drogue dans leur propre intérêt, soit en en dissimulant sur des suspects, soit en volant ou en escroquant des dealers, constituent un problème si difficile à résoudre qu'aucune des principales forces de police du pays n'y est encore parvenue[22]. Le principe que les policiers invoquent le plus souvent pour justifier leurs mensonges et leurs fausses preuves tient en peu de mots : la fin justifie les moyens. Interrogé par les enquêteurs de la commission Mollen, un policier prétendit qu'il accomplissait « le travail de Dieu ». Un autre déclara : « Si on a l'occasion de coincer ces types, la Constitution, on l'emmerde. » Un autre policier, arrêté pour faux témoignage, exprima ainsi son étonnement : « Mais quel est le problème ? Ils sont coupables. »[23]

« Le problème » ? Le voici : rien ne peut empêcher un policier de fabriquer des preuves et de mentir sous serment pour faire condamner quelqu'un qu'il croit coupable – même s'il est innocent. Les flics corrompus représentent bien évidemment un danger pour le public ;

mais, parmi les flics bien intentionnés, qui se pensent incapables d'envoyer un innocent en prison, beaucoup sont dangereux également. En un sens, les flics honnêtes sont même plus dangereux que les corrompus : ils sont nettement plus nombreux et plus difficiles à repérer. Une fois qu'ils ont choisi un suspect, malheureusement, ils ne sont plus disposés à le croire innocent. Par leur comportement, ils s'efforcent de confirmer leur choix ; et ils justifient leurs méthodes en se persuadant qu'elles ne nuisent qu'aux coupables.

Les interrogateurs

Les aveux d'un suspect constituent la meilleure preuve qu'un policier puisse obtenir lors d'une enquête : rien n'est plus propre à convaincre le procureur, le jury et le juge de sa culpabilité. C'est pourquoi les policiers chargés des interrogatoires doivent apprendre à arracher des aveux par tous les moyens, même par le mensonge ou, comme un enquêteur l'a fièrement reconnu lors d'une interview, par « la ruse et la tromperie »[24]. Bien que la plupart des gens s'en étonnent, ces méthodes sont tout à fait légales. Les enquêteurs sont fiers de réussir à tromper des suspects et à leur arracher des aveux : ces succès témoignent de leurs compétences professionnelles. Plus leur confiance en soi est grande, plus les preuves de leurs erreurs sont dissonantes, et plus leur besoin de les rejeter est profond.

Conduire un innocent à avouer un crime est évidemment l'une des erreurs les plus graves qu'un policier puisse commettre lors d'un interrogatoire ; mais la plupart des enquêteurs, des procureurs et des juges pensent qu'il est impossible d'y parvenir. « L'idée qu'un innocent puisse être amené à avouer est absurde », nous dit Joshua Marquis. « C'est une [nouvelle] *Twinkie defense* [argument absurde de la défense[25]]. C'est la pseudoscience dans ce qu'elle a de pire. »[26]

Et la plupart des gens sont d'accord : pourriez-vous avouer un crime que vous n'avez pas commis? Vous protesteriez, vous résisteriez, vous appelleriez un avocat… n'est-ce pas ? Et pourtant, des études ont montré que 15 à 25% des prisonniers indiscutablement innocentés avaient avoué un crime qu'ils n'avaient pas commis. Pour expliquer ce phénomène, des chercheurs en sciences sociales et des criminologues ont analysé ces cas et réalisé diverses expériences.

La bible des techniques d'interrogatoire est un ouvrage de Fred E. Inbau, John E. Reid, Joseph P. Buckley et Brian C. Jayne, intitulé *Criminal Interrogation and Confessions* (L'interrogatoire et les aveux des criminels). La société John E. Reid and Associates propose des cours, des séminaires et des vidéos sur la technique Reid (Reid Technique), qui comporte neuf étapes ; sur son site web, cette société affirme qu'elle a déjà formé plus de 300 000 professionnels, en leur apprenant les moyens les plus efficaces d'obtenir des aveux. Leur manuel commence par rassurer le lecteur, en lui disant qu' « aucune des étapes ne peut amener un innocent à avouer, et que toutes les étapes sont justifiables, tant du point de vue juridique que du point de vue moral »[27] :

> Notre position est claire : le simple fait d'apporter des preuves fictives durant un interrogatoire ne saurait amener un innocent à avouer. Il est absurde de penser qu'un suspect certain de n'avoir pas commis un crime pourrait accorder davantage d'importance et de crédit à de prétendues preuves qu'à sa propre certitude d'être innocent. Dans de telles circonstances, la *réaction naturelle d'un être humain* consiste à éprouver de la colère et de la méfiance à l'égard de l'enquêteur. En fin de compte, le suspect n'en est que plus déterminé à soutenir son innocence.[28]

Erreur. Généralement, la « réaction naturelle d'un être humain » ne consiste pas à éprouver de la colère et de la méfiance, mais de la stupéfaction et du désespoir – de la dissonance : un suspect innocent fait généralement confiance à l'interrogateur, et ne s'attend pas à ce qu'il lui mente. Mais l'interrogateur a un préjugé contre lui dès le départ : tandis que l'entretien d'enquête vise à obtenir des informations générales sur une personne, l'interrogatoire est destiné à arracher les aveux d'un suspect. (Souvent, le suspect ne fait pas cette distinction.) Le manuel le dit explicitement : « L'enquêteur n'entreprend un interrogatoire que s'il est relativement sûr que le suspect est coupable. » Voilà une recommandation dangereuse : si l'interrogateur est déjà « relativement sûr » que le suspect est coupable, rien de ce que le suspect pourra faire n'ébranlera sa certitude. Bien au contraire, tous les faits et gestes du suspect, y compris ses protestations d'innocence répétées, lui apparaîtront comme autant de signes de mensonge, de déni, de fuite devant la vérité. On recommande explicitement aux interrogateurs d'adopter ce point de vue. On leur apprend à se montrer sûrs d'eux – « Arrêtez de nous mentir ; nous savons que vous êtes coupable » –, et à rejeter les dénégations du suspect. Ainsi, tout comme les thérapeutes et les assistants sociaux qui interrogeaient des enfants en les croyant déjà victimes d'abus sexuels, ces interrogateurs s'engagent dans un cercle vicieux d'autojustification. Une fois pris dans ce cercle, ils restent sourds, et aveugles, à tout ce qui pourrait leur donner tort[29].

Les propagateurs de la technique Reid comprennent intuitivement comment fonctionne la dissonance (chez les autres, du moins). Ils savent que, si on laisse le suspect protester de son innocence, la proclamer haut et fort, il lui sera plus difficile de se rétracter et de s'avouer coupable par la suite. Selon Louis Senese, vice-président de Reid and Associates, « plus un suspect nie son implication [dans un crime], plus il lui est difficile d'admettre qu'il a commis ce crime » –

exactement, parce que la dissonance serait d'autant plus grande. Senese conseille donc aux interrogateurs d'anticiper les dénégations du suspect, et d'y répondre immédiatement. Selon lui, les interrogateurs doivent être à l'affût des signes non verbaux qui indiquent que le suspect est sur le point de nier sa culpabilité (« il lève la main, ou fait non de la tête, ou établit un contact visuel ») ; et si le suspect leur demande, sans hésiter : « Est-ce que je peux dire quelque chose ? », les interrogateurs doivent lui donner un ordre en l'appelant par son prénom (« Attendez une minute, Jim »), puis reprendre leur interrogatoire[30].

Cette présomption de culpabilité agit comme une prophétie auto-réalisatrice : en rendant l'interrogateur plus agressif, elle amène les innocents à adopter un comportement plus suspect. Dans le cadre d'une expérience, Saul Kassin, spécialiste de la psychologie sociale, forma, avec l'aide de ses collègues, des groupes de deux personnes, comprenant chacun un suspect, soit coupable soit non coupable d'un vol, et un interrogateur, à qui l'on disait soit que le suspect était coupable, soit qu'il était innocent. Ainsi, quatre types de face-à-face étaient possibles : le suspect est innocent et l'interrogateur le sait innocent ; le suspect est innocent mais l'interrogateur le croit coupable ; le suspect est coupable mais l'interrogateur le croit innocent ; le suspect est coupable et l'interrogateur le sait coupable. Les rencontres qui opposaient un suspect innocent et un interrogateur convaincu de sa culpabilité se révélèrent les plus explosives : lors de ces face-à-face, le suspect subissait les pressions et les contraintes les plus fortes de la part de l'interrogateur. Plus le suspect niait sa culpabilité, plus l'interrogateur était convaincu qu'il mentait, et la pression augmentait en conséquence.

Kassin donne souvent des conférences à des policiers et des enquêteurs ; il les informe des possibles méfaits de leurs techniques d'interrogatoire. Il les voit toujours réagir de la même façon : ils hochent la tête en signe d'approbation, ils reconnaissent qu'il faut éviter les faux aveux, mais ils s'empressent ensuite d'ajouter qu'ils n'ont jamais, pour leur part, contraint quiconque à de faux aveux. « Comment le savez-vous ? », demanda un jour Kassin à un flic. « Parce que je n'interroge jamais d'innocent », lui répondit-il. Kassin a pu constater que ce sentiment de certitude et d'infaillibilité prenait sa source au sommet de l'édifice. « Dans le cadre d'une conférence internationale sur les interrogatoires de police, qui se déroulait au Québec, j'ai participé à un débat avec Joe Buckley, le président de l'école Reid », nous a raconté Kassin. « Après son discours, un membre du public lui a demandé s'il ne craignait pas que ses techniques amènent des innocents à avouer. Et je vous assure qu'il a répondu, textuellement : 'Non, parce que nous n'interrogeons pas d'innocent.' J'ai été tellement surpris de le voir montrer une telle arrogance aussi ouvertement que j'ai noté sa réponse et la date à laquelle il l'avait donnée. »[31]

Durant la phase suivante de leur formation, les enquêteurs acquièrent la certitude qu'ils sont capables d'interpréter les signes non verbaux du suspect : ses regards, son langage corporel, sa posture, les gestes de ses mains, et ses dénégations. Selon les explications du manuel, si le suspect ne vous regarde pas dans les yeux, c'est signe qu'il ment. S'il s'affale ou si, au contraire, il se tient bien droit, c'est signe qu'il ment. S'il nie toute culpabilité, c'est signe qu'il ment. Pourtant, selon la technique Reid elle-même, les interrogateurs doivent « éviter tout contact visuel avec le suspect ». Cela ne reviendrait-il pas à dire qu'ils doivent éviter ce qu'ils considèrent eux-mêmes comme une preuve d'innocence ?

Ainsi, la technique Reid engendre un cercle vicieux. « Qu'est-ce qui me dit que le suspect est coupable ? Il est nerveux et il transpire (ou trop calme) ; et il ne me regarde pas dans les yeux (ce que je l'empêcherais de faire, de toute façon). Nous décidons donc, mes collègues et moi, de l'interroger en employant la technique Reid. Au bout de 12 heures d'interrogatoire, il avoue. Et, comme les innocents n'avouent jamais, ses aveux me confortent dans mes convictions : si le suspect est nerveux et transpire (ou s'il est trop calme), ou si le suspect me regarde dans les yeux (ou s'il ne le fait pas), c'est signe qu'il est coupable. » Dans le cadre de cette logique, le policier ne peut commettre qu'une seule erreur : ne pas obtenir d'aveux.

Le ton du manuel est dogmatique : on croirait presque y lire des vérités révélées. Mais ses lecteurs n'y apprendront pas ce principe essentiel de la pensée scientifique : lorsque l'on veut expliquer le comportement d'une personne, il faut, avant de considérer telle explication comme la plus probable, avoir examiné, jugé et écarté les autres explications possibles. Par exemple, dans le cadre d'une affaire militaire, à laquelle Saul Kassin était mêlé, des enquêteurs interrogèrent un défendeur avec acharnement, sans la moindre preuve tangible. (Kassin pensait que cet homme était innocent, et il finit effectivement par être innocenté.) Lorsque l'on demanda à l'un des enquêteurs d'expliquer pourquoi il avait adopté une attitude aussi agressive à l'égard du défendeur, il répondit : « Nous pensions qu'il ne nous disait pas toute la vérité. Concernant le langage corporel, par exemple, il essayait de rester calme, mais on voyait bien qu'il était nerveux, et, à chaque fois que nous essayions de lui poser une question, son regard fuyait et il évitait tout contact direct, et, parfois, il avait un comportement assez instable, et il se mit à pleurer, une fois. »

« Ce qu'il décrivait, c'était une personne stressée », relève Kassin. Les gens qui étudient la technique Reid n'apprennent généralement pas que la nervosité, l'agitation, les regards fuyants et les postures inconfortables ne sont pas forcément des signes de culpabilité. On pourrait aussi y voir des signes de nervosité, d'adolescence, de différence culturelle, de soumission à l'autorité – et il se pourrait même que certains suspects soient angoissés à l'idée d'être injustement accusés…

D'après les propagateurs de cette méthode, les enquêteurs qui l'ont apprise réussissent à déterminer si quelqu'un ment ou dit la vérité dans 80 à 85% des cas. Cette affirmation ne s'appuie sur aucun résultat scientifique. Il en va de ces enquêteurs comme des psychothérapeutes dont nous parlions dans le chapitre précédent : leur formation ne les rend pas plus efficaces, mais plus sûrs de l'être. De nombreuses études ont mis le phénomène de la fausse confiance en évidence. Au cours de l'une d'entre elles, Kassin et Christina Fong, sa collègue, formèrent des étudiants à la technique Reid. Après les avoir fait suivre des cours en vidéo et étudier le manuel, on leur fit passer des examens sur ce qu'ils avaient appris, pour s'assurer qu'ils l'avaient bien assimilé. Ensuite, on leur passa des vidéocassettes d'interrogatoires menés par des policiers expérimentés. Une partie des suspects étaient coupables mais le niaient ; les autres niaient parce qu'ils étaient vraiment innocents. La formation que les étudiants venaient de suivre n'avait pas amélioré leur jugement d'un iota : leur avis ne valait pas mieux qu'un tirage au sort. En revanche, ils étaient désormais plus sûrs de leur efficacité. Tenant compte du fait que ces participants étaient seulement des étudiants universitaires, et non des professionnels, Kassin et Fong passèrent ces mêmes vidéos à 44 enquêteurs professionnels, en Floride et dans l'Ontario. Ces professionnels avaient, en moyenne, près de 14 ans d'expérience, et deux tiers d'entre eux avaient suivi une formation spécialisée, généralement fondée sur la technique Reid. Pourtant, loin d'être fiable à presque 100%, comme ils le croyaient, leur jugement se révéla aussi peu efficace que celui des étudiants. Leur formation et leur expérience ne les avaient pas rendus plus performants : elles les avaient seulement confortés dans l'idée qu'ils l'étaient[32].

Mais pourquoi les innocents ne persistent-ils pas tous à nier? Pourquoi ne se mettent-ils pas tous en colère contre leur interrogateur, comme le prévoit le manuel? Imaginez qu'un crime ait été commis et que vous soyez innocent. La police vous convoque, en vous disant qu'elle aurait « quelques questions à vous poser », et que vous pourriez « l'aider à poursuivre son enquête ». En fait, vous êtes le suspect numéro un ; mais vous n'en savez absolument rien. Vous faites confiance à la police et vous souhaitez l'aider. À votre arrivée au poste, un enquêteur vous annonce qu'on a retrouvé vos empreintes digitales sur l'arme du crime, que vous avez raté le test du détecteur de mensonge, et qu'on a retrouvé votre sang sur la victime ou le sang de la victime sur vos vêtements. Ces affirmations vous valent une dissonance cognitive considérable :

Cognition n°1 : Je n'étais pas à cet endroit. Je n'ai pas commis ce crime. Je n'en ai pas le moindre souvenir.

Cognition n°2 : Selon des personnes fiables, dignes de confiance, des représentants de l'autorité, mes empreintes digitales sont sur l'arme du crime, le sang de la victime est sur ma chemise, et un témoin m'a vu quelque part, bien que je sois sûr de ne jamais y être allé.

Comment allez vous résoudre cette dissonance ? Si vous êtes assez solide, si vous êtes en assez bonne santé, ou si vous avez assez souvent eu affaire à la police pour savoir qu'elle est en train de vous piéger, vous prononcerez la formule magique : « Je veux un avocat. » Cependant, beaucoup d'innocents croient que, du fait de leur innocence, ils n'ont pas besoin d'avocat[33]. Ils croient aussi que la police n'a pas le droit de leur mentir, si bien que, quand elle leur apporte des preuves de leur culpabilité, des preuves qu'ils ne s'expliquent pas, ils sont stupéfaits – surtout si ces preuves sont aussi éclatantes que des empreintes digitales! Selon le manuel, « lors d'un interrogatoire, l'instinct de conservation d'un innocent » l'emporte, quoi que l'interrogateur fasse. Cependant, si vous êtes une personne vulnérable, le besoin de donner un sens à ce qui vous arrive l'emporte même sur votre instinct de conservation.

Bradley Page : Se pourrait-il que j'aie fait cette chose horrible et que je l'aie effacée de mon esprit ?
Lieutenant Lacer : Oh, oui. Ça arrive tout le temps.

En vous suggérant une telle explication, la police vous permet justement de donner un sens à ce qui vous arrive, et de résoudre la dissonance que vous ressentez : si vous ne vous souvenez pas du crime, c'est parce que vous l'avez effacé de votre esprit, ou parce que vous étiez soûl et que avez perdu connaissance, ou parce que vous en avez réprimé le souvenir, ou parce que vous souffrez, à votre insu, du trouble de la personnalité multiple, et que vous aviez une autre personnalité au moment du crime. Les enquêteurs qui interrogèrent Michael Crowe recoururent à cette dernière explication. Ils lui dirent qu'il existait peut-être « deux Michael », un bon et un mauvais, et que le mauvais Michael avait dû commettre le crime sans que le bon Michael s'en aperçoive.

Vous vous dites peut-être que la police a réussi à effrayer Michael et à lui arracher des aveux parce qu'il n'avait que 14 ans. Il est vrai que les jeunes, tout comme les personnes atteintes de troubles mentaux, sont particulièrement vulnérables à ces méthodes d'interrogatoire ; mais les adultes en bonne santé mentale le sont également. En examinant minutieusement 125 affaires dans lesquelles des prisonniers avaient fini par être innocentés malgré leurs faux aveux, Steven Drizin et Richard Leo constatèrent que 40 d'entre eux étaient mineurs, que 28 souffraient d'un retard mental, mais que 57 étaient adultes et sains d'esprit. Dans certains cas, on parvint à déterminer la durée des interrogatoires que le suspect avait subis avant de faire ses faux aveux : 80% avaient été cuisinés durant plus de six heures d'affilée, la moitié, durant plus de 12 heures, et quelques uns, pendant deux jours, presque sans arrêt[34].

Les adolescents que la police arrêta après l'agression de la joggeuse de Central Park subirent le même sort. Dès lors que des chercheurs en sciences sociales et en droit purent examiner les enregistrements vidéo de quatre de ces garçons (le cinquième n'ayant pas été filmé), et que le bureau du procureur du district, Robert Morgenthau, les réexamina en partant de l'idée qu'ils pouvaient aussi bien être innocents que coupables, leurs aveux cessèrent brusquement d'émouvoir et de convaincre. Leurs propos se révélèrent pleins de contradictions, d'erreurs factuelles, de conjectures, et d'informations faussées par les questions suggestives des interrogateurs[35]. De plus, l'idée qu'ils avaient tous avoué, largement répandue dans le public, était fausse : en réalité, aucun des adolescents n'avait jamais reconnu avoir personnellement violé la joggeuse. L'un d'entre eux prétendit qu'il l'avait « attrapée ». Un autre prétendit lui avoir « peloté les nichons ». Un autre encore raconta qu'il lui avait « tenu et caressé la jambe ». Dans la motion qu'il rédigea pour faire annuler leur condamnation, le procureur releva que « les récits des cinq défendeurs donnaient des détails différents sur presque tous les principaux éléments du crime : qui avait déclenché l'agression, qui avait fait tomber la victime, qui l'avait déshabillée, qui l'avait frappée, qui l'avait tenue, qui l'avait violée, et où se situait l'agression dans la séquence des événements »[36].

Après de longues heures d'interrogatoire, le suspect, épuisé, ne souhaite plus qu'une seule chose : rentrer à la maison. Il finit donc par admettre l'explication des interrogateurs ; c'est la seule explication possible, la seule qui fasse sens. Et il avoue. Généralement, une fois que la pression se relâche, après sa première nuit de sommeil, le suspect se rétracte immédiatement. Mais il est déjà trop tard.

Les procureurs

Dans *Le Pont de la rivière Kwaï*, un film splendide, Alec Guinness (le colonel Nicholson) et ses soldats, prisonniers des Japonais durant la Seconde Guerre mondiale, construisent un pont destiné au passage d'un chemin de fer sur la rivière. Bien que le pont doive servir les intérêts de l'ennemi dans la guerre, Guinness accepte d'en assurer la construction, parce qu'il y voit un moyen de souder et de remotiver ses hommes. Cependant, une fois la construction entreprise, il y trouve une source de fierté et de satisfaction personnelles : le pont devient *son* pont. Et, effectivement, à la fin du film, quand il aperçoit des câbles indiquant que le pont a été miné, et se rend compte que des commandos alliés se préparent à le faire sauter, il s'indigne en ces termes : « Vous ne pouvez pas! C'est *mon* pont. Comment osez-vous le détruire?! » Devant les membres des commandos, qui le regardent horrifiés, il essaie de couper les câbles pour sauver le pont. Au tout dernier moment, se rendant enfin compte qu'il allait, pour sauver son chef-d'œuvre, empêcher son propre camp d'atteindre son objectif, la victoire, Guinness s'écrie : « Mais qu'ai-je fait ? »

De même, pour sauver leurs convictions, et leurs procès, beaucoup de procureurs finissent par empêcher leur propre camp d'atteindre son objectif, la justice. Souvent, lorsqu'ils engagent un procès, les procureurs s'engagent du même coup dans une véritable expérience de justification d'efforts. En effet, ils ont choisi telle affaire, parmi tant d'autres, parce qu'ils sont persuadés que le suspect est coupable et qu'ils ont suffisamment de preuves pour le faire condamner. Ils y ont souvent consacré des mois et des mois. Ils ont travaillé d'arrache-pied avec la police, les témoins, et la famille de la victime, brisée et souvent animée d'un désir de vengeance. Lorsque le crime commis a ému le public, ils subissent une pression énorme et doivent rapidement obtenir une condamnation. Tous les doutes qu'ils pouvaient encore avoir sont submergés par un sentiment de satisfaction : en poursuivant cet infâme criminel, ils ont l'impression de défendre le Bien contre le Mal. Ainsi, la conscience tranquille, ils finissent par s'adresser au jury en ces termes : « Le défendeur est inhumain ; c'est un monstre. Faites le bon choix. Condamnez-le. » Parfois, ils se sont si profondément convaincus d'avoir affaire à un monstre que, tout comme la police, ils vont trop loin : ils préparent les témoins pour le procès, proposent des arrangements à des prisonniers informateurs, ou dissimulent certaines des informations qu'ils devraient, d'après la loi, transmettre à la défense.

Comment la plupart des procureurs réagissent-ils lorsque, des années plus tard, un condamné pour viol ou pour meurtre, tout en continuant de clamer son innocence (comme le font bon nombre de coupables, ne l'oublions pas), demande un test ADN, affirme avoir avoué sous la contrainte, ou apporte la preuve que les déclarations d'un témoin oculaire, sur lesquelles s'était fondée sa condamnation, étaient fausses ? Après avoir fourni tant d'efforts pour persuader tout le monde, à commencer par eux-mêmes, que le défendeur était un monstre, sont-ils prêts à admettre qu'il pourrait ne pas en être un? En Floride, en constatant que plus de 130 prisonniers avaient été libérés sur la base de tests ADN en l'espace de 15 ans, des procureurs eurent une réaction typique : ils décidèrent de faire obstacle à toute nouvelle décision de ce genre. Par exemple, pour que les éléments de son procès soient réexaminés, Wilton Dedge fut obligé de poursuivre l'État, face à la ferme opposition des procureurs : selon eux, avant de s'inquiéter de l'éventuelle innocence de Dedge, il fallait veiller à l'irrévocabilité des décisions judicaires, dans l'intérêt de l'État, et se préoccuper des sentiments de la victime[37]. Finalement, Dedge fut innocenté et libéré.

L'idée qu'il faudrait sacrifier la justice à l'irrévocabilité des jugements et aux sentiments de la victime est effrayante, surtout lorsqu'elle est invoquée par ceux à qui nous confions la tâche de faire régner la justice ; mais tel est le pouvoir de l'autojustification. (D'ailleurs, les proches de la victime d'un meurtre ne se sentiraient-ils pas mieux si le vrai meurtrier avait été arrêté et puni ?) Aux États-Unis, les tests ADN ont permis la libération de centaines de prisonniers. Désormais, lorsque l'on revient sur ces affaires, on cite souvent une ou deux déclarations des procureurs qui les avaient poursuivis. Par exemple, un jour, à Philadelphie, des journalistes demandèrent à Bruce L. Castor Jr, procureur de district, sur quelles bases scientifiques il se fondait pour rejeter un test ADN qui venait d'innocenter un homme, en prison depuis 20 ans. Il répondit : « Je n'ai aucune base scientifique. Je sais parce que je me fie à mon enquêteur et aux aveux qu'on a enregistrés sur cassette. »[38]

Ces réactions ponctuelles de défiance à l'égard des tests ADN, pourtant considérés comme des preuves convaincantes par presque tous les habitants de la planète, ne reposent pas sur un simple jugement objectif : elles relèvent de l'autojustification. Comment le savons-nous? Comme les parieurs de la course de chevaux dont nous avons parlé dans le premier chapitre, et comme nous tous, les procureurs refusent, une fois que les jeux sont faits, d'admettre la moindre information qui mette en doute la décision qu'ils ont prise. C'est pourquoi l'importance qu'ils accordent à une preuve dépend du moment où elle leur est apportée. Au début d'une l'enquête, la police peut tout à fait s'appuyer sur des tests ADN pour confirmer la culpabilité ou l'innocence d'un suspect. Cependant, si ces mêmes tests sont réalisés une fois que le défendeur a déjà été inculpé et condamné, le procureur les rejettera : ils ne lui sembleront pas pertinents, pas assez importants pour justifier la réouverture du procès. Lorsque des tests révélèrent que l'ADN retrouvé sur la victime d'un viol et d'un meurtre ne correspondait par à l'ADN de Roy Criner, déjà condamné pour ces crimes, Michael McDougal, procureur du Texas, refusa d'y voir une preuve de son innocence : « Cela signifie que le sperme retrouvé sur elle n'était pas le sien. Mais cela ne veut pas dire qu'il ne l'a pas violée, et cela ne veut pas dire non plus qu'il ne l'a pas tuée. »[39]

D'un point de vue théorique, McDougal a raison, bien sûr : Criner aurait pu violer cette femme au Texas et éjaculer ailleurs – dans l'Arkansas, peut-être. Cependant, on devrait toujours accorder la même importance aux tests ADN, quel que soit le moment où ils sont réalisés ; or, la plupart des procureurs en sont incapables, parce que leur besoin d'autojustification les en empêche. D'après ce que Peter J. Neufeld a observé au cours de sa carrière d'avocat, il arrive très fréquemment que des procureurs et des juges réinterprètent les preuves après le procès, afin de justifier leur décision. Durant tout le procès, le procureur soutient la théorie selon laquelle la victime a été capturée et violée par une seule et unique personne : le défendeur. Mais si, après la condamnation du défendeur, un test ADN permet d'exclure sa culpabilité, le procureur, comme par hasard, avance soudain de nouvelles théories. Pour notre part, nous aimons tout particulièrement ce que Neufeld appelle la théorie du « co-éjaculateur non inculpé » : en fait, la victime s'est fait violer par un mystérieux individu pendant que le défendeur la tenait. Dans une autre version, pendant que la victime est là, couchée, sans défense, un prédateur « passe, et saisit l'occasion qui se présente », pour reprendre les termes d'un procureur[40]. Ou alors : le défendeur a mis un préservatif pour violer la victime, mais cette dernière avait eu des rapports sexuels ordinaires avec quelqu'un d'autre peu de temps avant le viol. (Lorsque l'on confia l'affaire de Roy Criner à la Cour d'appel pénale du Texas, Sharon Keller, président de la Cour, jugea que le test ADN « montrant que le sperme n'était pas celui de l'homme reconnu coupable de viol n'était pas déterminant parce qu'il se pouvait qu'il ait mis un préservatif ».) Et si la victime affirme n'avoir eu aucun rapport sexuel dans les trois jours précédant le viol, le procureur avance – toujours après le procès – une théorie selon laquelle elle ment : en fait, elle a trompé son mari ou son petit ami, mais elle ne veut pas l'avouer, pour ne pas le fâcher.

Ces autojustifications provoquent une double tragédie : des innocents restent prison, et les vrais coupables restent en liberté. Un même test ADN peut à la fois servir à innocenter un condamné et à retrouver le vrai coupable ; mais ce scénario est loin de se répéter aussi souvent qu'il le devrait[41]. Dans la grande majorité des cas où l'organisation Innocence Project a réussi à faire annuler une condamnation injuste, le vrai coupable du crime n'a jamais été retrouvé. Une fois la condamnation annulée, policiers et procureurs se contentent de classer le dossier, comme pour faire taire ses accusations sourdes, comme pour faire tomber leurs erreurs dans l'oubli.

Condamnations hâtives

> *Si le système n'est pas capable de fonctionner correctement, si le système n'est pas capable de corriger ses propres erreurs, de reconnaître qu'il commet des erreurs, et de donner aux gens la possibilité de les [corriger], alors le système est cassé.*
>
> Michael Charlton, avocat de Roy Criner

Tout citoyen est en droit d'attendre de notre système de justice pénale qu'il soit doté de procédures destinées non seulement à condamner les coupables, mais encore à protéger les innocents, et à corriger rapidement ses erreurs. Des chercheurs en droit et en sciences sociales ont proposé que l'on recoure à des solutions constitutionnelles, et que l'on opère des changements progressifs importants, afin de prévenir les faux aveux des innocents, les erreurs des témoins oculaires et les « mytho-témoignages » des policiers[42]. De notre point de vue, toutefois, dès lors qu'il s'agit de reconnaître et de corriger des erreurs, le principal obstacle auquel se heurte notre système de justice pénale lui vient de ses propres acteurs : la plupart d'entre eux les nient, pour réduire la dissonance qu'elles leur causent. « Notre système se doit d'entretenir ce climat de quasi-perfection, cette certitude que nous ne condamnons pas d'innocent », nous dit Bennett Gershman, un ancien procureur[43]. Cette certitude profite aux policiers, aux enquêteurs et aux procureurs : elle leur évite de passer des nuits entières à s'inquiéter, à se demander s'ils n'auraient pas envoyé un innocent en prison. Pourtant, quelques nuits blanches s'imposent. L'ennemi de la justice n'est pas le doute, mais l'excès de confiance.

Aujourd'hui, durant leur formation, la plupart des policiers, des enquêteurs, des juges et des procureurs n'apprennent pratiquement pas à reconnaître leurs propres biais cognitifs, ni à y remédier autant que possible, ni à faire face à la dissonance qu'ils ressentiront quand certaines de leurs convictions se heurteront à des preuves contraires. Une bonne partie des connaissances qu'ils acquièrent en matière de psychologie leur sont transmises par des experts autoproclamés, qui n'ont suivi aucune formation en psychologie scientifique, et qui, comme nous l'avons vu, ne les rendent pas plus précis dans leurs jugements, mais plus sûrs de l'être : « Un innocent n'avoue jamais » ; « Je l'ai vu de mes propres yeux, donc j'ai raison » ; « Je sais reconnaître les menteurs, je le fais depuis des années ». Ces certitudes sont typiques de la pseudoscience. Les vrais scientifiques parlent le langage prudent de la probabilité : « Des innocents peuvent tout à fait être amenés à avouer, dans certaines conditions ; je vais vous expliquer pourquoi je pense que cet individu a probablement avoué sous la contrainte ». C'est pourquoi les témoignages des scientifiques sont souvent exaspérants. Nombre de juges, de jurés et de policiers préfèrent les certitudes à la science. D. Michael Risinger, professeur de droit, et Jeffrey L. Loop, procureur, regrettent que « presque aucun des résultats de la recherche moderne sur la perception, la connaissance, l'inférence ou la décision dans l'incertitude ne se reflète dans le droit en général, que ce soit dans la structure des règles relatives à la preuve, ou dans la manière dont les juges sont formés ou engagés à les appliquer »[44].

Les formations qui amènent ces professionnels à admettre les certitudes de la pseudoscience, plutôt qu'à reconnaître humblement leurs biais cognitifs et leurs points aveugles, augmentent la probabilité des condamnations injustes, et diminuent la probabilité de leur annulation. D'abord, elles encouragent les conclusions hâtives. Un policier choisit un suspect comme coupable, et écarte définitivement tous les autres suspects possibles. Un procureur de district décide impulsivement d'engager un procès, qui promet de faire sensation ; bien qu'elle ne dispose pas encore de tous les éléments de l'affaire, elle annonce sa décision aux médias ; il lui sera ensuite très difficile de faire marche arrière, même si les nouveaux éléments se révèlent peu convaincants. Ensuite, au terme du procès, une fois la condamnation obtenue, les professionnels chargés de l'affaire auront intérêt à rejeter toute nouvelle preuve permettant d'établir l'innocence du défendeur.

Il existe un antidote à ces erreurs humaines, trop humaines : il faut que les étudiants des écoles de police et des facultés de droit apprennent qu'ils sont eux-mêmes sujets à l'autojustification. Ils doivent apprendre à s'intéresser au suspect statistiquement probable (un petit ami jaloux, par exemple), sans pour autant exclure les suspects moins probables vers lesquels des indices les conduisent. Ils doivent apprendre que, même s'ils sont certains de pouvoir reconnaître un suspect qui ment, ils peuvent se tromper. Ils doivent apprendre comment et pourquoi des innocents peuvent être amenés à avouer un crime qu'ils n'ont pas commis, et comment distinguer les aveux probablement vrais des aveux forcés[45]. Ils doivent apprendre que le profilage criminel, célèbre technique employée par le FBI et les flics des séries TV, pour le plus grand plaisir du public, comporte des risques d'erreur considérables, dus au biais de confirmation : une fois établi le profil du suspect, les enquêteurs se mettent à chercher des éléments qui correspondent à ce profil, et, ce faisant, ils négligent les autres éléments de l'affaire. En bref, les enquêteurs doivent apprendre à changer de piste quand ils se rendent compte qu'ils ne sont pas sur la bonne.

Pour Andrew McClurg, professeur de droit, la formation des policiers devrait subir un changement plus profond. Il propose depuis longtemps que l'on se serve des principes de la dissonance cognitive pour empêcher les jeunes bleus zélés de s'engager du côté malhonnête de la pyramide en invoquant une image de soi héroïque : celle du bon flic chargé de combattre le crime et la violence. Il propose un programme de formation qui amène les élèves policiers à se comporter de manière intègre face aux dilemmes moraux, qui leur inculque les valeurs de la vérité et de l'honnêteté, en les mettant au cœur de leur identité professionnelle naissante. (Aujourd'hui, dans la plupart des écoles de police, les élèves ne consacrent qu'une soirée ou quelques heures aux questions éthiques.) Et comme ces valeurs, dans la profession, sont vite supplantées par des codes moraux opposés – « On ne balance jamais un autre flic »; « Dans la réalité, il n'y a qu'une seule manière efficace d'obtenir une condamnation : falsifier la vérité » –, les bleus, selon McClurg, devraient faire équipe avec des policiers honnêtes et expérimentés, des mentors, qui les aideraient à tenir leur promesse d'honnêteté, comme les parrains des Alcooliques anonymes aident leurs « filleuls » à tenir leur promesse d'abstinence. « Pour avoir une chance de faire reculer sensiblement le mensonge chez les policiers, il faut adopter une approche préventive, qui vise à empêcher les bons flics de mal tourner », explique-t-il. Et la théorie de la dissonance cognitive nous offre « un moyen efficace, bon marché et inépuisable d'atteindre cet objectif : l'image que le policier a de lui-même »[46].

L'être humain, aussi averti et bien intentionné soit-il, n'est jamais parfaitement immunisé contre son bais de confirmation, ni contre ses points aveugles. C'est pourquoi les principaux chercheurs en sciences sociales à avoir étudié les condamnations injustes sont unanimes à recommander des mesures préventives, telles que l'enregistrement vidéo de tous les entretiens. Aujourd'hui, aux États-Unis, l'enregistrement électronique des interrogatoires de police n'est obligatoire que dans une poignée d'États[47]. Pendant longtemps, la police et les procureurs se sont opposés à cette pratique, redoutant, probablement, les découvertes embarrassantes et dissonantes auxquelles elle pourrait conduire. Ralph Lacer, l'un des interrogateurs de Bradley Page, justifia cette opposition en se plaignant que « la cassette [était] inhibitrice » et qu'elle rendait « la vérité difficile à atteindre »[48]. Il fit une autre objection : si un interrogatoire durait dix heures, l'avocat de la défense ferait écouter 10 longues heures d'interrogatoire au jury, au lieu de 15 petites minutes d'aveux, et le jury s'en trouverait désorienté et submergé. Dans l'affaire de Page, justement, l'accusation tira largement parti d'une séquence de l'interrogatoire qui n'avait pas été enregistrée. Comme Lacer le reconnut par la suite, il avait éteint l'appareil juste avant de prononcer les mots qui allaient convaincre Page d'avouer. Durant cette partie non enregistrée, selon Page, Lacer lui demanda d'imaginer comment il *aurait pu* tuer sa petite amie. (Il s'agit là d'une autre manœuvre recommandée par les créateurs de la technique Reid.) Page crut alors qu'on lui demandait de construire un scénario fictif pour aider la police dans son enquête ; aussi fut-il frappé d'étonnement lorsque Lacer présenta ce récit comme un aveu délibéré. Lors du procès, le jury n'entendit que ces prétendus aveux, hors de leur contexte, sans la question qui avait permis de les arracher au suspect.

En fait, sur les territoires où se pratique l'enregistrement vidéo des interrogatoires, la police a fini par l'approuver. Le Centre des condamnations injustes (Center on Wrongful Convictions) a mené une enquête auprès de 238 services de police enregistrant tous les interrogatoires des personnes soupçonnées de crime ; et presque tous les policiers interrogés se sont montrés favorables à cette pratique. Lorsque l'on a filmé un interrogatoire, de manière que l'interrogateur et l'interrogé se trouvent tous deux dans le champ de la caméra, le suspect ne peut plus modifier sa version des faits après coup, ce qui évite des problèmes, et les jurés sont assurés que ses aveux ont été obtenus honnêtement. Bien entendu, cette précaution permet aussi à des experts et des jurés indépendants d'examiner les méthodes employées, et de déterminer si l'une ou plusieurs d'entre elles sont trompeuses ou coercitives[49].

Au Canada et au Royaume-Uni, des réformes similaires se mettent progressivement en œuvre ; on y établit notamment des procédures qui visent à réduire le risque de condamnation injuste au minimum. Aux États-Unis, où de nombreuses condamnations ont été annulées sur la base de tests ADN, des changements juridiques s'opèrent aussi progressivement : les laboratoires de police scientifique sont mieux surveillés ; l'identification des criminels par les témoins oculaires se fonde sur des critères plus stricts ; les prisonniers ont un accès (variable) aux tests ADN ; et, dans quelques États, une commission a été chargée d'expédier les affaires de condamnation injuste et d'y trouver des solutions. Ces réformes s'imposent, et s'imposaient déjà depuis bien longtemps. Toutefois, selon Deborah Davis et Richard Leo, chercheurs en droit et en sciences sociales, les services de police américains restent attachés à leurs traditions, notamment à la technique Reid et à ses variantes, et continuent de « nier presque catégoriquement » que ces méthodes peuvent engendrer, et engendrent effectivement, des faux aveux et des condamnations injustes[50]. En refusant d'admettre sa faillibilité, le système de justice pénale américain ne fait qu'aggraver les injustices qu'il provoque. Dans le pays, beaucoup d'États ne font pas le moindre geste en faveur des condamnés innocentés. Ils ont perdu des années de leur vie, et des années de revenus, mais on ne leur offre rien en compensation. Ils n'ont même pas droit à des excuses officielles. Souvent, chose cruelle, on refuse d'effacer leur casier judiciaire, si bien qu'il leur est difficile de trouver un appartement ou un travail.

À la lumière de la dissonance cognitive, la dureté du traitement que l'on réserve aux victimes des condamnations injustes s'explique : elle est à la mesure de la rigidité du système. Si vous admettez que des erreurs se produisent inévitablement, vous prévoyez des moyens d'y remédier ; ainsi, quand une erreur se produit, vous n'êtes pas pris au dépourvu. Si, au contraire, vous refusez d'avouer, et de vous avouer, que des erreurs se produisent, chaque cas d'emprisonnement injuste vous rappelle, d'une façon sévère et humiliante, que vous vous trompez. « Lui présenter des excuses ? Lui donner de l'argent? Vous voulez rire. Il s'en est tiré par une manœuvre de procédure. La manœuvre était un test ADN? De toute façon, il devait bien être coupable d'autre chose. »

Et pourtant, il arrive parfois qu'un homme ou une femme se distingue en résistant à la tentation de sacrifier la vérité à l'autojustification : un policier dénonce la corruption ; un autre rouvre une enquête sur un crime apparemment résolu ; un procureur de district reconnaît une erreur judiciaire. Thomas

Vanes, désormais avocat à Merrillville, dans l'Indiana, fut procureur pendant 13 ans. « À l'époque, je n'hésitais pas à requérir la peine de mort », se souvient-il[51]. « Quand un criminel est coupable, il mérite d'être puni. » Mais il finit par se rendre compte que la justice faisait des erreurs, et qu'il en avait commis lui-même.

> J'appris qu'un certain Larry Mayes, un homme que j'avais moi-même poursuivi et condamné, avait passé plus de 20 en prison pour un viol qu'il n'avait en fait pas commis. Comment le savons-nous ? Des tests ADN. [...] Lorsque, 20 ans plus tard, il demanda un test ADN des échantillons prélevés sur la victime après le viol, je pris part à la recherche de ces anciennes preuves, convaincu que le test ADN ferait enfin taire ses protestations d'innocence. Mais il avait raison, et j'avais tort.
>
> La croyance et l'opinion s'inclinèrent devant les faits, comme il se doit. Cette leçon me fit réfléchir ; et aucune justification facile (je n'ai fait que mon travail, ce sont les jurés qui l'ont condamné, la cour d'appel a confirmé la condamnation) n'étouffe complètement le sentiment de responsabilité - morale, sinon juridique – que suscite la condamnation d'un innocent.

Chapitre 6

L'AUTOJUSTIFICATION DANS LE COUPLE : L'AMOUR EN PÉRIL

L'amour... c'est une prise de conscience extrêmement difficile : quelque chose d'autre que soi-même existe réellement.

Iris Murdoch, romancière

Lorsque William Butler Yeats se maria, en 1917, son père lui envoya une chaleureuse lettre de félicitations. « Je crois que cela t'aidera à progresser dans ton œuvre poétique », lui dit-il. « Personne ne connaît vraiment la nature humaine, ni les hommes ni les femmes », avant d'avoir vécu le mariage, « c'est-à-dire l'étude forcée d'un semblable »[1]. Dans le mariage, chaque partenaire est obligé d'en apprendre beaucoup sur l'autre, plus qu'il ne l'imaginait (et peut-être plus qu'il ne le souhaitait). Aucune autre relation, pas même celles que nous entretenons avec nos enfants ou nos parents, ne nous amène à en apprendre autant sur un autre être humain, ses habitudes, charmantes et agaçantes, sa façon de réagir aux crises et aux frustrations, ses désirs intimes, ses passions. Mais, comme John Butler Yeats l'avait compris, le mariage nous force également à nous affronter nous-mêmes, à en apprendre beaucoup sur notre propre personne et sur notre manière de nous comporter dans une relation intime, plus que nous ne l'imaginions (et peut-être plus que nous ne le souhaitions). Aucune autre relation humaine n'éprouve à ce point notre volonté de nous adapter, de pardonner, d'apprendre et de changer – et avant tout notre capacité à résister aux charmes de l'autojustification.

Benjamin Franklin mesurait bien toute l'influence de la dissonance sur les relations amoureuses, comme en témoigne cette recommandation : « Ouvrez grand vos yeux avant mariage, et fermez-les à moitié ensuite. » Les deux membres d'un couple justifient tout d'abord leur décision de se mettre ensemble, puis leur décision de rester ensemble. Lorsque vous achetez une nouvelle maison, vous vous mettez immédiatement à réduire la dissonance qui en résulte. Lorsque vous en parlez à vos amis, vous insistez sur les merveilleuses qualités que vous lui trouvez – la vue sur les arbres, les pièces spacieuses, les fenêtres anciennes –, et vous minimisez ses défauts – la vue sur le parking, la chambre d'amis minuscule, les vieilles fenêtres mal isolées. L'autojustification vous permet de rester satisfait de votre nouvelle maison. Si, avant que vous n'en tombiez amoureux, un géologue vous avait averti que la falaise située juste au-dessus était instable et pourrait s'effondrer à tout moment, vous auriez dûment tenu compte de cette information et vous auriez abandonné la maison, un peu triste, mais pas complètement abattu. Cependant, une fois que vous êtes tombé amoureux de votre maison, que vous avez dépensé plus que vous ne pouviez vous le permettre pour l'acheter, et déménagé, malgré l'opposition féroce de votre chat, vous avez trop investi, sur le plan financier comme sur le plan émotionnel, pour pouvoir y renoncer aussi facilement. Si, lorsque vous êtes déjà installé, quelqu'un vient vous avertir que la falaise qui se trouve juste au-dessus de vous menace de céder, votre besoin impulsif de justifier vos décisions vous retiendra probablement, bien trop longtemps. À La Conchita, petit village californien, le sol des falaises a la très mauvaise habitude de glisser sur les maisons qui longent la plage lors des fortes pluies hivernales. Les habitants de ces maisons réduisent la dissonance permanente qui en résulte en se répétant : « C'était la dernière fois », ce qui leur permet de tenir, jusqu'à la prochaine fois.

La relation que nous entretenons avec notre maison est plus simple que celles qui nous unissent à nos semblables, notamment parce qu'elle n'est pas réciproque : votre maison ne peut pas vous reprocher d'être un mauvais propriétaire ou de ne pas faire suffisamment le ménage, pas plus, d'ailleurs, qu'elle ne peut vous faire un bon massage du dos après une journée difficile. Le mariage, en revanche, est un engagement réciproque ; c'est même le plus important de tous, dans la vie de la plupart des gens. Les époux veulent réussir leur mariage, et ils s'y consacrent corps et âme. S'ils réduisent suffisamment leurs dissonances, en fermant à moitié les yeux dès le lendemain de la cérémonie, en se concentrant sur le pour et en minimisant le contre, les époux parviennent à vivre en harmonie. Cependant, ce même mécanisme anti-dissonance amène certaines personnes à s'accrocher à des relations que le désastre menace pourtant constamment – des équivalents psychologiques des maisons de La Conchita. Ainsi, les jeunes mariés euphoriques, qui nagent dans le bonheur, ont un point commun avec certains époux malheureux, ceux qui restent ensemble après avoir vécu des années dans l'amertume ou la lassitude : les uns comme les autres refusent de tenir compte des informations dissonantes. Beaucoup de jeunes mariés recherchent des signes qui leur confirment qu'ils ont épousé la femme parfaite ou le prince charmant. Ce faisant, ils négligent ou rejettent tous les signes qui, au contraire, leur annoncent des problèmes ou des conflits : « Pour une simple discussion avec un autre homme, il me fait la tête. C'est vraiment mignon ; ça veut dire qu'il m'aime. » « Pour tout ce qui concerne le ménage, elle est tellement indifférente, désinvolte : tout le contraire de moi, qui en fais une obsession. Comme c'est charmant ; elle m'aidera sûrement à me raisonner. » Les époux malheureux qui ont longtemps supporté les méchancetés, les jalousies et les humiliations de leur partenaire ont également une dissonance à résoudre : après avoir consacré autant d'années et d'énergie à leur mariage, après tant de disputes, tant d'efforts, ils n'ont même pas atteint la coexistence pacifique. Pour éviter d'assumer ce cuisant échec, ils disent des choses comme : « De toute façon, c'est la même chose dans tous les mariages ; on n'y peut rien. Mais le mariage a quand même quelques bons côtés. Et mieux vaut un mariage difficile que la solitude. »

L'autojustification se moque de savoir si elle est bénéfique ou dévastatrice. Elle fait durer certains mariages (pour le meilleur ou pour le pire), et elle en brise d'autres (pour le meilleur ou pour le pire). Au lendemain de la cérémonie, les couples sont tous extrêmement optimistes ; au bout de quelques années, cependant, les routes se séparent : certains vont vers plus d'intimité et d'affection, d'autres, vers plus d'opposition et d'hostilité. Certains époux considèrent le mariage comme une source de joie et de réconfort, une relation qui ravive leur âme, qui leur permet de s'épanouir, ensemble et séparément. D'autres finissent par voir le mariage comme une source de bisbilles et de discordes, de stagnation, une relation qui les étouffe, et qui les éloigne de leur partenaire. Dans ce chapitre, nous n'essayerons pas de montrer que toute relation amoureuse peut et doit être sauvée, mais plutôt d'expliquer en quoi l'autojustification contribue à chacune de ces deux issues possibles.

Bien entendu, certains couples se séparent brusquement, en raison de révélations fracassantes, d'une trahison, ou parce que l'un des époux ne peut plus fermer les yeux sur les violences de l'autre, ni les tolérer. Toutefois, la grande majorité des séparations se produisent lentement, progressivement, par une accumulation croissante de reproches et d'autojustifications. Chacun se focalise sur les torts de l'autre, tout en justifiant ses propres préférences, ses propres attitudes, ses propres manières de faire. Et l'intransigeance de l'un ne fait que renforcer celle de l'autre. Avant même qu'ils ne s'en rendent compte, leurs positions respectives se trouvent aux antipodes l'une de l'autre ; et chacun pense que la sienne est juste, et légitime. L'autojustification finit par les rendre incapables d'empathie.

~

Afin d'illustrer ce processus, nous allons maintenant considérer le mariage de Debra et Frank, dont Andrew Christensen et Neil Jacobson nous racontent l'histoire dans un ouvrage éclairant, intitulé *Reconcilable Differences* (Différences conciliables)[2]. La plupart des gens aiment connaître les points de vue respectifs d'une femme et de son mari sur leur mariage (sauf quand il s'agit de leur propre mariage) ; en haussant les épaules, ils en concluent simplement que toute histoire admet plusieurs interprétations. Selon nous, il y a d'autres leçons à en tirer. Voici tout d'abord le regard que porte Debra sur les problèmes de son couple :

> [Frank] prend la vie comme une tâche laborieuse ; il est toujours en train de régler des affaires, de s'assurer que son travail soit bien fait, mais il n'exprime jamais vraiment d'enthousiasme ni de souffrance. Selon lui, cette manière d'être est une preuve de stabilité émotionnelle. Selon moi, c'est juste la preuve qu'il est passif et qu'il s'ennuie. À beaucoup d'égards, je suis tout le contraire de lui : j'ai souvent des hauts et des bas. Mais, la plupart du temps, je suis dynamique, optimiste, spontanée. Bien sûr, il m'arrive aussi, parfois, d'être contrariée, fâchée ou frustrée. Selon lui, ces écarts dénotent une certaine immaturité émotionnelle ; ils montrent que « j'ai encore beaucoup de progrès à faire ». Selon moi, c'est simplement la preuve que je suis humaine.

Je me souviens d'un épisode qui résume, en quelque sorte, mon point de vue sur Frank. Un soir, nous sommes sortis dîner avec un couple charmant, qui venait de déménager en ville. Plus la soirée avançait, plus je me rendais compte que leur vie était formidable. Ils semblaient vraiment amoureux, bien que mariés depuis plus longtemps que nous. Même si le mari parlait beaucoup avec nous, il restait toujours en contact avec sa femme, en la touchant, en la regardant, ou en la faisant participer à la conversation. Et il parlait souvent d'eux en disant « nous ». En les regardant, je me rendais compte que nous nous touchions très peu, Frank et moi, que nous nous regardions très rarement, et que chacun de nous participait à la conversation séparément. Bref, je l'admets : j'enviais cet autre couple. Ils semblaient tout avoir : famille unie, bel appartement, loisirs, luxe. Ils faisaient vraiment contraste avec nous : nous nous en sortons tant bien que mal, nous bossons tous les deux à plein temps, nous nous efforçons d'économiser. Tout cela ne me dérangerait pas autant si au moins nous y travaillions *ensemble*. Mais nous sommes si distants.

Lorsque nous sommes arrivés à la maison, j'ai commencé à lui en parler. Je voulais que nous reconsidérions notre vie – de manière à nous rapprocher. Nous ne pouvions peut-être pas être aussi aisés qu'eux, mais rien ne nous empêchait d'être aussi proches et affectueux. Comme d'habitude, Frank n'avait pas envie de discuter. Quand il m'a dit qu'il était fatigué et qu'il voulait aller se coucher, je me suis fâchée. C'était vendredi soir, et aucun de nous n'avait à se lever tôt le lendemain ; la seule chose qui nous empêchait de rester debout ensemble, c'était son entêtement. J' étais furieuse. J'en avais marre de céder à ses envies de dormir à chaque fois que je voulais discuter d'un problème. Je me disais : « Ne pourrait-il pas rester éveillé juste pour moi de temps en temps? »

Je ne voulais pas le laisser dormir. Quand il a éteint la lumière, je l'ai rallumée. Quand il s'est retourné pour dormir, j'ai continué à lui parler. Quand il s'est mis un oreiller sur la tête, je me suis mise à parler plus fort. Il m'a dit que j'étais un bébé. Je lui ai répondu qu'il était insensible. À partir de là, les choses ont vite dégénéré. Pas de violence, mais beaucoup de mots. Finalement, il est allé dans la chambre d'amis, il a fermé la porte à clef, et il est allé se coucher. Le lendemain matin, nous étions tous les deux las et distants. Il m'a reproché d'avoir été aussi absurde. Il avait probablement raison. Je deviens effectivement absurde quand je suis désespérée. Mais je pense qu'il s'en sert pour se justifier. En gros, c'est un peu : « Puisque tu es absurde, je peux négliger toutes les préoccupations que tu exprimes, sans avoir quoi que ce soit à me reprocher ».

Voici maintenant le point de vue de Frank :

Debra ne semble jamais satisfaite. Je ne fais jamais assez, je ne donne jamais assez, je n'aime jamais assez, je ne partage jamais assez. Quoi que ce soit, je n'en fais pas assez. Parfois, j'en arrive à croire que je suis vraiment un mauvais mari. Et je commence à me sentir comme si je l'avais laissée tomber, comme si je l'avais déçue, ou comme si je n'avais pas rempli mon rôle de mari aimant et bienveillant. Mais, ensuite, je fais la part des choses. Qu'est-ce que j'ai fait de mal ? Je suis un être humain normal. Généralement, les gens m'apprécient et me respectent. J'ai une bonne situation. Je ne la trompe pas et je ne lui mens pas. Je ne suis pas un ivrogne, ni un joueur. Je suis relativement séduisant, et je suis un amoureux sensible. Je la fais même beaucoup rire. Pourtant, je n'ai pas droit à la moindre reconnaissance – uniquement des reproches : je n'en fais pas assez.

Je ne me laisse pas déstabiliser par les événements comme Debra. Son état d'esprit, c'est les montagnes russes : une fois en haut, une fois en bas. Je ne peux pas vivre de cette manière. Je préfère garder une vitesse de croisière normale. Mais je ne reproche pas à Debra d'être comme elle est. Je suis une personne fondamentalement tolérante. Les gens, y compris les époux, sont tous faits différemment. Ils ne sont pas conçus pour répondre à vos besoins particuliers. Donc je ne m'offense pas pour le moindre désagrément ; je ne me sens pas obligé de discuter de la moindre divergence, de la moindre désapprobation ; je ne ressens pas le besoin d'explorer de fond en comble le moindre sujet de désaccord potentiel. Je laisse aller les choses. Quand je fais preuve de cette tolérance, j'attends de ma partenaire qu'elle en fasse autant à mon égard. Quand elle ne le fait pas, je me mets hors de moi. Quand Debra me reprend sur le moindre détail, sur tout ce qui ne correspond pas à ce qu'elle considère comme juste, je réagis très vivement. Je perds mon calme, et j'explose.

Je me souviens d'une fois où nous rentrions en voiture après avoir passé la soirée avec un couple séduisant et épatant, que nous venions de rencontrer. Pendant le trajet, je me demandais quelle impression j'avais bien pu leur donner. J'étais fatigué, ce soir-là, et pas au meilleur de ma forme. Parfois, je peux me montrer intelligent et drôle en petit groupe, mais pas ce soir-là. Peut-être que je voulais trop bien faire. Parfois, je suis très exigeant avec moi-même, et je m'en veux ensuite de ne pas avoir été à la hauteur.

Debra a interrompu mes ruminations par une question apparemment innocente : « Tu as remarqué comme ils étaient en phase, ces deux là ? » Maintenant, je sais bien ce que cachent les questions de ce genre – ou, du moins, où ces questions nous conduisent. Elles nous ramènent toujours à nous, plus exactement à moi. Finalement, le problème devient : « Nous ne sommes pas en phase l'un avec l'autre » – traduction : « Tu n'es pas en phase avec moi ». Je redoute ces conversations où nous tournons autour du pot, où nous nous demandons ce qui ne va pas dans notre couple, parce que la véritable question, qui reste implicite dans les conversations polies, mais qui est formulée sans détour dans les conversations moins polies, c'est : « Qu'est-ce qui ne va pas chez Frank ? » Cette fois, j'ai donc éludé la question, en lui répondant simplement que c'était un beau couple.

Mais Debra a insisté. Elle voulait absolument que nous nous comparions à eux. Ils avaient et l'argent et l'intimité. Nous n'avions ni l'un ni l'autre. Peut-être que nous ne pouvions pas être aisés, mais nous pouvions au moins être intimes. Pourquoi n'étions-nous pas plus proches l'un de l'autre? Traduction : Pourquoi n'étais-*je* pas plus proche d'elle ? Quand nous sommes arrivés à la maison, j'ai essayé de faire baisser la tension, en lui disant que j'étais fatigué et en lui proposant que nous allions nous coucher. J'*étais* fatigué, et la dernière chose que je voulais, c'était avoir encore une de ces conversations. Mais Debra ne voulait pas lâcher prise. Elle disait que rien ne nous empêchait de rester debout pour en discuter. Pour ma part, je continuais de me préparer pour la nuit, comme d'habitude, en réduisant mes réponses au strict minimum. Si elle ne tient pas compte de ce que je ressens, pourquoi devrais-je tenir compte de ce qu'elle ressent ? Elle a continué à me parler pendant que je mettais mon pyjama, et pendant que je me brossais les dents ; elle ne voulait même pas me laisser seul dans la salle de bains. Quand enfin je me suis mis au lit et que j'ai éteint la lumière, elle l'a rallumée. Je me suis retourné pour m'endormir, mais elle a continué à me parler. Quand je me suis mis un oreiller sur la tête, on aurait pu penser qu'elle avait compris le message – mais non, elle me l'a enlevé. Là, j'ai perdu mon calme. Je l'ai traitée de bébé, de folle – je ne me souviens plus

> de tout ce que j'ai dit. Finalement, désespéré, je suis allé dans la chambre d'amis et j'ai fermé la porte à clé. L'émotion était trop forte pour que je puisse m'endormir tout de suite ; et je n'ai pas dormi du tout. Le lendemain matin, j'étais encore fâché contre elle. Je lui ai dit qu'elle était absurde. Pour une fois, elle n'avait pas grand-chose à répondre.

Avez-vous déjà choisi votre camp ? Pensez-vous que tout ira mieux le jour où elle n'essaiera plus de le forcer à discuter, ou bien le jour où il arrêtera de se dérober, au propre et figuré ? Et quelle est la principale source de leurs problèmes, selon vous ? Sont-ils en difficulté parce que leurs caractères sont incompatibles, parce qu'ils ne se comprennent pas, parce qu'ils se fâchent l'un contre l'autre ?

Dans chaque couple, il existe des différences. Il en existe même entre les vrais jumeaux. Frank et Debra, comme la plupart des couples, sont justement tombés amoureux grâce à leurs différences : elle l'attirait parce qu'il voyait en elle une personne sociable et extravertie, un parfait antidote à sa réserve ; elle était attirée par son calme, son sang-froid à toute épreuve. Tous les couples ont aussi leurs différends : des petites guéguerres, qui amusent tout le monde sauf les principaux intéressés – elle aime que la vaisselle sale soit immédiatement nettoyée, mais il préfère la nettoyer seulement une fois par jour (voire par semaine) et la laisser s'accumuler le reste du temps –, ou alors des désaccords plus profonds sur l'argent, le sexe, la belle-famille, et bien d'autres questions. Les différences ne provoquent pas forcément des conflits. Et pourtant, lorsqu'un conflit éclate entre deux partenaires, ils l'expliquent par leurs différences : il en devient une conséquence inévitable.

De plus, Frank et Debra comprennent très bien la situation dans laquelle ils se trouvent. Ils sont d'accord sur tout ce qui s'est passé le soir de leur grosse dispute : ce qui l'a déclenchée, la manière dont chacun s'est comporté, ce que chacun attendait de l'autre. Ils reconnaissent tous deux que, en se comparant à cet autre couple, ils se sont inquiétés et ont adopté une attitude plus critique à leur propre égard. Ils s'accordent à dire qu'elle est plutôt d'humeur changeante et qu'il est plutôt calme – ce contraste de caractères n'a rien d'exceptionnel ; beaucoup d'hommes et de femmes s'en plaignent. Ils savent parfaitement ce qu'ils attendent de leur relation, et ce qui leur manque. Et ils réussissent très bien, peut-être mieux que la plupart des gens, à comprendre le point de vue de leur partenaire.

Ce mariage ne se détériore pas non plus parce que Frank et Debra se fâchent l'un contre l'autre. Dans les couples heureux, tout comme dans les couples malheureux, les partenaires ont des désaccords et se fâchent. Toutefois, les couples heureux savent remédier à leurs désaccords. Si quelque chose les contrarie, soit ils en parlent et trouvent une solution, soit ils en font abstraction, soit ils apprennent à vivre avec[3]. Il n'en va pas de même pour les couples malheureux : leurs problèmes débouchent sur de vifs affrontements, qui les éloignent encore davantage. Lorsque Frank et Debra se trouvent en désaccord, ils campent sur leurs positions habituelles, et ils cessent de s'écouter – ou, tout au moins, de s'entendre. Leur attitude peut se résumer ainsi : « Oui, oui, je sais très bien ce que tu me reproches, mais je n'ai pas l'intention d'y changer quoi que ce soit, parce que c'est moi qui ai raison. »

Afin de mettre en évidence ce qui constitue, selon nous, la cause sous-jacente des problèmes de Frank et Debra, nous allons récrire l'histoire de leur fameux retour à la maison. Frank aurait pu anticiper les craintes et les préoccupations de Debra, qu'il connaissait désormais très bien, et lui dire combien il admirait sa sociabilité et sa facilité à s'entendre avec de nouvelles personnes. Il aurait pu prévoir qu'elle établirait une comparaison défavorable entre leur mariage et la relation enviable de cet autre couple, et lui dire, par exemple : « Tu sais, ce soir, je me suis rendu compte d'une chose : même si nous ne vivons pas dans le luxe, comme eux, j'ai énormément de chance, parce que je suis avec toi. » Frank aurait pu avouer franchement à Debra que la présence de cet autre couple l'avait rendu critique à son propre égard, qu'il « s'en voulait » de ne pas s'être montré assez en forme ce soir-là ; cet aveu aurait suscité l'intérêt et la compassion de sa femme. Debra, quant à elle, aurait pu arrêter de s'apitoyer sur son propre sort, et s'inquiéter de l'humeur de son mari, en lui disant quelque chose comme : « Chéri, tu n'avais pas l'air très en forme, ce soir. Est-ce que tout va bien ? Est-ce que quelque chose t'a dérangé chez ce couple ? Ou est-ce que tu étais simplement fatigué ? » Elle aurait pu, elle aussi, lui dire franchement ce qu'elle se reprochait, notamment sa jalousie à l'égard de ce couple aisé, au lieu de lui lire ce qu'elle lui reprochait. Elle aurait pu se concentrer sur les qualités de Frank, sur ce qu'elle aime chez lui : « Mmm, à la réflexion, il a raison : c'est un 'amoureux sensible' ».

À notre sens, la plus grande menace qui pèse sur l'amour ne réside donc ni dans les mésententes, ni dans les conflits, ni dans les différences, ni même dans les violentes disputes, mais dans l'autojustification. La soirée que Frank et Debra avaient commencée avec leurs nouveaux amis aurait pu finir tout autrement si, au lieu de peaufiner ses autojustifications, au lieu de s'appliquer à blâmer l'autre, chacun d'eux s'était d'abord inquiété de ce que l'autre pouvait ressentir. Ils comprennent tous deux parfaitement le point de vue de leur partenaire. Cependant, leur besoin d'autojustification les empêche de le juger aussi légitime que le leur, et les amène à voir leur propre manière de faire comme la meilleure manière, et même la seule manière sensée.

Nous ne parlons pas ici des autojustifications ordinaires que nous avons tendance à invoquer lorsque nous avons commis une erreur, ou lorsque nous sommes en désaccord avec quelqu'un sur des questions relativement futiles, lorsqu'il s'agit de savoir, par exemple, qui a oublié de refermer la bouteille de vinaigrette, qui a oublié de payer la facture d'eau ou qui se rappelle le mieux la plus belle scène d'un vieux film. Dans ce genre de cas, l'autojustification nous évite momentanément de nous sentir maladroits, incapables ou étourdis. Les autojustifications capables de nuire à un mariage répondent, pour leur part, à un besoin plus important : elles visent à défendre non pas *ce que nous avons fait*, mais *ce que nous sommes.* Il en existe deux sortes : « J'ai raison et tu as tort » et « Même si j'ai tort, tant pis, je suis comme je suis ». En se mettant à justifier leur image de soi, les qualités auxquelles ils tiennent et qu'ils ne veulent pas gâcher, ou celles qui, selon eux, leur sont inhérentes, Frank et Debra ont donc mis leur couple en danger. Ils ne se disent pas, par exemple : « J'ai raison et tu as tort à propos de ce souvenir particulier ». Ils se disent : « Je suis une bonne personne et tu es une mauvaise personne ; et, en tant que mauvaise personne, tu n'es pas capable d'apprécier mes qualités à leur juste valeur ; tu as même la bêtise de prendre certaines de mes qualités pour des défauts. »

Pour se justifier, Frank considère son comportement comme celui d'un bon mari, loyal et stable – c'est ce qu'il est à ses yeux –, et il pense que tout irait bien si Debra arrêtait de le harceler pour qu'ils discutent, et si elle lui pardonnait ses imperfections comme il lui pardonne les siennes. Notez bien ce qu'il dit : « Qu'est-ce que j'ai fait de mal ? Je suis un être humain normal. » Frank justifie son refus de discuter les problèmes difficiles ou douloureux en invoquant sa « tolérance » et sa capacité à « laisser aller les choses ». Debra, pour sa part, considère son expansivité émotionnelle comme « la preuve qu'elle est humaine » – c'est ce qu'elle est à ses yeux –, et elle pense que tout irait bien si Frank n'était pas si « passif » et ne « s'ennuyait » pas autant. Debra a raison de relever que Frank ne tient pas compte de son envie de communiquer, et qu'il s'en justifie en attribuant cette envie à son « absurdité » naturelle. Toutefois, sans en avoir conscience, elle adopte la même attitude vis-à-vis de Frank : elle ne tient pas compte de son refus de communiquer, et elle s'en justifie en attribuant ce refus à son « obstination » naturelle.

Comme toutes les histoires, chaque histoire d'amour est susceptible de déformations : ses protagonistes la perçoivent et s'en souviennent de telle manière qu'elle demeure conforme à leur point de vue. Sur la pyramide de leur mariage, Frank et Debra sont arrivés à un point crucial ; selon la direction qu'ils prendront pour résoudre la dissonance qui existe entre « J'aime cette personne » et « Dans le comportement de cette personne, il y a certaines choses qui me rendent malade », leur mariage pourra soit se renforcer, soit se dégrader. Ils vont devoir répondre à des questions décisives concernant les choses qui les « rendent malades » : « Ces choses sont-elles dues à des défauts irrémédiables ? Puis-je m'y faire ? Exigent-elles le divorce ? Pouvons-nous trouver un compromis ? Se pourrait-il – comble de l'horreur – que j'en apprenne quelque chose, et que j'améliore ainsi ma propre manière de faire ? » Il leur faudra également se pencher sur leur propre comportement. Puisque chacun a vécu toute sa vie avec soi, il lui semble naturel, inévitable que les choses soient faites « à sa manière ». L'autojustification l'empêche de se demander : « Se pourrait-il que j'aie tort ? Se pourrait-il que je me trompe ? Et si je changeais ? »

Leurs problèmes s'accumulant, Debra et Frank ont chacun développé une théorie implicite qui explique en quoi leur partenaire est responsable de la ruine de leur mariage. (Ces théories sont qualifiées d'implicites parce que les gens les développent souvent sans s'en rendre compte.) Selon la théorie implicite de Debra, Frank est mal à l'aise et passif en société. Selon la théorie de Frank, Debra manque de confiance, et elle ne parvient ni à s'accepter telle qu'elle est, ni à l'accepter tel qu'il est. Malheureusement, une fois que nous avons développé une théorie implicite, le biais de confirmation s'en mêle, et tout ce qui la contredit nous devient invisible. Comme l'a remarqué le thérapeute de Frank et Debra, désormais, Debra néglige ou minimise tous les moments où Frank, avec elle ou avec d'autres gens, n'est pas mal à l'aise ni passif – ainsi les moments où il a été drôle et charmant, les nombreuses fois où il a fait un effort et s'est montré serviable. De même, Frank néglige ou minimise tout ce qui indique que Debra a confiance en elle – par exemple, la persévérance et l'optimisme dont elle fait preuve face à la déception. D'après leurs thérapeutes, « chacun d'eux pense que l'autre à tort, et sélectionne ses souvenirs en privilégiant ceux qui confirment son propre point de vue »[4].

Pour expliquer notre comportement et celui des autres, nous pouvons développer deux types de théories implicites bien différents. Nous pouvons expliquer un comportement en invoquant la situation ou le contexte : « À la banque, la guichetière m'a remballé parce qu'elle était débordée ; les files sont longues et les guichetiers ne sont pas assez nombreux pour y faire face. » Mais nous pouvons attribuer ce même comportement à son auteur : « Cette guichetière m'a remballé : elle est vraiment malpolie. » Lorsque nous expliquons notre propre comportement, l'autojustification nous amène à nous ménager : en cas de bonne action, nous nous en attribuons tout le mérite ; en cas de mauvaise action, nous invoquons les circonstances. Par exemple, lorsque nous blessons quelqu'un par notre comportement, nous disons rarement : « Je me suis comporté ainsi parce que je suis un être humain cruel, sans cœur. » Nous disons plutôt : « On m'a provoqué ; n'importe qui d'autre, à ma place, en aurait fait autant », ou : « Je n'avais pas le choix », ou : « J'ai dit des choses ignobles, c'est vrai, mais je n'étais pas *moi-même* : j'étais ivre ». En revanche, lorsque nous accomplissons un acte généreux, bienveillant ou courageux, nous ne disons pas qu'on nous y a poussés, que nous étions soûls, ou que nous n'avions pas le choix. Nous ne disons pas, par exemple, que nous avons fait un don à une œuvre de charité parce la personne qui nous contactés par téléphone nous y a incités en éveillant notre culpabilité. Nous l'avons fait parce que nous sommes généreux, parce que nous avons du cœur.

Dans les couples heureux, chacun fait preuve d'autant d'indulgence à l'égard de son partenaire qu'à son propre égard : ils se pardonnent mutuellement leurs écarts en les attribuant aux circonstances, tout en s'attribuant mutuellement le mérite de leurs attentions délicates et de leurs comportements aimables. Ils ont tendance à pardonner les actes maladroits ou les moments de mauvaise humeur de leur partenaire, parce qu'ils les attribuent à des causes indépendantes de sa volonté : « Elle a réagi sèchement, mais je peux le comprendre : elle traîne ce mal de dos depuis des jours. » En revanche, si l'un des partenaires se montre particulièrement aimable, l'autre attribue son comportement à sa nature douce et bienveillante : « Mon chéri m'a offert des fleurs sans aucune raison particulière : il est tellement adorable. »

Ainsi, dans les couples heureux, les deux partenaires s'accordent mutuellement le bénéfice du doute. Dans les couples malheureux, cependant, ils font exactement le contraire[5]. Si l'un d'eux se montre gentil, l'autre attribue son comportement au hasard, ou pense que les circonstances l'exigeaient : « Ouais, il m'a acheté des fleurs, mais c'est juste parce que tous ses collègues en achetaient à leur femme. » Si l'un des partenaires fait une chose maladroite ou agaçante, l'autre l'attribue à son caractère : « Elle m'a remballé : quelle conne ! » Frank ne dit pas que Debra a *fait quelque chose* d'absurde en le poursuivant dans toute la maison et en exigeant qu'il discute avec elle, et il ne dit pas non plus qu'elle s'est comportée ainsi parce qu'elle était frustrée par son refus de discuter : il dit que Debra *est une personne* absurde. De même, Debra ne dit pas que Frank a fui la discussion après leur soirée entre amis parce qu'il était épuisé et ne voulait pas qu'ils se disputent avant d'aller se coucher : elle dit que Frank *est une personne* passive.

Les théories implicites entraînent de lourdes conséquences, parce qu'elles influent, notamment, sur la manière dont les couples se disputent, et sur le sens même de leurs disputes. Si les deux partenaires se disputent en partant du principe que l'autre est une personne bienveillante, et en considérant que ses erreurs sont réparables, ou que ses maladresses sont imputables à des circonstances particulières, alors ils ont des chances d'y remédier et de trouver un compromis. Seulement, dans les couples malheureux, les partenaires partent tous deux du principe opposé. Passés maîtres dans l'art de l'autojustification, ils légitiment leur propre refus de changer, en invoquant leurs propres qualités, tandis qu'ils condamnent ce même refus chez l'autre, en l'attribuant à ses défauts. Lorsqu'ils n'ont pas envie d'admettre qu'ils se sont trompés, ou de changer une habitude qui agace ou attriste leur partenaire, ils disent, par exemple : « Je ne peux pas m'en empêcher. C'est normal d'élever la voix quand on est en colère. Je suis comme ça, de toute façon. » Ces propos trahissent l'influence de l'autojustification : en vérité, il est évident qu'ils *peuvent* s'en empêcher. Ils en font eux mêmes la preuve à chaque fois qu'ils se mettent en colère non pas contre leur partenaire mais contre un policier, contre leur patron, ou contre un inconnu de 150 kilos.

Le partenaire qui se justifie ainsi, en disant : « Je suis comme ça! », n'est généralement pas disposé à faire preuve d'autant d'indulgence à l'égard de son partenaire. Ce qui était une justification devient même une insulte irritante : « Tu es comme ça : tu es exactement comme ta mère ! » Lorsque l'on vous fait cette remarque, on ne veut généralement pas dire que vous cuisinez aussi bien que votre mère, ou que vous dansez aussi bien le tango. On veut plutôt dire que vous lui ressemblez génétiquement, irrémédiablement, que vous ne pouvez rien y faire. Or, lorsqu'on vous accuse de quelque chose tout en vous disant que vous ne pouvez rien y faire, vous éprouvez un sentiment d'injustice, comme si l'on vous reprochait d'être trop petit ou d'avoir trop de taches de rousseur. Selon June Tangney, chercheur en psychologie sociale, les critiques qui visent ce que nous sommes, et non ce que nous faisons, nous causent un profond sentiment de honte et d'impuissance ; elles nous donnent envie de nous cacher, de disparaître sous terre[6]. Comme l'a constaté Tangney, les époux qui subissent cette honte mêlée de désespoir, faute de pouvoir y échapper, ont tendance à riposter furieusement : « Tu me donnes l'impression que j'ai fait quelque chose d'horrible parce que je suis mauvaise et incapable. Comme je ne pense pas être mauvaise ni incapable, tu ne peux qu'être mauvais toi-même pour m'humilier de la sorte. »

Une fois que les disputes d'un couple ont atteint le stade des humiliations et des reproches, elles ne visent plus le même objectif : les époux ne s'en servent plus pour résoudre un problème, ni même pour amener l'autre à changer de comportement, mais uniquement pour le blesser, pour l'écraser. L'humiliation conduit les époux à intensifier leurs efforts d'autojustification, à refuser le compromis, et à éprouver le sentiment le plus destructeur qui puisse naître au sein d'un couple : le mépris. Dans le cadre d'une étude novatrice, John Gottman, psychologue, suivit plus de 700 couples pendant plusieurs années, et constata que le mépris – les critiques sarcastiques, les insultes, les moqueries – était l'un des principaux symptômes de l'effondrement du couple[7]. Gottman en propose l'exemple suivant :

Fred : T'es passée chercher mon linge au pressing ?

Ingrid (sur un ton moqueur) : « T'es passée chercher mon linge au pressing ? » Mais va le chercher toi-même, ton foutu linge. Tu me prends pour qui, pour ta bonne ?

Fred : Certainement pas : si t'étais une bonne, tu saurais au moins faire la lessive.

Ces conversations, empreintes de mépris, sont dévastatrices. Elles détruisent ce que l'autojustification vise à protéger avant tout : l'estime de soi, le sentiment d'être aimé, d'être quelqu'un de bien, d'être respecté. Le mépris de chaque partenaire est une révélation : « Je n'ai pas d'estime pour la personne que tu es ». Nous pensons que le mépris annonce le divorce, non parce qu'il entraîne une volonté de séparation physique, mais parce qu'il témoigne déjà d'une séparation psychologique. Le mépris n'apparaît qu'après des années de disputes et de querelles, durant lesquelles chaque époux, comme Frank et Debra, s'est vainement efforcé d'amener l'autre à se comporter différemment. Par leur mépris, les époux montrent qu'ils jettent l'éponge, qu'ils pensent quelque chose comme : « Il n'y a plus aucun espoir : tu ne changeras jamais ; tu es exactement comme ta mère, finalement. » Dans la colère subsiste un espoir : le problème peut encore être résolu. Quand la colère s'éteint, elle laisse place au ressentiment et au mépris. Et le mépris est signe de désespoir.

Ces époux commencent-ils par être malheureux avec leur partenaire, ou par considérer leur partenaire sous un jour défavorable ? Considèrent-ils leur partenaire sous un jour défavorable parce qu'il a des défauts qui les rendent malheureux ? Ou finissent-ils par être malheureux parce qu'ils considèrent leur partenaire sous un jour défavorable et attribuent ses mauvais comportements à des défauts (plutôt qu'à des manies pardonnables, ou aux circonstances) ? Bien entendu, la relation que ces deux problèmes entretiennent est réciproque. Cependant, en suivant des couples dès leurs débuts – lorsque la plainte et le reproche leur sont normalement encore étrangers –, des chercheurs en psychologie ont pu voir lequel de ces problèmes faisait entrer certains couples, et pas d'autres, dans un cercle vicieux : ils ont découvert que les époux commençaient généralement par se considérer sous un jour défavorable et à se faire des reproches, et que ce problème n'était pas lié à la fréquence de leurs colères, ni à des états dépressifs, ni à d'autres états émotionnels négatifs[8]. Les époux doivent leur bonheur ou leur malheur à leur façon d'interpréter le comportement de leur partenaire : même si leurs partenaires respectifs adoptent un même comportement, dans les mêmes circonstances, l'époux malheureux et l'époux heureux jugeront ce comportement différemment.

Ainsi, dans la plupart des affaires de divorce, le suspect numéro un n'est autre que l'autojustification. Pour résoudre la dissonance que leur causent leurs conflits et leurs problèmes, les époux donnent au comportement de leur partenaire une certaine explication. Cette explication particulière détermine ensuite la direction dans laquelle ils commencent à descendre la pyramide. Ceux qui empruntent le chemin de l'humiliation et du reproche finissent par récrire l'histoire de leur mariage. Ce faisant, ils cherchent de nouvelles preuves pour justifier le regard de plus en plus pessimiste ou méprisant qu'ils portent sur leur partenaire. Non seulement ils cessent de minimiser les aspects négatifs de leur mariage, mais ils les exagèrent ; ils sont à l'affût du moindre élément pouvant s'insérer dans leur nouveau récit et le renforcer. Lorsque leur récit prend forme, et qu'ils le répètent chacun de leur côté, pour eux-mêmes ou pour des amis bien disposés à leur égard, les époux deviennent aveugles aux qualités de leur partenaire, celles-là mêmes qui avaient fait naître leur amour.

Pour Gottman, le moment critique, celui où les époux se mettent à récrire leur histoire, arrive lorsque leur « rapport magique » tombe au-dessous de 5/1. En effet, selon lui, les couples heureux ont au moins cinq fois plus d'interactions positives (témoignages d'amour, gestes affectueux, moments d'humour, entre autres) que d'interactions négatives (manifestations de mécontentement, critiques, entre autres). Peu importe que les époux soient émotionnellement instables et se disputent douze fois par jour, ou qu'ils soient calmes et se disputent une fois tous les dix ans ; seul le rapport compte. « Les époux instables crient, hurlent peut-être beaucoup, mais ils passent cinq fois plus de temps à se manifester leur affection et à se réconcilier », relève Gottman. « Les époux plus calmes, réservés, ne montrent peut-être pas autant de passion ; en revanche, ils se montrent nettement moins souvent critiques et méprisants – si bien que le rapport reste de 5/1. »[9] Tant que le rapport est d'au moins 5/1, les époux résolvent leurs dissonances de façon favorable. Dans le cadre d'une étude sur l'épuisement (*burnout*) dans le mariage, Ayala Pines, experte en psychologie sociale, observa comment « Ellen », une épouse heureuse, réduisait la dissonance que son mari lui avait causée en ne lui offrant pas de cadeau d'anniversaire. « J'aurais voulu qu'il me donne quelque chose – n'importe quoi. Je le lui ai dit, comme je lui dis tout ce que je pense et tout ce que je ressens », dit-elle à Pines. « Et, tout en lui disant cela, je me disais que c'était formidable que je puisse exprimer ouvertement tous mes sentiments, même les négatifs... Et les sentiments négatifs qui me restaient, j'ai décidé que c'était de l'histoire ancienne »[10].

Cependant, dès lors que le rapport entre sentiments positifs et sentiments négatifs s'est détérioré, les époux résolvent *les mêmes dissonances* d'une façon différente, qui les amène à s'éloigner l'un de l'autre. Par exemple, confrontée au même problème qu'Ellen – pas de cadeau d'anniversaire de la part de son mari –, Donna, une épouse malheureuse, eut une tout autre réaction. Tandis qu'Ellen comprit que son mari ne deviendrait jamais le Bill Gates du cadeau d'anniversaire, Donna interpréta le comportement de son époux d'une manière bien différente :

> L'une des raisons qui m'ont réellement confortée dans ma décision de divorcer concerne mon anniversaire, que je considère comme un jour symbolique. À six heures du matin, un cousin m'a téléphoné d'Europe pour me souhaiter un joyeux anniversaire. Il habite à des milliers de kilomètres, mais il a pris la peine de le faire. Et mon mari était assis là, en train d'écouter, et il ne m'a pas souhaité joyeux anniversaire. [...] Et, soudain, vous savez, je me suis rendu compte qu'il y avait tous ces gens, qui m'aimaient vraiment, et cette personne, qui ne m'appréciait même pas. Je ne compte pas pour lui, il ne m'aime pas. Autrement, il ne me traiterait pas comme il me traite. Il aurait envie de faire quelque chose de spécial pour moi.

Bien entendu, il est tout à fait possible que le mari de Donna ne l'aime pas et ne l'apprécie pas. Et il se peut aussi que son mari, dont nous ne connaissons pas la version, lui ait offert des cadeaux pendant des années, et qu'elle n'en ait jamais aimé aucun. Mais on ne décide généralement pas de divorcer pour une histoire de cadeau d'anniversaire. En fait, Donna s'est convaincue que son mari avait un comportement à la fois intolérable et irrémédiable, et, depuis, elle interprète tous ses faits et gestes – y compris cette absence de cadeau – comme des confirmations, des preuves irréfutables qu'« elle ne compte pas pour lui » et qu'« il ne l'aime pas ». Le biais de confirmation a même entraîné Donna plus loin que la plupart des époux : en s'entretenant avec Pines, elle lui expliqua qu'elle tenait un « journal de haine », dans lequel elle s'exprimait à chaque fois que son mari la déprimait ou la bouleversait. Son « journal de haine » lui fournissait toutes les preuves dont elle avait besoin pour justifier sa décision de divorcer.

Une fois qu'ils en sont à ce stade, les époux se mettent aussi à réviser leurs souvenirs. Désormais, lorsqu'ils considèrent les mauvais moments de leur relation, ils ne sont plus disposés à se dire que « c'est de l'histoire ancienne » : ils ont plutôt tendance à les garder bien présents à l'esprit. Ils déforment les événements passés – ou les oublient totalement – afin de se persuader qu'ils ont épousé un illustre inconnu, et pas le plus attirant de tous. Ayant un jour affaire à deux époux fâchés, Julie Gottman, psychologue clinicienne, leur demanda : « Comment vous êtes-vous rencontrés ? ». Sur un ton méprisant, la femme répondit : « À l'école, où je l'ai pris pour quelqu'un d'intelligent. »[11] Cette déformation de souvenir renferme un message : elle n'a pas eu tort de le choisir ; *il* a eu tort de lui faire croire qu'il était intelligent.

« J'ai découvert que le meilleur moyen de prédire le futur d'un mariage était d'entendre les époux raconter leur passé », relève John Gottman[12]. Les couples commencent à récrire leur histoire avant même de prendre conscience que leur mariage est en danger. Dans le cadre d'une étude, Gottman et son équipe eurent des entretiens approfondis avec 56 couples ; et ils parvinrent à en revoir 47 trois ans plus tard. Au moment du premier entretien, aucun des couples n'envisageait de séparation, mais les chercheurs repérèrent déjà 100% des 7 couples qui allaient divorcer par la suite. (S'agissant des couples qui allaient rester ensemble, leurs prévisions se révélèrent tout de même remarquablement précises : sur 40, ils en avaient repéré 37.) Lors du premier entretien, les membres de ces sept couples avaient déjà commencé à réviser l'histoire de leur mariage : leur récit était pessimiste, et ne comportait que des détails conformes à leur point de vue. Par exemple, ils expliquèrent à Gottman qu'ils s'étaient mariés non pas parce qu'ils étaient amoureux et qu'ils ne pouvaient pas vivre l'un sans l'autre, mais parce qu'ils considéraient le mariage comme une étape « naturelle » : « l'étape suivante ». Dans le souvenir qu'ils avaient désormais, leur première année de mariage était pleine de déboires, de désillusions. « Beaucoup de choses n'allaient pas, mais je ne me rappelle pas lesquelles », raconta l'un des futurs ex-maris. Les époux heureux, en revanche, appelaient ces mêmes problèmes des « pépins » ; ils les considéraient comme des épreuves, surmontées avec courage, humour et tendresse.

La mémoire étant une historienne révisionniste, qui s'applique à justifier nos décisions, la plupart des époux qui finissent par divorcer ne se rappellent plus pourquoi ils se sont mariés. Tout se passe comme s'ils avaient perdu, suite à une sorte de lobotomie, tout souvenir des sentiments positifs qu'ils éprouvaient initialement à l'égard de leur partenaire. Maintes et maintes fois, nous avons entendu des gens dire : « Au bout de quelques jours de mariage, je savais déjà que j'avais fait une énorme erreur. » Vraiment ? Mais alors pourquoi avez-vous eu trois enfants et passé 27 ans avec cette personne ? « Oh, je ne sais pas ; simplement par obligation, je suppose. »

Bien évidemment, certaines personnes prennent la décision de se séparer de leur partenaire après avoir pesé objectivement les avantages et les inconvénients de leur relation présente ; cependant, dans la majorité des cas, cette décision découle d'un processus de révision du passé et de réduction de dissonance. Leurs justifications en témoignent : même lorsque leurs problèmes restent les mêmes, elles changent dès lors qu'une séparation a été envisagée par au moins l'un des partenaires. Tant que les partenaires décident de rester ensemble, même si leur relation est loin d'être idéale, ils réduisent leur dissonance en justifiant cette décision : « Ce mariage ne va pas si mal, après tout » ; « Beaucoup de mariages vont encore plus mal que le mien – ou pas mieux, en tout cas » ; « Il a oublié mon anniversaire, mais il fait aussi plein de choses pour me montrer qu'il m'aime » ; « Nous avons des problèmes, mais je l'aime, c'est l'essentiel. » Cependant, dès lors qu'au moins l'un des époux envisage le divorce, ils réduisent leurs dissonances en justifiant cette nouvelle décision : « Ce mariage va effectivement très mal » ; « La plupart des mariages marchent mieux que le mien » ; « Il a oublié mon anniversaire, cela signifie qu'il ne m'aime pas » ; et la phrase impitoyable que beaucoup d'époux prononcent au moment de leur séparation, après 20 ou 30 ans de mariage, « Je ne t'ai jamais aimé. »

En recourant à ce dernier mensonge, si cruel, les époux montrent à quel point ils ont besoin de justifier leur comportement. Lorsqu'un couple se sépare pour des raisons objectives et évidentes – par exemple, parce que l'un des époux exerce une violence physique ou psychique contre l'autre –, les époux n'ont pas besoin de justifications supplémentaires, pas plus que les rares époux qui se séparent en toute amitié, ou qui parviennent à redevenir amis en dépassant la douleur initiale de la séparation. Ils ne ressentent pas le besoin urgent de dénigrer leur partenaire, ni d'oublier les bons moments de leur relation ; ils peuvent se contenter de dire : « Ça n'a pas marché » ou « Avec le temps, nous nous sommes éloignés l'un de l'autre, tout simplement » ou « Au moment de notre mariage, nous étions très jeunes, nous manquions d'expérience ». Cependant, lorsque le divorce est un déchirement, un événement marquant, lourd de conséquences, et surtout lorsqu'il n'est voulu que par l'un des deux époux, chacun ressent un mélange d'émotions douloureuses. Outre la colère, l'angoisse, la souffrance et le chagrin qui accompagnent presque tous les divorces, ces époux ressentent la douleur de la dissonance. Et la rancune qu'ils gardent après leur divorce tient justement, dans une large mesure, à cette dissonance, et à la manière dont ils choisissent généralement de la résoudre.

Si vous êtes la personne que l'on abandonne, vous risquez de subir une dissonance qui touche directement votre ego : lorsque « Je suis quelqu'un de bien et j'ai été formidable en tant que partenaire » se heurte à « Mon partenaire me quitte », vous vous demandez : « Mais comment est-ce possible ? » Vous pourriez vous dire que vous n'êtes finalement pas quelqu'un de si bien, ou que vous êtes quelqu'un de bien mais un assez mauvais partenaire. Cependant, rares sont les gens qui choisissent de réduire cette dissonance en s'en prenant à leur ego : il leur est plus facile de s'en prendre à leur partenaire – de se dire, par exemple, que leur partenaire est quelqu'un de difficile et d'égoïste, et qu'ils n'en avaient jamais vraiment pris conscience auparavant.

Si vous êtes la personne qui quitte son partenaire, vous avez aussi une dissonance à réduire : vous êtes en train de faire du mal à une personne que vous aimiez. Comme vous êtes quelqu'un de bien, et que les gens bien ne font pas de mal aux autres gens bien sans raison, votre partenaire doit forcément mériter votre rejet, peut-être même plus que vous ne le pensiez. En observant les couples qui divorcent, les gens sont souvent frappés par le comportement de la personne qui a décidé la séparation : elle leur semble faire preuve d'une rancune excessive. En fait, elle est en train de réduire la dissonance que lui vaut sa décision. Un jour, une amie, qui déplorait le divorce de son fils, nous a dit : « Je ne comprends pas ma belle-fille. Elle a quitté mon fils pour un autre homme, qui l'adore, mais elle persiste à ne pas se marier avec lui, et à ne pas travailler à plein temps, juste pour que mon fils soit obligé de continuer à lui verser sa pension alimentaire. Mon fils a dû accepter un travail qu'il n'aime pas pour pouvoir lui donner ce qu'elle exige. Étant donné que c'est elle qui est partie, et qu'elle a une autre relation, la cruauté et l'esprit de vengeance dont elle fait preuve en infligeant un tel traitement à mon fils semblent inexplicables. » Et pourtant, du point de vue de sa belle-fille, ce traitement se justifie pleinement : si son ex-mari était vraiment un type aussi bien, elle serait restée avec lui, n'est-ce pas ?

Les médiateurs qui interviennent en cas de divorce, et tous les gens qui ont déjà essayé d'aider des amis en guerre à cause de leur divorce, ont pu observer ce processus de près. Donald Saposnek et Chip Rose, deux médiateurs, constatent que « chaque époux a tendance à noircir l'image de l'autre en disant, par exemple : 'C'est un ivrogne faible et violent', ou 'C'est une mythomane hypocrite et égoïste, on ne peut pas lui faire confiance'. Avec le temps, ces portraits extrêmement négatifs, caricaturaux, que dressent les époux lors de divorces particulièrement conflictuels, se réifient et deviennent immuables. »[13] En voici la raison : une fois que les époux se sont mis à réduire leur dissonance par le moyen le plus égoïste, qui consiste à dénigrer leur ex-partenaire, ils sont forcés de continuer à justifier leur position. Ils se battent pour la moindre chose à laquelle ils « ont droit » et que l'autre « ne mérite pas ». Par exemple, ils s'efforcent de priver leur partenaire de la garde de leurs enfants ou de son droit de visite, ou de lui imposer des contraintes ; et ils s'en expliquent ainsi : « Mais c'est quelqu'un d'épouvantable, regardez ! ». Ils ne prennent pas le temps de s'interroger ; ils ne considèrent jamais le comportement « épouvantable » de leur ex-partenaire comme une conséquence des circonstances épouvantables dans lesquelles il se trouve, et encore moins comme une réaction à leur propre comportement. À chaque fois que l'un fait quelque chose à l'autre, l'autre se venge et s'en justifie, et c'est ainsi que grandit leur animosité réciproque. Chaque partenaire, après avoir incité l'autre à un mauvais comportement, se sert de ce mauvais comportement, à la fois pour justifier sa propre vengeance et pour prouver que l'autre est quelqu'un de « mauvais ».

Au moment où ces couples décident de faire appel à un médiateur, ils ont déjà bien entamé leur descente le long de la pyramide. En tant que médiateur, Don Saposnek s'est entretenu avec plus de 4 000 couples sur la question de la garde des enfants. Au cours de ces entretiens, « *jamais* aucun parent n'a dit : 'Vous savez, je pense vraiment qu'elle devrait avoir la garde des enfants, parce que c'est le meilleur parent et que les enfants sont plus proches d'elle.' On assiste presque toujours à un échange stérile, où chacun se présente comme 'le meilleur parent, le plus méritant des deux'. Aucun parent ne reconnaît jamais la moindre qualité à l'autre parent ; et, même lorsqu'un parent avoue ouvertement ses propres actes de vengeance, il les justifie toujours : 'Il le méritait, après ce qu'il a fait – il a détruit notre famille!' L'accord auquel ils aboutissent est toujours une forme de compromis, que chacun justifie ainsi : 'Je me sentais obligé d'abandonner mes positions, j'étais fatigué de me battre, je n'avais plus les moyens de recourir à la médiation... mais je reste néanmoins convaincu d'être le meilleur parent.' »

Comme nous le laisse prévoir la théorie de la dissonance, les gens qui hésitent le plus avant de décider de divorcer, ou qui ressentent le plus de culpabilité après avoir unilatéralement décidé de divorcer, sont justement ceux qui éprouvent le plus grand besoin de justifier leur décision. Pour sa part, le partenaire abandonné, désespéré, ressent le besoin de justifier tous ses actes de vengeance en invoquant le traitement cruel et injuste que lui a infligé son partenaire. Chaque partenaire renforce son nouveau point de vue par des souvenirs concordants, et par tous les horribles actes que son partenaire a commis dernièrement, si bien que chacun devient une personne proprement ignoble aux yeux de l'autre. Sur la voie de l'autojustification, l'hésitation devient certitude, et la culpabilité devient colère. L'histoire d'amour devient une histoire de haine.

L'une de nos collègues, Leonore Tiefer, psychologue clinicienne, nous a parlé d'un couple qu'elle avait suivi dans le cadre d'une thérapie. Les deux époux, qui approchaient de la quarantaine, étaient mariés depuis 10 ans. Ils ne pouvaient pas prendre la décision d'avoir des enfants, ou de ne pas en avoir, parce que chacun voulait être sûr de son propre choix avant même d'en discuter avec l'autre. Ils n'arrivaient pas établir un meilleur équilibre entre leurs activités communes et la carrière exigeante de madame, parce que cette dernière se considérait en droit de travailler autant qu'elle le voulait. Ils n'arrivaient pas à résoudre leur désaccord sur l'alcoolisme de monsieur, parce que ce dernier se considérait en droit de boire autant qu'il le voulait. Chacun avait trompé l'autre, et s'en justifiait en considérant sa propre relation extraconjugale comme une réponse à celle de l'autre.

Cependant, leur mariage n'échoua pas à cause de ces problèmes, aussi difficiles qu'ordinaires, mais à cause de leurs autojustifications obstinées. « Ils ne savent pas quelles concessions ils doivent faire pour vivre en couple », explique Tiefer. « Chacun veut faire ce qu'il pense être en droit de faire, et ils sont incapables de discuter des principaux problèmes qui les touchent en tant que couple. Et tant qu'ils restent fâchés l'un contre l'autre, ils ne discutent pas de ces problèmes, parce qu'une discussion risquerait de les obliger à faire des compromis ou à prendre le point de vue de l'autre en considération. Il leur est très difficile de comprendre l'autre, parce qu'ils sont parfaitement convaincus que son comportement est moins raisonnable que le leur. Ils ravivent donc de vieilles rancunes pour justifier leur position présente, et leur refus de changer, et de pardonner. »

Les époux qui se rapprochent avec les années, en revanche, ont appris à vivre avec le moins d'autojustification possible, c'est-à-dire en s'appliquant davantage à comprendre l'autre qu'à se défendre eux-mêmes. Dans les couples heureux et stables, chaque partenaire est capable d'entendre les critiques, les préoccupations et les suggestions de l'autre sans se tenir sur la défensive. En d'autres termes, chacun est prêt à accepter, quand il le faut, que l'autre se justifie par une excuse telle que : « Ma foi, je suis comme je suis. » Ils réduisent la dissonance que leur causent leurs petits désagréments en s'en distrayant, et ils réduisent la dissonance que leur causent leurs erreurs et leurs principaux problèmes en y remédiant.

Nous nous sommes entretenus avec plusieurs couples, semblables à celui que Frank et Debra admiraient : ils étaient tous mariés depuis de nombreuses années, et leur relation, comme ils le disaient eux-mêmes, se caractérisait par une intimité et une affection hors du commun. Nous ne leur avons pas demandé : « Quel est le secret de votre long mariage ? » Les gens concernés le savent rarement, et leurs réponses sont souvent banales et peu instructives : « Nous n'allons jamais nous coucher fâchés » ou « Nous avons une même passion pour le golf ». (Bon nombre d'époux, heureux l'un avec l'autre, vont parfois se coucher fâchés parce qu'ils sont trop épuisés pour commencer une dispute ; et bon nombre d'époux sont heureux ensemble sans partager les mêmes intérêts ni les mêmes hobbies.) Nous avons préféré leur demander comment, durant toutes ces années, ils avaient réduit la dissonance qui existe entre « J'aime cette personne » et « Cette personne fait certaines choses qui me rendent malade ».

Ensemble depuis plus de quarante ans, deux époux, que nous appellerons Charlie et Maxine, nous ont apporté une réponse particulièrement éclairante. Comme tous les époux, ils ont beaucoup de petites différences, qui pourraient facilement dégénérer en différends ; mais ils ont fini par accepter la plupart de ces différences, en se disant qu'elles faisaient partie de la vie, et qu'il ne valait pas la peine de s'en irriter. Cet exemple de Charlie en témoigne : « Le soir, j'aime bien manger à 5 heures ; mais ma femme préfère manger à 8 heures ; alors nous coupons la poire en deux : nous mangeons à 8 heures moins 5. » Mais ce couple se distingue surtout par sa manière de résoudre les gros problèmes. Ils avaient un peu plus de vingt ans lorsqu'ils tombèrent amoureux. Charlie était attiré par la sérénité de Maxine ; cette qualité la rendait irrésistible à ses yeux ; pour lui, Maxine était un havre de paix dans un monde tumultueux. Maxine, pour sa part, était attirée par la passion de Charlie, l'énergie qu'il consacrait à toute activité, du choix de la plus belle pêche à l'écriture de la plus belle phrase. Cependant, si Maxine appréciait qu'il déploie toute cette énergie dans des domaines comme l'amour, le sexe, les voyages, la musique et le cinéma, elle était effrayée lorsqu'il la mettait au service de sa colère. Quand il se mettait en colère, il hurlait et cognait violemment sur la table, ce que personne, dans la famille de Maxine, n'avait jamais fait. Au bout de quelques mois de mariage, elle lui avoua, les larmes aux yeux, que ses colères l'effrayaient.

Charlie eut d'abord une réaction impulsive : il se justifia. S'il admettait que sa tendance à s'emporter n'était pas un trait de caractère particulièrement enviable, il considérait néanmoins qu'elle faisait partie de lui, qu'elle contribuait à son authenticité. « Mon père hurlait et cognait sur les tables », lui dit-il. « Mon grand-père hurlait et cognait sur les tables ! C'est mon droit ! Je n'y peux rien. C'est comme ça que les hommes se comportent. Tu voudrais que je sois comme ces mauviettes, toujours en train de parler de leurs 'sentiments' ? » Une fois qu'il eut fini de crier, il comprit à quel point son comportement touchait Maxine, et il se rendit compte qu'il pouvait parfaitement, en réalité, le modifier. Dès lors, lentement mais sûrement, la fréquence et l'intensité de ses colères diminuèrent. Mais Maxine avait aussi des progrès à faire ; elle devait cesser d'entretenir et de justifier l'idée que toutes les formes de colère étaient dangereuses et mauvaises. (« Dans ma famille, personne n'a jamais exprimé de colère. C'est donc ainsi qu'il faut se comporter : c'est la seule bonne manière d'être. ») Ce faisant, elle comprit qu'il ne fallait pas confondre les sentiments de colère légitimes avec les moyens inacceptables de les exprimer – cogner sur les tables –, ni, d'ailleurs, avec les moyens peu constructifs de ne *pas* les exprimer – pleurer, fuir : ses habitudes « incorrigibles », à elle.

Avec les années, un autre problème se développa, lentement, comme il se développe souvent dans les couples qui se répartissent initialement le travail en attribuant chaque tâche à l'époux le mieux à même de la remplir. La sérénité de Maxine n'allait pas sans inconvénients : elle manquait de confiance en elle et craignait la confrontation ; elle ne pouvait même pas s'imaginer en train de se plaindre d'un mauvais repas ou d'un produit défectueux. Il revenait donc toujours à Charlie de ramener la cafetière qui ne marchait pas, de téléphoner au service après-vente pour se plaindre, ou d'affronter le propriétaire en personne pour le convaincre de réparer la plomberie. « Tu fais ça tellement mieux que moi », lui disait-elle à chaque fois ; et, comme c'était effectivement le cas, c'est lui qui s'y collait. Au bout d'un certain temps, cependant, Charlie commença à en avoir marre d'assumer seul cette responsabilité, à considérer le comportement de Maxine comme un signe de passivité, et à s'en irriter. « Je ne vois pas pourquoi c'est toujours à moi de me farcir ces affrontements désagréables », se dit-il.

Il se retrouvait face à un choix. Il aurait pu laisser les choses suivre leur cours, se dire que Maxine ne changerait jamais, et continuer à faire tout le sale boulot. Mais il préféra lui dire qu'il était peut-être temps pour elle de gagner en confiance, et que sa confiance ne lui servirait pas seulement dans le cadre de leur mariage, mais dans beaucoup d'autres situations. Au début, Maxine réagit en disant : « Je suis comme ça, et tu le savais quand tu m'as épousée. Et ce n'est pas juste de changer les règles du jeu après tant d'années. » Pourtant, en en discutant davantage, elle parvint à faire abstraction des appels de l'autojustification, et à entendre ainsi les préoccupations de son mari. Dès lors, elle comprit ce qu'il ressentait et pourquoi la division du travail qu'ils avaient décidée au départ lui semblait désormais injuste. Elle se rendit compte que ses propres possibilités n'étaient pas aussi limitées qu'elle ne l'avait toujours imaginé. En suivant des cours, elle apprit comment développer sa confiance en soi ; elle s'appliqua à mettre ses connaissances en pratique ; elle se mit à mieux défendre ses droits ; au bout de quelques temps seulement, elle put goûter à un plaisir nouveau : désormais, sa façon de s'exprimer se révélait souvent efficace. Ils se rendaient bien compte tous deux que Charlie ne s'était pas transformé en agneau, pas plus que Maxine ne s'était transformée en lionne. Nous ne pouvons changer au-delà des limites que nous imposent notre personnalité, notre histoire, nos gènes et notre tempérament[14]. Néanmoins, ils avaient évolué tous les deux. Dans ce couple, désormais, la confiance en soi et la capacité à exprimer sa colère de façon constructive ne sont plus des qualités exclusives, propres à l'un ou à l'autre.

Dans les bons mariages, les conflits, les différences d'opinion, les habitudes incompatibles, et même les querelles les plus intenses, peuvent rapprocher les époux, en les amenant à apprendre de nouvelles choses, et en les forçant à reconsidérer leurs aptitudes et leurs limites. Ce n'est pas toujours chose facile. En abandonnant les autojustifications qui dissimulent nos erreurs, qui satisfont notre désir de faire les choses à notre manière et qui minimisent les douleurs que nous infligeons à ceux que nous aimons, nous pouvons ressentir de la gêne, de la souffrance. Sans autojustification, il se peut que nous nous sentions nus, vulnérables, à la merci de nos regrets et de nos pertes.

Et pourtant, en dernière analyse, nous avons avantage à abandonner nos autojustifications parce que, quelle que soit la souffrance qui peut en résulter, chaque abandon nous apprend quelque chose d'essentiel sur nous-mêmes, et peut nous apporter la paix, en nous aidant à nous comprendre et à nous accepter. À l'âge de 65 ans, Vivian Gornick, auteur et féministe engagée, écrivit un essai d'une honnêteté éblouissante. Elle y reconsidère les efforts qu'elle a faits, tout au long de sa vie, pour concilier sa vie professionnelle et sa vie amoureuse, et les mener toutes les deux dans le plus strict respect de l'égalité entre hommes et femmes. « J'avais souvent écrit sur la vie des personnes seules, parce que je n'arrivais pas à comprendre pourquoi *je* vivais seule », écrit-elle. Des années durant, comme tant d'autres femmes de sa génération, elle rejeta toute la faute sur le sexisme : des hommes machistes forçaient des femmes fortes et indépendantes à choisir entre leur carrière et leur vie amoureuse. Cette explication n'est pas fausse : sous le poids du sexisme, beaucoup de mariages ont coulé, et beaucoup d'autres ne se maintiennent à flot qu'à grand-peine. Toutefois, comme Gornick s'en rend compte aujourd'hui, le sexisme n'explique pas tout. Avec du recul, en cessant de se reposer confortablement sur ses justifications habituelles, elle parvint à prendre conscience du rôle qu'elle avait elle-même joué dans l'évolution de ses relations amoureuses : « Dans une large mesure, j'étais responsable de ma propre solitude : je la devais davantage à ma colère et à ma personnalité divisée qu'au sexisme. »[15]

« En réalité, je n'étais pas seule à cause de mes opinions politiques, mais parce que je ne savais pas vivre normalement avec un autre être humain. Au nom de l'égalité, j'ai tourmenté chaque homme qui m'a vraiment aimée, jusqu'à ce qu'il me quitte : je le reprenais sur tout, je ne lui laissais rien passer, je le culpabilisais, de telle sorte que nous finissions par en avoir marre tous les deux. Dans le flot de tous mes discours, il y avait bien quelques gouttes de vérité. Cependant, ces gouttes, aussi nombreuses fussent-elles, n'avaient pas à former ce torrent, qui arrachait ma vie à l'amour. »

Chapitre 7

Blessures, divisions et guerres

Ils sont tous deux hautains, violents et pleins de colère ; et, dans leur rage, sourds comme la mer, et rapides comme la flamme[1].

William Shakespeare, Richard II

Une année après que Jim eut avoué son aventure extraconjugale à Diane, la colère de Diane n'avait pas diminué, et Jim le sentait bien. La question resurgissait dans chacune de leurs discussions. Elle l'épiait, et, lorsqu'il croisait son regard, il pouvait y lire de la suspicion et de la douleur. Mais il ne s'agissait, après tout, que d'une petite erreur. Quand allait-elle enfin s'en rendre compte ? Il n'était pas le premier à la commettre ; et il ne serait certainement pas le dernier. Il avait eu l'honnêteté de lui avouer son aventure, et la force d'y mettre fin. Il s'était excusé. Il lui avait dit cent fois qu'il l'aimait et qu'il tenait à leur mariage. Ne l'entendait-elle pas ? Lui était-il si difficile de penser aux bons côtés de leur mariage, et d'oublier ce faux pas ?

Diane n'en croyait pas ses oreilles. Jim, à l'entendre, ne méritait pas qu'elle lui reproche sa relation extraconjugale, mais plutôt qu'elle le félicite de l'avoir reconnue et d'y avoir mis fin. Ne comprenait-il donc pas ? Ne pouvait-il pas se soucier de la peine qu'elle éprouvait, de sa détresse, au lieu d'essayer de se justifier ? Il ne lui avait même pas encore demandé pardon. Enfin, il lui avait dit qu'il était désolé, mais ses excuses étaient pitoyables. Pourquoi ne lui présentait-il pas de vraies excuses, des excuses sincères ? Il n'avait pas besoin de se prosterner ; elle voulait simplement qu'il comprenne ce qu'elle ressentait, et qu'il fasse amende honorable.

Mais Jim n'y arrivait pas : la profonde colère que Diane exprimait lui donnait plutôt envie de riposter. Telle qu'il l'interprétait, cette colère signifiait : « Tu as commis un crime horrible », « Ce que tu m'as fait n'est pas digne d'un être humain ». Bien entendu, il regrettait vraiment de lui avoir fait du mal, et, s'il avait pu faire quoi que ce soit pour atténuer sa peine, il l'aurait fait ; pour autant, il ne pensait pas avoir commis un crime horrible, ni être inhumain ; et il n'était pas prêt à lui présenter les excuses humiliantes qu'elle semblait exiger. Il essayait donc plutôt de la convaincre qu'il n'y avait rien de sérieux entre cette autre femme et lui, qu'elle ne comptait pas pour lui. Cependant, lorsqu'il minimisait ainsi l'importance de sa relation extraconjugale, Diane avait l'impression qu'il essayait de minimiser la douleur que cette relation lui causait. Telle qu'elle l'interprétait, la réaction de Jim signifiait : « Je ne comprends pas pourquoi tu es si fâchée ; je n'ai rien fait de mal. » Ainsi, plus Jim essayait de s'expliquer, plus elle était en colère ; et plus elle était en colère, plus il avait de peine à compatir à sa souffrance et à y remédier[2].

En 2005, aux États-Unis, les gens assistèrent, captivés, à l'ultime bataille d'une terrible guerre familiale, dans laquelle les parents de Terri Schiavo, Robert et Mary Schindler, et son mari, Michael Schiavo, se disputaient le droit de contrôler sa vie – du moins ce qu'il en restait. « En voyant le fossé qui sépare aujourd'hui le mari et les parents de Terri Schiavo, on a peine à croire qu'ils vivaient autrefois ensemble, sous un même toit, et qu'ils partageaient un même but. » Quiconque sait comment fonctionne l'autojustification n'a, en revanche, aucune peine à le croire. Au lendemain du mariage de Terri et Michael, les parents de Terri et les deux jeunes époux se trouvaient tous ensemble au sommet de la pyramide, très proches les uns des autres. Michael appelaient ses beaux-parents « maman » et « papa ». Durant les premières années, comme Terri et Michael avaient du mal à joindre les deux bouts, les Schindler payaient leur loyer. Lorsque, en 1990, Terri subit de graves lésions cérébrales, les Schindler emménagèrent chez eux, afin d'aider leur beau-fils à prendre soin d'elle. Au début, c'est ce qu'ils firent : durant près de trois ans, Michael et les Schindler s'occupèrent ensemble de Terri. Mais l'argent – source de tant de conflits – vint s'en mêler. En 1993, Michael Schiavo gagna un procès pour faute professionnelle contre l'un des médecins de Terri ; il reçut 750 000 dollars pour les soins médicaux de sa femme, et 300 000 dollars de dédommagement pour perte de compagnie conjugale. Un mois plus tard, cet argent fit l'objet d'une première dispute entre Michael et les parents de Terri. Selon Michael, tout commença lorsque son beau-père lui demanda quelle part de la somme lui serait attribuée à lui, Robert. D'après les Schindler, leur désaccord portait sur le type de traitement auquel cette somme devait être allouée : ils souhaitaient que leur fille suive une thérapie expérimentale intensive, mais Michael voulait qu'elle ne reçoive que des soins de base.

Comment fallait-il dépenser cette somme? Qui méritait d'en disposer ? Comme chacune des deux parties considérait légitimement qu'il lui revenait de décider du sort de Terri, elles furent toutes deux amenées à prendre position sur ces problèmes d'argent, et c'est ainsi qu'elles amorcèrent leur descente le long de la pyramide. Michael empêcha momentanément ses beaux-parents d'accéder au dossier médical de sa femme ; pour leur part, les Schindler essayèrent, pendant quelque temps, de le priver de la tutelle de leur fille. Michael était furieux parce qu'il avait l'impression que son beau-père essayait bassement de s'approprier une partie de l'argent du procès ; et les Schindler étaient furieux parce qu'ils avaient l'impression que Michael essayait égoïstement de se débarrasser de sa femme[3]. Au moment où se déroula, devant tout le pays, la dernière bataille de cette guerre familiale, une bataille violente, envenimée par les médias et par des politiciens opportunistes, les positions des parties s'étaient tellement durcies qu'elles semblaient totalement absurdes et inconciliables.

~

En janvier 1979, voyant le peuple iranien se soulever contre lui, craignant pour sa sécurité, le chah Mohammed Reza Pahlavi quitta l'Iran et se réfugia en Égypte. Deux semaines plus tard, l'Iran saluait le retour de son futur leader, l'Ayatollah Khomeiny, un dignitaire musulman fondamentaliste que le chah avait envoyé en exil plus de dix ans auparavant. En octobre, l'administration Carter accepta, avec réticence, que le chah fasse une courte halte aux États-Unis, pour des raisons humanitaires : atteint d'un cancer, il devait y recevoir un traitement médical. Khomeiny dénonça cette décision, qualifia le gouvernement américain de « Grand Satan », et appela les Iraniens à manifester contre les États-Unis et contre Israël, les « ennemis de l'islam ». Des milliers de gens se réunirent alors devant l'ambassade des États-Unis. Le 4 novembre, plusieurs centaines d'étudiants iraniens s'emparèrent du bâtiment principal de l'ambassade, et prirent la plupart de ses occupants en otages. Cinquante-deux d'entre eux allaient rester 444 jours en captivité. Les ravisseurs exigèrent que le chah soit rapatrié et jugé en Iran, et qu'il rende au peuple iranien les milliards de dollars qu'il lui avait, selon eux, volés. Cette crise peut être considérée comme le 11 septembre de l'époque : d'après un historien, aucun des événements survenus depuis la Seconde Guerre mondiale n'avait occupé une place aussi importante dans la presse et les programmes télévisés. Chaque soir, dans une toute nouvelle émission, *America Held Hostage* (Les États-Unis en otage), Ted Koppel informait la nation de tous les événements (et non-événements) du jour. La popularité de cette émission était telle qu'elle allait même survivre à la fin de la crise, sous le nom de *Nightline*. Captivés par cette affaire, les Américains s'indignaient du comportement et des exigences des Iraniens. « Qu'ils soient furieux contre le chah, c'est une chose ; mais que diable nous reprochent-ils, à nous? »

Jusqu'ici, nous nous sommes intéressés à des situations où des erreurs avaient incontestablement été commises – souvenirs déformés, erreurs judiciaires, pratiques thérapeutiques nuisibles, notamment. Nous allons maintenant nous pencher sur des problèmes bien plus épineux : les trahisons, les divisions et les guerres. Nos exemples iront des querelles familiales aux croisades, des méchancetés les plus ordinaires aux tortures systématiques, des disputes conjugales aux batailles sanglantes. Ces différents conflits, qui opposent des amis, des parents ou des pays, se distinguent sans doute les uns des autres par leur cause et par leur forme ; en revanche, ils se fabriquent tous à partir d'un même matériau, particulièrement résistant : l'autojustification. Nous essayerons de mettre ce matériau commun en évidence, sans pour autant négliger la complexité des conflits, ni laisser croire qu'ils sont tous identiques.

Il arrive parfois que les deux parties d'un conflit s'accordent sur la question de savoir qui a raison et qui a tort. Ce fut le cas de Jim et Diane : Jim n'essaya pas de rejeter, comme l'auraient fait certains, la faute sur Diane, en prétendant, par exemple, qu'elle l'avait elle-même poussé à la tromper en étant une mauvaise épouse. Dans d'autres cas, l'une des parties multiplie les excuses et les justifications, mais tous ses efforts sont vains, tant ses torts sont évidents : les esclaves n'ont pas mérité d'être réduits en esclavage ; les enfants ne provoquent pas les pédophiles ; les femmes violées n'ont pas demandé à l'être ; les juifs n'ont pas mérité l'Holocauste.

Mais commençons par nous pencher sur des cas bien plus courants : ceux où l'on ne sait pas vraiment qui est en tort, qui « a commencé », ni même à quand remonte le conflit. L'histoire de toute famille, par exemple, comporte des insultes, des affronts et des blessures impardonnables, des querelles interminables. « Elle n'est pas venue à mon mariage, et elle ne m'a même pas envoyé de cadeau. » « Il a volé ma part d'héritage. » « Quand mon père était malade, mon frère a complètement disparu, et j'ai dû m'occuper de lui tout seul. » Personne n'admettrait avoir abandonné un parent en difficulté, et ce, pour une raison évidente : seul un enfant sans cœur serait capable d'une chose pareille. De même, personne ne peut reconnaître avoir menti, volé ou trompé sans provocation préalable : jamais quelqu'un de bien ne se comporterait ainsi. Dans un conflit, les parties essaient donc de justifier leur propre comportement en prétendant que l'autre partie est en tort et que, pour leur part, elles ne font que répondre à ses affronts et à ses provocations, comme le ferait n'importe quelle personne honnête et raisonnable. « Effectivement, je n'étais pas là à ton mariage, et c'est bien normal : où étais-tu, toi, il y a sept ans, quand j'ai dû affronter cette rupture douloureuse ? Tu avais disparu. » « C'est vrai que j'ai pris une partie de l'héritage de nos parents, un peu d'argent et quelques biens ; mais ce n'était pas du vol, juste une compensation : il y a quarante ans, c'est à toi qu'ils ont payé des études à l'université, pas à moi. » « De toute façon, papa t'a toujours préféré ; il me critiquait tout le temps ; donc c'est bien normal que tu t'en occupes, maintenant. »

Dans la plupart des conflits, chacun prétend que l'autre est intrinsèquement égoïste, têtu, méchant et agressif ; mais, en réalité, quand le besoin d'autojustification se fait sentir, les traits de caractère s'estompent. Par exemple, Michael Schiavo et les parents Schindler ne sont probablement pas têtus ni absurdes en eux-mêmes. En fait, l'obstination et l'absurdité avec lesquelles chaque partie se comportait vis-à-vis de l'autre n'était que le résultat d'un processus déclenché douze ans plus tôt – à chaque décision (se battre ou céder sur tel point, résister ou chercher le compromis) succédaient des autojustifications, et de nouvelles décisions, destinées à réduire les dissonances et les ambiguïtés. Une fois prisonniers de ce processus, ils ne pouvaient plus faire marche arrière. Au départ, les parents de Terri prirent la décision de maintenir leur fille en vie. Pour justifier cette première décision, tout à fait compréhensible, ils durent ensuite prendre et justifier d'autres décisions, qui visaient à maintenir leur fille en vie coûte que coûte. Ainsi, lorsque fut établie la mort cérébrale de leur fille, ils refusèrent de se rendre à l'évidence, et ils se mirent à justifier leur comportement en prétendant que Michael était un mari autoritaire, un coureur, voire un meurtrier, qui souhaitait la mort de Terri parce qu'elle était devenue un poids pour lui. Pour sa part, Michael commença par prendre la décision de laisser sa femme mourir naturellement. En voulant justifier cette décision, tout aussi compréhensible, Michael se retrouva également prisonnier d'un processus irréversible. Pour justifier ses décisions, il prétendit que les parents de Terri étaient des opportunistes, qui manipulaient les médias et qui voulaient l'empêcher de tenir la promesse qu'il avait faite à Terri de ne pas la laisser vivre ainsi. Les Schindler étaient furieux contre Michael Schiavo parce qu'il ne voulait pas les écouter ni tenir compte de leurs croyances religieuses. Michael Schiavo était furieux contre les Schindler parce qu'ils avaient transformé leur conflit familial en affaire judiciaire, et publique. Chaque partie considérait le comportement de l'autre comme agressif ; et chaque partie se sentait profondément trahie. Qui déclencha cet ultime conflit ? Chaque partie dira que c'est l'autre. Qu'est-ce qui le rendit insoluble ? L'autojustification.

En 1979, en apprenant que des Américains avaient été pris en otages par des étudiants iraniens, le pays fut frappé d'étonnement : aux yeux des Américains, il s'agissait d'un acte d'agression totalement gratuit ; une bande d'Iraniens timbrés venait de les attaquer sans provocation. Pourtant, du point de vue des Iraniens, c'étaient les Américains qui avaient commencé : leurs services de renseignements avaient favorisé le coup d'État de 1953, par lequel Mohammad Mossadegh, leader charismatique et démocratiquement élu, avait été écarté du pouvoir, et le chah, remis sur son trône. Dix ans après ce coup d'État, beaucoup d'Iraniens s'indignaient de voir le chah accumuler tant de richesses, et leur pays, s'occidentaliser sous l'influence des États-Unis. En 1963, le chah réprima une insurrection d'islamistes fondamentalistes conduite par l'ayatollah Khomeiny, et envoya ce dernier en exil. Faisant face à une opposition de plus en plus forte, le chah permit à la Savak, sa police secrète, de sévir contre les dissidents, ce qui lui valut une opposition plus violente encore.

Quand la crise des otages commença-t-elle vraiment ? Quand les États-Unis contribuèrent au coup d'État qui renversa Mossadegh ? Quand ils fournirent des armes au chah ? Quand ils fermèrent les yeux devant la barbarie de la Savak ? Quand ils acceptèrent que le chah vienne recevoir des soins médicaux sur leur sol ? Lorsque le chah exila Khomeiny ? Lorsque Khomeiny, après son retour triomphal, profita de la situation pour accuser les États-Unis de tous les maux de la nation et asseoir ainsi son autorité ? Durant les manifestations qui se déroulèrent à l'ambassade des États-Unis, lorsque des étudiants iraniens se firent les pantins politiques de Khomeiny ? La plupart des Iraniens choisirent une réponse qui justifiait leur colère contre les États-Unis, et la plupart des Américains choisirent une réponse qui justifiait leur colère contre l'Iran. Chaque camp se persuada qu'il était en position de victime, et qu'il était en droit, dès lors, de riposter. Qui déclencha la crise des otages ? Chacun dira que c'est l'autre. Qu'est-ce qui la rendit insoluble ? L'autojustification.

Parmi tous les récits que les gens construisent pour justifier leur vie, leurs amours et leurs déboires, les plus indispensables et les plus lourds de conséquences sont ceux qui rendent compte des injustices et des blessures qu'ils ont provoquées ou subies. Ces récits portent invariablement la marque de l'autojustification, quels que soient les personnages en présence (amoureux, parents et enfants, amis, voisins, ou nations), et quel que soit l'objet de leur conflit (infidélité, héritage, limite de propriété, trahison ou invasion militaire). Nous nous sommes tous, une fois ou l'autre, attiré la colère de quelqu'un d'autre par notre comportement ; et nous nous sommes tous, une fois ou l'autre, irrités du comportement de quelqu'un d'autre. Nous avons tous, volontairement ou non, blessé d'autres gens, et, pour certains d'entre eux, nous resterons des scélérats, des traîtres, des vauriens. De même, il nous est déjà arrivé de subir une injustice, de la ressentir comme une blessure, et d'avoir l'impression qu'elle ne se refermerait jamais complètement. Grâce à l'autojustification, nous réussissons l'exploit de passer d'un rôle à l'autre en un clin d'œil, sans jamais appliquer dans l'un ce que nous avons appris dans l'autre. Avoir la sensation d'être victime d'une injustice dans une situation ne nous empêche en rien de commettre nous-mêmes une injustice dans une autre situation, ni de manquer de compréhension à l'égard d'une autre victime d'injustice. Tout se passe comme si, dans notre esprit, un mur opaque se dressait entre ces deux catégories d'expériences, comme si, pendant que nous vivions les unes, les autres nous étaient inaccessibles.

L'existence de ce mur tient notamment à notre manière d'évaluer la souffrance : celle que nous ressentons nous semble toujours plus intense que celle que nous infligeons, même quand elles sont semblables en réalité. « On hausse les épaules quand l'autre se casse la jambe, mais on crie au désastre quand on se casse un ongle. » Ce qui peut apparaître comme une simple boutade se trouve être une description assez précise du fonctionnement de notre système nerveux. Pour les besoins d'une recherche sur les comportements de type « œil pour œil, dent pour dent » (*tit for tat*), des neurologues anglais formèrent des groupes de deux personnes, puis ils relièrent chaque groupe à un mécanisme par lequel chacun pouvait exercer une pression sur l'index de l'autre. Selon les instructions des expérimentateurs, les membres de chaque groupe étaient censés exercer tour à tour une pression égale à celle qu'ils venaient de ressentir. Malgré tous leurs efforts, ils ne parvenaient pas à respecter ces instructions. À chaque fois qu'ils subissaient une pression, ils répondaient par une pression nettement plus forte, tout en pensant faire subir à leur partenaire ce qu'ils venaient eux-mêmes de subir. Les chercheurs en conclurent que les spirales de souffrance « découlaient naturellement du fonctionnement de notre système nerveux »[4]. Nous comprenons mieux comment deux garçons qui s'amusent en se donnant des tapes sur les bras peuvent en arriver à s'envoyer de violents coups de poings dans la figure, ou comment deux États peuvent se retrouver dans une spirale de représailles : « Ils ne s'en sont pas tenus au principe 'œil pour œil, dent pour dent' : ils nous ont pris un œil pour une dent. Pour compenser, nous allons leur prendre une tête. » Chaque camp justifie ses propres actes en considérant qu'ils ne visent qu'à rétablir l'équilibre.

Lors d'une expérience qu'il mena avec ses collègues, Roy Baumeister, chercheur en psychologie sociale, put observer l'habileté avec laquelle l'autojustification atténue tous les sentiments négatifs que nous pouvons éprouver quand nous faisons souffrir quelqu'un d'autre, et amplifie tous les sentiments de légitimité que nous pouvons éprouver quand nous avons été victimes du comportement de quelqu'un d'autre[5]. Les expérimentateurs demandèrent à 63 personnes de leur proposer deux récits autobiographiques : un « récit de victime », c'est-à-dire le récit d'un moment où quelqu'un d'autre les avait mis en colère ou blessés, et un « récit de coupable », le récit d'un moment où ils avaient eux-mêmes mis quelqu'un d'autre en colère. Soulignons que, tant dans le discours de ces chercheurs que dans notre prochaine section, le terme de « coupable » ne désigne pas, comme dans son acception juridique et habituelle, une personne ayant commis un acte répréhensible ou, plus généralement, fait quelque chose de mal : il désigne plutôt toute personne ayant, par son comportement, blessé ou offensé quelqu'un d'autre.

Dans les récits de coupables comme dans les récits de victimes, on retrouvait une litanie de plaintes des plus classiques : promesses ou engagements non tenus ; règles violées, obligations non remplies, attentes déçues ; infidélité sexuelle ; secrets trahis ; traitements injustes ; mensonges ; conflits d'argent ou d'intérêts matériels. Notons que, pour ces chercheurs, il ne s'agissait pas de confronter les points de vue de deux personnes différentes sur certaines situations, comme le font les médiateurs ou les conseillers matrimoniaux pour caractériser les couples auxquels ils ont affaire – « *elle* a dit ceci sur cette histoire, *il* a dit cela sur cette même histoire » ; il s'agissait plutôt de comparer les deux points de vue qu'une même personne adoptait pour rendre compte de deux situations où elle avait joué une fois un rôle, une fois l'autre – « *elle* a dit ceci sur cette histoire et *elle* a dit cela sur cette autre histoire ». Comme le soulignent les auteurs de la recherche, cette méthode présente l'avantage d' « exclure toute explication fondée sur l'idée que les victimes et les coupables appartiennent à deux catégories de gens distinctes. Notre méthode nous permet de voir comment des gens ordinaires se définissent comme victimes ou comme coupables – c'est-à-dire comment ils construisent des récits qui donnent du sens aux expériences qu'ils ont vécues dans chacun de ces deux rôles. » Répétons-le : le rôle ne dépend pas du caractère. Une personne douce et aimable a tout autant de chances qu'une personne désagréable de se retrouver en position de coupable, ou de victime, et de se justifier en conséquence.

Lorsque nous construisons les récits qui « donnent sens » à nos expériences, nous faisons preuve de complaisance. Les coupables ont tendance à minimiser leur responsabilité morale ; les victimes ont tendance à magnifier leur innocence. Que nous nous trouvions d'un côté du mur ou de l'autre, nous déformons systématiquement nos souvenirs et nos récits de manière à maintenir la plus grande consonance possible entre ce que nous avons fait et ce que nous pensons être. En mettant ces déformations systématiques en évidence, les auteurs de cette recherche nous montrent pourquoi chaque partie d'un conflit perçoit et comprend aussi mal les actes de l'autre.

Lors de la recherche, quand les participants faisaient leur récit de coupable, ils se rendaient compte qu'ils avaient fait quelque chose de mal ; pour résoudre la dissonance qui en résultait, ils employaient différents moyens. Le premier, le plus naturel, consistait à expliquer qu'ils n'avaient absolument rien fait de mal : « Je lui ai menti, c'est vrai ; mais c'était seulement pour éviter de le blesser. » « Oui, j'ai pris ce bracelet à ma sœur ; mais, de toute façon, il était à moi, au départ. » Seuls quelques coupables reconnaissaient avoir adopté un comportement immoral, blessé quelqu'un volontairement, ou fait preuve de malveillance. La plupart disaient que leurs actes nuisibles étaient justifiables, et certains d'entre eux le disaient même, selon l'euphémisme employé par les chercheurs, « avec une certaine insistance ». La plupart des coupables considéraient, du moins rétrospectivement, que leur comportement était raisonnable ; pour eux, leurs actes, quoique regrettables, étaient compréhensibles, compte tenu des circonstances.

La deuxième stratégie consistait à reconnaître les méfaits en cause, en prenant toutefois soin de les excuser ou de les minimiser. « Je sais bien que je n'aurais pas dû passer la nuit chez cette autre femme ; mais bon, par rapport à tous les malheurs qui arrivent dans le monde, est-ce vraiment si grave ? » « J'ai peut-être eu tort de prendre le bracelet en diamants de maman quand elle était malade ; mais, de toute façon, elle aurait voulu que je le prenne ; en plus, mes sœurs ont eu droit à beaucoup plus de choses que moi. » Plus des deux tiers des coupables invoquèrent des facteurs extérieurs ou des circonstances atténuantes : « J'ai moi-même été victime d'abus pendant mon enfance » ; « J'ai subi beaucoup de stress, ces derniers temps ». Pourtant, dès lors qu'ils se trouvaient dans le camp des victimes, ces mêmes excuses leur paraissaient nettement moins acceptables. Près de la moitié des coupables disaient qu'« ils n'y pouvaient rien », qu'ils avaient simplement agi impulsivement, sans réfléchir. D'autres rejetaient la faute sur leur victime, en maintenant qu'elle les avait provoqués, ou qu'elle avait au moins une part de responsabilité.

Lorsqu'ils se retrouvaient dos au mur, qu'ils ne pouvaient plus nier ni minimiser leur responsabilité, les coupables recouraient à une troisième stratégie : ils reconnaissaient d'abord qu'ils avaient fait quelque chose de mal, commis un acte nuisible, et ils essayaient ensuite de classer l'affaire aussi vite que possible. Qu'ils reconnaissent leurs torts ou non, la plupart des coupables, impatients d'exorciser leur sentiment dissonant de culpabilité, cherchaient à séparer leurs méfaits du reste de leur passé. Ils avaient nettement plus tendance que les victimes à présenter ces méfaits comme des incidents isolés, et désormais clos, qui ne leur ressemblaient pas, qui n'avaient pas eu de conséquences néfastes à long terme, et qui n'avaient assurément aucun effet sur le présent. Beaucoup de leurs récits avaient même un dénouement heureux, donnant le sentiment rassurant que la page était définitivement tournée : « Mais tout s'est arrangé, depuis ; notre relation n'en a pas souffert ; nous sommes bons amis, aujourd'hui. »

En tant que victimes, cependant, les participants n'avaient pas tout à fait le même point de vue sur les justifications des coupables : « Ah bon ? Notre relation n'en a pas souffert ? Nous sommes bon amis ? Ben voyons ! » Si les coupables cherchent à tourner la page rapidement, et pour cause, les victimes ont une mémoire d'éléphant ; un même événement peut être insignifiant et pardonnable pour les uns, et rester à jamais une source de colère pour les autres. Un seul récit de victime, parmi les 63 considérés, présentait le comportement du coupable comme légitime ; et aucune victime ne disait que le coupable « n'y pouvait rien ». De même, la plupart des victimes disaient que leur désaccord ou leur querelle avec le coupable avait eu des conséquences négatives et durables. Plus de la moitié affirmaient que leurs relations en avaient sérieusement souffert. Ils parlaient d'hostilité permanente, de confiance perdue, de sentiments négatifs persistants, ou même d'amitié définitivement brisée – bien qu'ils n'en aient apparemment pas informé le coupable.

De plus, si les coupables considéraient que leurs actes faisaient sens une fois replacés dans leur contexte, bon nombre de victimes se disaient incapables de comprendre les motifs de leur propre agresseur, même si les faits s'étaient produits longtemps auparavant. « Mais pourquoi m'a-t-il fait une chose pareille ? » « Qu'est-ce qui a bien pu lui passer par la tête ? » L'incompréhensibilité des motifs du coupable est une composante importante de l'identité de la victime, et un élément-clé de son récit. « Non seulement il a fait quelque chose d'horrible, mais il ne se rend même pas compte que c'est quelque chose d'horrible ! » « Ne pourrait-elle pas reconnaître la cruauté avec laquelle elle m'a traité ? »

Pourquoi les coupables ont-ils tendance à ne pas « se rendre compte » de leurs méfaits, ou à ne pas les « reconnaître » ? Bien entendu, ils sont soucieux de justifier ce qu'ils ont fait. Mais il existe une autre raison : ils ignorent vraiment ce que ressent leur victime. Beaucoup de victimes, au début, retiennent leur colère ; elles souffrent en silence, s'interrogent, ne savent pas quoi faire. Elles remâchent leur souffrance et leurs reproches pendant des mois, parfois des années, voire des dizaines d'années. Voici, par exemple, ce qui arriva à un homme que nous connaissons : un jour, « soudainement, pendant le petit-déjeuner », sa femme lui annonça qu'elle voulait divorcer. « J'ai essayé de comprendre ce que j'avais fait de mal », nous a-t-il raconté, « et je lui ai dit que je voulais faire amende honorable ; mais je me suis retrouvé d'un seul coup face à 18 ans de reproches. » Sa femme avait ruminé ses reproches pendant 18 ans ; les Iraniens avaient ruminé les leurs pendant 26 ans. Souvent, lorsque la victime sort de son silence, pour exprimer enfin sa souffrance et sa colère, le coupable s'en trouve déconcerté, surtout s'il a déjà tourné la page et oublié. Il n'est donc pas surprenant que la plupart des coupables considèrent la colère de leur victime comme excessive, même si les victimes pensent tout le contraire : « Ma réaction est excessive ? Mais je me suis tu pendant des mois ! Si c'est une réaction excessive, alors qu'est-ce qu'une réaction modérée !? »

Certaines victimes entretiennent leur colère et leur rancune en les justifiant, parce qu'elles y trouvent une source de satisfaction, un moyen de punir le coupable, même si ce dernier souhaite faire la paix, même s'il n'est plus là depuis longtemps, et même s'il n'est plus de ce monde. Dans *Les grandes espérances*, Charles Dickens nous en offre un exemple : la figure obsédante de Miss Havisham. Après avoir été larguée par son futur mari le jour même de son mariage, elle consacre le restant de ses jours à parfaire son rôle de victime ; toujours revêtue de sa robe de mariée jaunâtre, et d'une colère méprisante, elle élève Estella, sa fille adoptive, dans le but d'en faire l'instrument de sa vengeance contre les hommes. Nombre de victimes demeurent ainsi incapables de dépasser leur ressentiment, parce qu'elles continuent à remuer le couteau dans la plaie en se demandant : « Mais comment une chose aussi horrible a-t-elle pu m'arriver, à moi, qui suis pourtant quelqu'un de bien? » Cette question est peut-être la plus douloureuse, la plus dissonante que nous ayons à nous poser au cours de notre vie, comme en témoignent les innombrables livres de conseil spirituel ou psychologique destinés à aider les victimes à tourner la page – et à retrouver ainsi la consonance.

Le gouffre qui sépare les victimes des coupables et les réflexes d'autojustification qui l'engendrent se révèlent toujours dans les récits respectifs des deux parties, qu'il s'agisse de personnes, comme Jim et Diane, les Schindler et les Schiavo, ou de pays, comme dans la crise des otages. Dans leur propre version de l'histoire, les coupables présentent leur comportement comme une réaction justifiée, comme le résultat d'une provocation ; leurs actes sont raisonnables, ils font sens ; même s'ils commettent des erreurs, même s'ils vont trop loin, tout finit toujours par s'arranger ; et, de toute façon, aujourd'hui, c'est du passé. Mais les victimes, dans leur version de l'histoire, ont plutôt tendance à présenter le comportement des coupables comme gratuit et incompréhensible, ou volontairement nuisible et brutal ; leurs propres représailles, en revanche, sont parfaitement normales et légitimes ; et, à la fin de l'histoire, rien ne s'est arrangé ; en fait, tout va plus mal que jamais, d'où leur colère.

Par exemple, les habitants du nord et de l'ouest des États-Unis apprennent que la Guerre de Sécession appartient à l'histoire ancienne. Selon leur version, les valeureuses troupes de l'Union forcèrent le Sud à abandonner l'esclavage, une ignoble institution, triomphèrent de Jefferson Davis, qui n'était qu'un traître, et permirent au pays de maintenir son unité. (Quant à la responsabilité des Nordistes eux-mêmes en tant qu'auteurs et complices de l'esclavage, ils se contentent de tirer un trait dessus : après tout, c'est du passé.) Mais la plupart des Blancs du Sud ont une autre version de l'histoire. Pour eux, la Guerre de Sécession est toujours là, bien vivante ; elle n'appartient pas au passé, mais au *présent*. Les valeureuses troupes confédérées ont été victimes des Nordistes, avides et grossiers : ils ont battu Jefferson Davis, leur noble chef, et détruit leurs villes et leurs traditions. Aujourd'hui, ils s'attaquent encore aux droits des États du Sud. Ce pays n'a donc rien d'une unité : il y a les habitants du Sud, d'une part, et ces foutus yankees, d'autre part. Et, que ces derniers le veuillent ou non, les habitants du sud continueront de faire flotter leur drapeau confédéré, parce qu'il fait partie de *leur* histoire. Si l'esclavage a disparu avec la guerre, les rancunes, elles, lui ont survécu. Cet exemple nous montre pourquoi l'histoire est l'œuvre des vainqueurs et les mémoires, l'œuvre des victimes.

Les coupables

Sur la première photo [d'Abou Ghraib] que j'ai vue, le caporal Charles A. Graner et le soldat Lynndie R. England levaient glorieusement le pouce au-dessus de leurs victimes, nues et entassées les unes sur les autres ; cette photo était si choquante que, pendant quelques secondes, j'ai cru qu'il s'agissait d'un montage. [...] Cette joyeuse insouciance et cette satisfaction évidente d'avoir causé le malheur d'autres êtres humains me rappelaient quelque chose. Et puis je me suis souvenu : la dernière fois que j'avais perçu ce même mélange d'attitudes, c'était sur des photos de lynchages.[6]

Luc Sante, écrivain américain

> *Le bien peut parfois être difficile à définir, mais le mal dégage une odeur unique ; chaque enfant sait ce qu'est la souffrance. Ainsi, à chaque fois que nous provoquons délibérément la souffrance d'autrui, nous savons pertinemment ce que nous faisons : nous faisons le mal.*[7]
>
> Amos Oz, romancier et observateur israélien

En provoquant volontairement la souffrance et l'humiliation de ces prisonniers irakiens, et en se moquant d'eux, Charles Graner et Lynndie England savaient-ils vraiment ce qu'ils faisaient ? Pensaient-ils vraiment « faire le mal » ? Non. Amos Oz se trompe. Il ne tient pas compte du pouvoir de l'autojustification : nous sommes des gens bien ; par conséquent, si nous provoquons délibérément la souffrance d'autres personnes, elles doivent forcément le mériter ; ainsi, nous ne faisons pas le mal, au contraire, nous faisons le bien. Dans les rares cas où le coupable ne peut pas ou ne veut pas réduire sa dissonance de la sorte, il le paie cher – culpabilité, angoisse, cauchemars, nuits blanches. Il est extrêmement pénible de vivre avec des actes que l'on juge horribles, moralement inacceptables, mais dont on est soi-même l'auteur. Souhaitant éviter cette dissonance, la plupart des gens se précipitent sur la première justification qui se présente. Il en va de même dans des cas plus ordinaires : comme nous l'avons vu dans le chapitre précédent, lorsqu'un couple divorce, mari et femme s'efforcent de justifier la souffrance qu'ils s'infligent l'un à l'autre. Plus nous faisons souffrir les autres, plus nous avons besoin de justifier notre comportement ; par ce redoutable processus d'automystification, nous continuons de nous voir comme des gens bien, et nous préservons notre estime de nous-mêmes. Une fois persuadés que nos victimes méritaient ce que nous leur avons fait subir, nous les haïssons encore plus qu'avant, ce qui nous amène à les faire souffrir encore davantage.

Plusieurs expériences ont mis ce processus en évidence. Lors de l'une d'entre elles, menée par Keith Davis et Edward Jones, des étudiants regardèrent un autre étudiant répondre à des questions, puis, à la demande des expérimentateurs, ils lui annoncèrent qu'ils l'avaient trouvé superficiel, indigne de confiance et ennuyeux. Cette critique étant assez cruelle, les participants se persuadèrent ensuite que la victime, c'est-à-dire la personne à laquelle ils avaient dû l'adresser, la méritait vraiment : après l'avoir fait souffrir, ils ne l'appréciaient plus autant. Les participants savaient bien que la victime n'avait rien fait pour mériter la critique sévère qu'ils lui avaient adressée, et ils étaient conscients de ne l'avoir critiquée que pour respecter les instructions des expérimentateurs ; et pourtant, leur opinion avait changé[8].

Les coupables sont-ils tous les mêmes ? Non, ils ne ressentent pas tous le besoin de réduire leur dissonance en dénigrant leur victime. D'après vous, quels sont les coupables qui ont le plus tendance à rejeter la faute sur leur victime : ceux qui ont une haute idée d'eux-mêmes, une grande estime de soi, ou bien ceux qui manquent de confiance, qui ont peu d'estime pour eux-mêmes ? La réponse n'est pas évidente, mais la théorie de la dissonance nous permet de supposer que ce sont les premiers. En effet, lorsqu'une personne sans grande estime de soi se comporte mal vis-à-vis d'autrui, ou fait ce qu'on lui dit de faire sans réfléchir, son attitude n'est pas totalement en dissonance avec son image de soi. Ne se trouvant pas particulièrement géniale, elle aura plutôt tendance à se rabaisser, à faire preuve de modestie. Cependant, lorsqu'une personne dotée d'une grande estime de soi fait souffrir une autre personne, elle doit se persuader que cette autre personne est une ordure. Puisque les gens formidables ne font pas de mal aux innocents, sa victime doit forcément mériter tout ce qu'elle lui a fait subir. Ainsi, plus le coupable a de l'estime pour lui-même, moins il en aura pour sa victime. Cette prédiction a été confirmée par une expérience de David Glass[9].

Toutes les victimes sont-elles pareilles aux yeux de la personne qui les fait souffrir ? Non, elles diffèrent par leur capacité à se défendre. Imaginez que vous êtes un marine en plein corps à corps avec un ennemi armé. Vous le tuez. Ressentirez-vous une forte dissonance ? Probablement pas. Quoique désagréable, cette expérience ne vous vaudra pas de dissonance et n'exigera pas de justification particulière ; il vous suffira de vous dire : « C'était lui ou moi... J'ai éliminé un ennemi… Nous sommes ici pour gagner la guerre… Je n'avais pas le choix. » Supposez maintenant que vous avez pour mission de bombarder une maison censée abriter des troupes ennemies. Après avoir fait exploser la maison avec votre équipe, vous découvrez qu'il s'agissait d'un foyer où vivaient des hommes, des femmes et des enfants. Vous venez de tuer des civils innocents. Pour résoudre la dissonance qui en résultera, vous vous chercherez probablement d'autres justifications ; plus que toute autre chose, vous essayerez de dénigrer vos victimes, jusqu'à les déshumaniser : « Mais qu'est-ce qu'ils foutaient là ? Quelle bande d'abrutis… Ils devaient sûrement aider l'ennemi… Ces gens ne sont que des vermines, des saloperies, des sous-hommes. » Par exemple, au sujet du grand nombre de civils tués durant la guerre du Vietnam, le général William Westmoreland avait tenu ces propos, désormais célèbres : « Les Orientaux n'accordent pas à la vie une aussi grande valeur que nous autres, les Occidentaux. La vie est abondante ; la vie est bon marché en Orient. »[10]

Ainsi, la théorie de la dissonance nous amène à l'hypothèse suivante : un agresseur ressentira moins de dissonance si sa victime est bien armée, capable de riposter, que si elle est sans défense ; et, ayant moins de dissonance à résoudre, il aura moins besoin de rabaisser sa victime. Lors d'une expérience conduite par Ellen Berscheid et ses collègues, on fit croire aux participants qu'ils allaient faire subir un violent choc électrique à une autre personne dans le cadre d'un test d'apprentissage. De plus, on avertit la moitié des participants que les rôles seraient ensuite inversés, et que leur victime se trouverait dès lors en position de riposter. Comme prévu, ne rabaissèrent leur victime que les participants convaincus qu'elle resterait sans défense, qu'elle ne serait pas en mesure de leur rendre la monnaie de leur pièce[11]. Les gens qui participèrent à l'expérience de Stanley Milgram sur la soumission à l'autorité, en 1963, se trouvaient exactement dans la même situation. Parmi ceux qui suivirent les instructions de l'expérimentateur, jusqu'à faire subir à l' « apprenant » des chocs électriques qu'ils croyaient dangereux, beaucoup justifièrent leurs actes en s'en prenant à leur victime. Comme Milgram l'explique lui-même, « beaucoup de sujets dénigrent violemment leur victime *en conséquence* de ce qu'ils lui ont fait subir. Il n'était pas rare d'entendre des remarques comme 'Il était tellement stupide et têtu qu'il méritait de se faire électrocuter'. Dès lors qu'ils avaient nui à la victime, ces sujets éprouvaient le besoin impérieux de voir en elle une personne méprisable, et de considérer sa punition comme une conséquence inévitable de sa propre faiblesse d'esprit et de caractère. » [12]

Ces recherches nous conduisent à une conclusion inquiétante : si l'auteur d'un acte nuisible a une grande estime de soi, et si, en plus, sa victime n'est pas en mesure de riposter, il s'engagera dans une spirale de violence. Et cette conclusion ne vaut pas que pour les brutes proprement dites – les sadiques ou les psychopathes. Elle peut s'appliquer, et s'applique d'ailleurs le plus souvent, à des individus tout à fait ordinaires : des gens qui ont des enfants et des relations amoureuses, des personnes « civilisées », qui aiment autant la musique, la bonne bouffe et les commérages que vous et nous. C'est l'un des résultats les mieux établis de la psychologie sociale ; pour beaucoup de gens, c'est aussi le plus difficile à admettre, en raison de la dissonance qui en découle : « Mais quel rapport pourrais-je bien avoir avec des meurtriers ou des tortionnaires ? » Il est bien plus rassurant de les voir comme des monstres, et de s'en distinguer ainsi totalement[13]. Nous n'osons même pas leur reconnaître un semblant d'humanité, parce que nous ne voulons pas risquer d'affronter l'effrayante vérité que Pogo, personnage de bande dessinée, nous rappelle dans cette célèbre réplique : « Nous avons rencontré *l'ennemi*, et l'ennemi, c'était nous. »

En revanche, lorsque le coupable est l'un des leurs, beaucoup de gens ont tendance, pour réduire leur dissonance, à prendre sa défense, à minimiser la gravité ou l'illégalité de ses actes, à faire tout leur possible pour présenter son comportement comme fondamentalement différent de celui de l'ennemi. On considère, par exemple, que seuls les scélérats comme Saddam Hussein ou Idi Amin Dada sont capables de pratiquer la torture. Et pourtant, comme John Conroy le montre dans *Unspeakable Acts, Ordinary People* (Actes indicibles, auteurs ordinaires), les pays non démocratiques ne sont pas les seuls endroits où des interrogateurs violent la 4ème Convention de Genève, qui interdit « les atteintes portées à la vie et à l'intégrité corporelle, notamment le meurtre sous toutes ses formes, les mutilations, les traitements cruels, tortures et supplices [...], [et] les atteintes à la dignité des personnes, notamment les traitements humiliants et dégradants ». Pendant qu'il enquêtait sur des cas avérés de prisonniers maltraités, Conroy s'entretint avec des militaires et des policiers ; qu'ils soient britanniques, sud-africains, israéliens ou américains, ils essayaient tous de justifier leurs pratiques en disant, en substance, que leur torture n'était pas aussi brutale et meurtrière que celle des autres :

> [Le Sud-Africain] Bruce Moore-King me précisa que, quand il torturait par électrocution, il ne s'attaquait jamais aux parties

> génitales, bien que d'autres tortionnaires, ailleurs, aient l'habitude de le faire [...] Hugo Garcia m'affirma que les tortionnaires argentins étaient bien pires que les uruguayens. Omri Kochva m'assura que les hommes du bataillon Natal n'étaient pas tombés aussi bas que les Américains, au Vietnam. [...] Les Britanniques se rassurèrent en expliquant que leurs méthodes n'étaient rien à côté des souffrances que l'IRA avait provoquées. Les Israéliens se défendent régulièrement en disant que leurs méthodes ne sont rien en comparaison des tortures commises par les États arabes[14].

Suite au scandale d'Abou Ghraib, des enquêteurs impartiaux découvrirent que les agents des États-Unis et de leurs alliés avaient interrogé des terroristes présumés en employant des méthodes brutales – privation de sommeil, isolement prolongé, simulation de noyade, humiliation à caractère sexuel, mise en hypothermie, passage à tabac, entre autres –, et ce, non seulement à Abou Ghraib, mais encore à Guantanamo, et dans certaines « prisons secrètes », cachées dans d'autres pays. En apprenant que votre propre pays viole systématiquement les Conventions de Genève, vous ressentez une dissonance. Comment la résoudre? Vous pouvez vous reposer sur l'idée suivante : quoi que votre pays fasse, si c'est lui qui le fait, ce n'est pas de la torture. « Nous ne torturons pas », déclara Bush quand on lui apporta la preuve du contraire. « Nous employons un autre type de procédés », précisa-t-il. Mais vous pouvez aussi résoudre votre dissonance en vous appuyant sur l'idée suivante : même si votre pays torture, comme c'est lui qui le fait, c'est légitime. Selon James Inhofe, sénateur républicain de l'Oklahoma, les prisonniers d'Abou Ghraib méritaient tout ce qu'on leur faisait subir. « Ce sont des meurtriers, ce sont des terroristes, ce sont des rebelles », expliqua-t-il. « Beaucoup d'entre eux ont probablement du sang américain sur les mains ». En tenant ces propos, il semblait ignorer que la plupart d'entre eux avaient été emprisonnés sans motif, ou pour des fautes mineures, et qu'ils n'avaient jamais fait l'objet d'aucune accusation formelle. Plusieurs officiers du renseignement militaire ont confié au Comité international de la Croix-Rouge que 70% à 90% des détenus irakiens avaient été arrêtés par erreur[15].

La justification de la torture s'appuie sur un argument universel : l'argument de la bombe à retardement. Voyons, avec Charles Krauthammer, éditorialiste, en quoi cet argument consiste. « Un terroriste a posé une bombe nucléaire au cœur de New York. Elle explosera dans une heure. Un million de personnes mourront. Vous capturez le terroriste. Il sait où la bombe se trouve. Il refuse de parler. Question : si vous pensez avoir la moindre chance de le faire parler, et de sauver ainsi un million de gens, en le pendant par les pouces, avez-vous le droit de le faire ? » Oui, selon Krauthammer ; non seulement vous en avez le droit, mais vous en avez l'obligation morale[16]. Vous n'avez pas le temps d'appeler les gens des Conventions de Genève pour leur demander leur avis ; vous devez tout faire pour que le terroriste vous dise où se trouve la bombe.

Pour la grande majorité des gens, dans de telles circonstances, l'argument de la bombe à retardement serait pertinent, et la torture, dès lors, justifiable. Cependant, ces circonstances sont extrêmement rares ; certains invoquent cet argument, et prétendent « sauver des vies », même quand il n'y a pas de bombe à retardement, voire pas de bombe du tout. Lors d'une visite en Allemagne, Condoleezza Rice, Secrétaire d'État, fut abondamment critiquée par les leaders européens, indignés par les tortures que subissaient les terroristes présumés dans les « prisons secrètes » américaines. Elle commença par nier tout acte de torture. Puis elle invita ses critiques à faire la part des choses : les informations que l'on avait obtenues en interrogeant ces suspects avaient, selon elle, « empêché des attaques terroristes et sauvé la vie d'innocents – aussi bien en Europe qu'aux États-Unis »[17]. Mais ces interrogatoires avaient aussi brisé la vie d'innocents, ce qui ne semblait pas la préoccuper. En évoquant le cas d'un citoyen allemand innocent que les États-Unis avaient enlevé puis soumis à un traitement brutal et dégradant pendant cinq mois parce qu'ils le soupçonnaient d'être un terroriste, Rice reconnut tout de même que « des erreurs avaient été commises ».

Dès lors que l'on justifie la torture dans certains cas particuliers, on la justifie plus facilement dans d'autres cas : « Nous n'allons pas seulement torturer ce salopard, qui sait assurément où se trouve la bombe, mais aussi ce salopard, qui sait *peut-être* où elle se trouve, et ce salopard, qui nous fournira peut-être certaines informations générales qui pourraient nous être utiles dans quelques années, sans oublier ce type, qui pourrait très bien être un salopard lui aussi, bien que nous n'en soyons pas encore sûrs. » Comme William Schulz, directeur d'Amnesty International, le relevait dans un article, d'après des organismes israéliens, internationaux et palestiniens sérieux de défense des droits de l'homme, Israël employa, de 1987 à 1993, des méthodes relevant de la torture. « Au début, on justifiait ces méthodes de torture par la nécessité de trouver des 'bombes à retardement' », écrivit-il, « mais elles ont fini par faire partie de la routine »[18]. En Irak, comme en témoigne le récit d'un sergent de la 82ème division aéroportée de l'armée américaine, le traitement des prisonniers évolua selon le même processus :

> Les « fous meurtriers » : c'est comme ça qu'ils nous appelaient, dans notre camp. [...] Quand [les détenus] arrivaient, c'était comme un jeu : on essayait de voir jusqu'où il fallait pousser un type pour qu'il s'évanouisse ou qu'il s'écroule simplement, vous voyez ; en le mettant dans des positions douloureuses, en le faisant rester droit pendant deux jours, en le privant de nourriture,

d'eau, peu importe. [...] Les gens du renseignement nous disaient que c'étaient des sales types, mais il arrivait qu'ils se trompent. »[19]

« Il arrivait qu'ils se trompent », nous dit ce sergent ; mais vous ne les traitiez pas différemment pour autant.

Les débats qui concernent la torture se concentrent généralement sur trois problèmes : sa légalité, sa moralité et son utilité. En tant que spécialistes de la psychologie sociale, nous nous posons une question supplémentaire : quels sont les effets de la torture sur ses auteurs individuels, et sur les citoyens qui l'approuvent ? La plupart des gens veulent croire que leur gouvernement agit dans leur intérêt, qu'il sait ce qu'il fait, et qu'il fait ce qu'il y a de mieux à faire. Dès lors, si un gouvernement décrète, par exemple, que la torture est une arme nécessaire à la lutte contre le terrorisme, la plupart des citoyens l'approuveront, afin de limiter leur dissonance. C'est ainsi que la conscience morale d'une nation finit par se détériorer. Lorsque les citoyens, au sommet de la pyramide, font un premier pas vers la justification de la torture et d'autres abus, ils s'engagent sur une voie périlleuse, où les cœurs se durcissent et les esprits se ferment, parfois irrémédiablement. Le patriotisme aveugle, celui qui vient réduire leur dissonance lorsque leur gouvernement commet des actes illégaux et immoraux, précipitera leur arrivée au bas de la pyramide.

Dès lors qu'une personne décide d'adopter un comportement nuisible, elle le justifie, de manière à éviter que « Nous sommes du côté des bons » ne se heurte à « Nous faisons d'horribles choses ». Même les individus les plus affreux pensent qu'ils sont dans le camp des bons. Pendant les quatre ans de son procès pour crimes de guerre, crimes contre l'humanité et génocide, Slobodan Milosevic, le « boucher des Balkans », justifia sa politique de nettoyage ethnique, qui avait provoqué la mort de plus de 200'000 Croates,

Bosniaques musulmans et Albanais. Selon lui, comme il ne cessa de le répéter devant le tribunal, il n'était pas responsable de leur mort ; les Serbes avaient été victimes de la propagande musulmane. La guerre, c'était la guerre ; il n'avait fait que répondre à l'agression qu'*ils* avaient commise contre les Serbes, innocents. Interrogés par Riccardo Orizio, sept autres dictateurs, dont Idi Amin Dada, Jean-Claude « Baby Doc » Duvalier, Mira Markovic (l'épouse de Milosevic, surnommée « la sorcière rouge ») et Jean-Bedel Bokassa, président puis empereur de la Centrafrique (surnommé « l'Ogre de Berengo » par les Centrafricains), affirmèrent avoir fait tout ce qu'ils avaient fait – y compris torturer ou assassiner leurs opposants, empêcher les élections libres, affamer les citoyens, piller les richesses de la nation, déclencher des conflits génocidaires – pour le bien de leur pays, pour lui éviter le chaos, l'anarchie et le sang. Loin de se considérer comme des despotes, ils se voyaient comme des patriotes dévoués[20]. D'après Louis Menand, « pour mesurer le degré de dissonance cognitive qu'atteint une personne qui opprime des gens par amour pour eux, il suffit de penser à une affiche que Baby Doc Duvalier avait fait poser en Haïti. On pouvait y lire : 'J'aimerais me présenter devant le tribunal de l'Histoire comme la personne ayant instauré de façon irréversible la démocratie en Haïti.' Et le texte était signé : 'Jean-Claude Duvalier, président à vie'. »[21]

Quand « l'intérêt du pays » ne se révèle pas une justification suffisamment convaincante, on peut toujours se rabattre sur cet indémodable remède anti-dissonance : « C'est eux qui ont commencé. » Même Hitler prétendit que les autres avaient commencé ; « les autres », c'étaient les nations victorieuses de la Première Guerre mondiale, qui avaient humilié l'Allemagne par le Traité de Versailles, et la « vermine » juive, qui rongeait le pays de l'intérieur. Mais une question se pose : jusqu'où doit-on remonter dans le temps pour montrer que c'est l'autre qui a commencé ? Comme l'illustre la crise des otages de Téhéran, que nous évoquions au début de ce chapitre, les victimes ont la mémoire longue ; et, pour justifier leurs envies présentes de vengeance, elles font appel à leurs souvenirs, récents ou lointains, réels ou fabriqués. Par exemple, dans la guerre, tantôt ouverte, tantôt latente, que se livrent musulmans et chrétiens depuis des siècles, qui sont les agresseurs et qui sont les victimes ? La réponse n'est pas simple. Penchons-nous sur les justifications invoquées par chacune des parties.

Suite aux attentats du 11 septembre, George Bush annonça une croisade contre le terrorisme ; pour la plupart des Américains, cette métaphore était la bienvenue. En Occident, le terme de « croisade » a des connotations positives ; on l'associe à des héros – aux Etats-Unis, par exemple, il évoque Billy Graham, prédicateur évangéliste, et les « croisades » qu'il a menées pour convertir son public au christianisme ; les Américains associent également ce terme au membres de l'équipe de football américain de l'université catholique de Holy Cross, que l'on appelle les Crusaders (les « croisés »), et à Batman et Robin, que l'on appelle aussi « The Caped Crusaders » (« les croisés à la cape »). Les croisades proprement dites se déroulèrent au Proche-Orient, entre la fin du XIe siècle – il y a près de 1 000 ans – et la fin du XIIIe siècle ; c'est du passé, c'est le moins que l'on puisse dire ! Mais la plupart des musulmans ne l'entendent pas de cette oreille : le terme de « croisade » réveille en eux des sentiments négatifs ; il évoque des persécutions, des souffrances dont ils se sentent encore victimes. Aussi étaient-ils fâchés et inquiets d'entendre Bush employer ce terme. La première croisade, durant laquelle les chrétiens s'emparèrent de Jérusalem, alors aux mains des musulmans, et massacrèrent implacablement tous ses habitants ou presque, se déroula en 1 095 ; et pourtant, dans la mémoire collective des musulmans, elle demeure aussi vive que si elle avait eu lieu le mois dernier.

Les croisades permirent effectivement aux chrétiens d'Europe de massacrer des centaines de milliers de musulmans, d'« infidèles ». (En traversant l'Europe pour se rendre à Jérusalem, les pèlerins massacrèrent également des milliers de juifs ; c'est pourquoi certains historiens juifs appellent les croisades « le premier Holocauste ».) Pour l'Occident d'aujourd'hui, les croisades sont regrettables, mais elles sont également, comme toutes les guerres, à l'origine de nombreux bienfaits ; elles donnèrent lieu, par exemple, à des accords culturels et commerciaux entre l'Occident chrétien et l'Orient musulman. Certains auteurs sont même allés jusqu'à prétendre que les chrétiens n'avaient fait que se défendre, protéger leurs intérêts, répondre aux guerres saintes par lesquelles les musulmans avaient envahi des terres anciennement chrétiennes. Par exemple, sur la couverture de *The Politically Incorrect Guide to Islam and the Crusades* (Le guide politiquement incorrect de l'islam et des croisades), Robert Spencer affirme hardiment que « les croisades étaient des guerres défensives ». En d'autres termes, contrairement à ce que tant de musulmans pensent, nous n'étions pas les agresseurs, mais les victimes.

Qui étaient vraiment les victimes ? Tout dépend du nombre d'années, de décennies et de siècles que l'on prend en considération. Au milieu du xe siècle, plus d'un siècle avant le début des croisades, les armées arabes musulmanes avaient conquis la moitié du monde chrétien : la ville de Jérusalem, et des pays où le christianisme était établi depuis des siècles, notamment l'Égypte, la Sicile, l'Espagne et la Turquie. En 1095, le pape Urbain II appela l'aristocratie française à mener une guerre sainte contre tous les musulmans. Si des pèlerins chrétiens allaient reconquérir Jérusalem, les villes européennes pourraient étendre leur commerce ; l'aristocratie guerrière, qui se développait depuis peu, serait amenée à s'organiser ; les paysans se mobiliseraient et ne formeraient qu'une seule force ; et le monde chrétien, partagé entre chrétiens d'Orient et chrétiens d'Occident, retrouverait son unité. Pour motiver les troupes chrétiennes, le pape leur assura que tuer un musulman était un acte de pénitence. Il leur promit que tout soldat mort au combat s'épargnerait des milliers d'années de torture, parce qu'il irait directement au paradis, sans passer par le purgatoire. Les promesses du pape, incitant ses hommes à mourir pour sa cause, à devenir des martyrs, ne vous rappellent-elles pas quelque chose ? À part les vierges, tout y est.

La première croisade fut un succès économique énorme pour les chrétiens d'Europe. Inévitablement, elle entraîna une riposte musulmane. À la fin du XIIe siècle, le général musulman Saladin avait reconquis Jérusalem, et repris aux croisés presque tous les pays qu'ils avaient conquis. (Saladin signa un traité de paix avec le roi d'Angleterre, Richard Cœur de Lion, en 1192). Ainsi, les croisades furent brutales et sanglantes, mais elles furent aussi précédées et suivies de conquêtes musulmanes. Alors, qui a commencé ?

Les irrémédiables conflits israélo-arabes ont également leur cortège d'origines potentielles [...] Le 12 juillet 2006, des militants du Hezbollah enlevèrent Ehud Goldwasser et Eldad Regev, deux réservistes israéliens. Israël riposta en envoyant des roquettes sur des régions du Liban contrôlées par le Hezbollah, tuant ainsi de nombreux civils. En observant les ripostes successives des deux parties, Timothy Garton Ash, historien, se demanda : « Où et quand cette guerre a-t-elle commencé ? » Le 12 juillet ? Le mois précédent, quand des obus israéliens tuèrent sept civils palestiniens ? Au mois de janvier 2006, quand le Hamas gagna les élections palestiniennes ? En 1982, quand Israël envahit le Liban ? En 1979, lors de la révolution iranienne ? En 1948, à la naissance de l'État d'Israël ? Pour Ash, le conflit prend sa source dans l'antisémitisme virulent qui sévit en Europe au XIXe siècle et au XXe siècle, et qui se manifesta notamment par les pogroms russes, par les cris de la foule parisienne au procès Dreyfus – « À mort les juifs ! » –, et par l'Holocauste. Selon lui, le « rejet radical » dont les juifs furent victimes en Europe est à l'origine du sionisme, de l'émigration des juifs en Palestine et de la création de l'État d'Israël :

> Même si nous critiquons l'armée israélienne parce qu'elle tue des civils libanais et des observateurs de l'ONU en invoquant la nécessité de retrouver Goldwasser [...], nous ne devons pas oublier que tout cela ne serait sûrement pas en train d'arriver si certains Européens n'avaient pas essayé, il y a quelques décennies, de débarrasser l'Europe – sinon la Terre entière – de tous les Goldwasser[22].

Pour Ash, ce conflit a environ deux siècles. Pour d'autres, il a même deux millénaires.

Dès lors qu'une personne a répondu à la question de savoir qui avait commencé – qu'il s'agisse d'une querelle familiale ou d'un conflit international –, elle est moins disposée à recevoir des informations qui dissonent avec sa réponse. Dès lors qu'une personne a décidé qui était l'agresseur et qui était la victime, il lui est difficile, voire impossible, de faire preuve d'empathie vis-à-vis de l'agresseur. Vous avez certainement déjà vécu des disputes qui s'enlisaient dans des questions sans réponse. Par exemple, si vous racontez les atrocités que des gens ont fait subir à quelqu'un, il se peut que l'un de vos interlocuteurs proteste et qu'il vous demande : « Et les atrocités qu'*il* leur a fait subir, alors ? »

Nous comprenons tous l'envie de vengeance que peut éprouver une victime. Cependant, la vengeance d'une victime amène souvent son agresseur à minimiser la gravité et l'impact de ses actes, et à prétendre à son tour au statut de victime ; il s'ensuit un cycle d'agressions et de représailles. Comme le relève Barbara Tuchman, historienne, « toute révolution réussie finit par enfiler les habits du tyran qu'elle a déposé. » Ce n'est pas surprenant : les vainqueurs, en tant qu'ex-victimes, se sentent légitimes.

Vérité et réconciliation

Une parabole bouddhiste, dont nous vous proposons ici notre version favorite, raconte le retour au monastère d'un groupe de moines venant d'accomplir un long pèlerinage. Après avoir parcouru montagnes et vallées des jours durant, ils arrivent au bord d'un fleuve déchaîné, où se tient une belle jeune femme. Elle s'approche du plus vieux moine et lui dit : « Excusez-moi, Roshi, auriez-vous la gentillesse de m'aider à traverser le fleuve ? Je ne sais pas nager, et, si je reste ici ou que j'essaie de le traverser toute seule, je périrai certainement. » Le moine lui sourit chaleureusement et lui répond : « Bien sûr que je vais vous aider. » Il traverse le fleuve en la portant, puis il la dépose délicatement sur l'autre rive. Elle le remercie, elle s'en va, et les moines reprennent la route.

Après cinq longs jours de marche, ils arrivent au monastère. Le vieux moine est aussitôt pris à partie par les autres moines, en rage. « Comment as-tu pu faire une chose pareille ? », lui demandent-ils d'un ton réprobateur. « Tu as rompu ton serment : tu as touché une femme ! »

« Je ne l'ai portée que d'une rive à l'autre du fleuve », répond le vieux moine. « Vous la portez dans votre cœur depuis cinq jours. »

Ils ont porté cette femme pendant cinq jours dans leur cœur ; mais certains agresseurs et certaines victimes portent leur culpabilité, leurs reproches, leur colère et leur rancune pendant des années. À quel prix peut-on se débarrasser de ces lourds fardeaux ? Quiconque a déjà essayé d'intervenir dans un conflit opposant deux époux ou deux nations en conviendra : il leur est extrêmement difficile et pénible d'abandonner leurs autojustifications, surtout s'ils ont passé des années à se battre, à défendre leur position, à s'éloigner du sommet de la pyramide, en s'éloignant ainsi du consensus et du compromis. Les médiateurs et les négociateurs ont donc deux défis de taille à relever : d'une part, ils doivent amener les agresseurs à reconnaître leurs méfaits, et à faire amende honorable ; d'autre part, tout en soutenant les victimes, ils doivent les amener à résister à leur envie de vengeance.

En s'entretenant avec des couples mariés dont l'un des partenaires avait trahi ou profondément blessé l'autre, Andrew Christensen et Neil Jacobson se sont demandé comment ces couples pouvaient sortir de l'impasse. Ils considèrent trois cas possibles. Dans le premier, le coupable décide unilatéralement de faire passer ses propres sentiments au second plan ; il se rend alors compte que la colère de sa victime cache une profonde souffrance ; il lui fait part de ses remords, et il lui présente des excuses sincères. Dans le deuxième cas, la victime décide unilatéralement de cesser ses accusations virulentes – à force des les répéter, elle a bien dû se faire comprendre –, et d'exprimer davantage sa souffrance que sa colère ; le coupable peut alors cesser de se tenir sur la défensive, et faire preuve d'empathie et de bienveillance. Selon Christensen et Jacobson, cependant, « ces initiatives unilatérales sont difficiles à prendre ; beaucoup de gens en sont même incapables »[23]. Dans le troisième cas, qu'ils considèrent comme le plus difficile mais le plus propice à un règlement durable du conflit, les deux parties abandonnent leurs autojustifications, et décident, d'un commun accord, d'agir ensemble pour avancer. Si le coupable agit unilatéralement, il se peut que ses excuses et ses remords ne paraissent pas assez sincères, qu'ils n'apaisent pas la souffrance de la victime, qu'ils ne l'aident pas à la dépasser. De même, si la victime prend seule l'initiative de tourner la page et de pardonner, il se peut que le coupable ne ressente pas assez le besoin de changer, et que son comportement reste aussi dur et aussi injuste qu'avant[24].

Les conflits que Christensen et Jacobson considèrent ici opposent deux personnes. Mais leur analyse, à notre sens, s'applique également aux conflits qui opposent des groupes ; dans ce type de conflits, l'effort commun n'est plus seulement la meilleure issue, mais la seule issue possible. En Afrique du Sud, à la fin de l'apartheid, les Blancs qui avaient défendu le statu quo et les privilèges qu'il leur conférait, et les Noirs qui en avaient été les victimes, auraient tous pu rester prisonniers d'une colère auto-justificative. Pour que ce pays, finalement, évite le bain de sang qui suit la plupart des révolutions, et avance sur la voie de la démocratie, il fallut qu'un homme blanc, Frederik de Klerk, et un homme noir, Nelson Mandela, aient le courage d'agir ensemble.

De Klerk, élu président en 1989, savait que rien ne condamnait son pays à une révolution violente. La lutte contre l'apartheid était de plus en plus acharnée ; les sanctions internationales avaient un impact considérable sur l'économie du pays ; les militants du Congrès national africain, parti interdit, devenaient de plus en plus violents, et allaient jusqu'à tuer et torturer les gens qu'ils soupçonnaient de collaboration avec le régime blanc. De Klerk aurait pu répondre par la fermeté ; il aurait pu mettre en œuvre une politique encore plus répressive, dans le vain espoir de maintenir la domination blanche. Mais il décida de lever l'interdiction qui pesait sur le Congrès national africain, et de libérer Mandela, qui avait passé 27 ans en prison. Pour sa part, Mandela aurait pu se laisser envahir par la colère ; il aurait pu sortir de prison avec la ferme intention de se venger, intention que beaucoup auraient jugée parfaitement légitime. Mais il choisit de dépasser sa colère, pour servir la cause à laquelle il avait consacré sa vie. « Si vous voulez faire la paix avec votre ennemi, vous devez travailler avec votre ennemi. », disait Mandela. « Ainsi, il devient votre partenaire. » En 1993, les deux hommes reçurent ensemble le prix Nobel de la paix ; l'année suivante, Mandela fut élu président de l'Afrique du Sud.

La création de la Commission vérité et réconciliation (CVR), que présida l'archevêque Desmond Tutu, fut l'une des premières décisions que prit l'Afrique du Sud en tant que nouvelle démocratie. (On divisa la commission en trois comités autonomes : le comité des violations des droits de l'homme, le comité d'amnistie et le comité de réparation et de réhabilitation.) L'objectif de la CVR était de permettre aux victimes de raconter les brutalités qu'elles avaient subies, d'être entendues et soutenues, de retrouver leur dignité et un sentiment de justice, et d'adresser leurs reproches à leurs agresseurs mêmes. Quand à ces derniers, ils pouvaient bénéficier d'une amnistie, pour autant qu'ils cessent de nier, de se dérober et de se justifier, et qu'ils reconnaissent tout le mal qu'ils avaient fait, notamment les meurtres et les tortures. La Commission, comme elle le soulignait, entendait répondre à « un besoin de compréhension, et non de vengeance, un besoin de réparation, et non de représailles, un besoin d'*ubuntu* [humanité envers autrui], et non de victimisation. »

Les objectifs de la CVR suscitèrent l'enthousiasme, mais ne furent pas pleinement atteints en pratique. La commission provoqua mécontentement, moqueries, protestations et colère. Beaucoup de victimes noires de l'apartheid, comme les membres de la famille de Stephen Biko, un militant tué en prison, étaient furieuses de voir leurs agresseurs bénéficier de l'amnistie. Beaucoup de coupables blancs s'excusèrent sans exprimer le moindre remords sincère ;

et beaucoup de défenseurs blancs de l'apartheid ne prirent pas la peine d'écouter les aveux de leurs pairs, retransmis à la télévision et à la radio. L'Afrique du Sud ne devint pas un paradis ; aujourd'hui, elle souffre encore de la pauvreté, et d'un taux de criminalité élevé. Toutefois, elle s'épargna un bain de sang. Pour préparer son livre sur les victimes d'injustices et d'atrocités, Solomon Schimmel, psychologue, se rendit en Afrique du Sud et s'entretint avec des gens de cultures et d'opinions politiques différentes. Il s'attendait à les voir exprimer leur colère et leur désir de vengeance. Il fut surpris : « Quelque chose m'impressionnait par-dessus tout : on ne remarquait ni rancœur ni haine entre Noirs et Blancs, et ils travaillaient ensemble à la création d'une société où régneraient l'harmonie interethnique et la justice économique. » [25]

Pour qu'il puisse y avoir compréhension sans vengeance, réparation sans représailles, il faut que chaque partie cesse de justifier sa propre position. Plusieurs années après la guerre du Vietnam, William Broyles Junior, vétéran de la guerre, retourna au Vietnam pour essayer de remédier au malaise qu'il ressentait vis-à-vis des horreurs qu'il avait vues, et des horreurs qu'il avait commises. Il souhaitait, selon ses propres termes, rencontrer ses anciens ennemis « en tant que personnes, et non en tant qu'abstractions ». Dans un petit village, qui avait servi de base aux marines, il fit la connaissance d'une femme, une ancienne du Vietcong. En l'écoutant, Broyles se rendit compte que son mari avait été tué au moment même où ses hommes et lui patrouillaient à cet endroit. « Il se pourrait que nous ayons, mes hommes et moi, tué votre mari », lui avoua-t-il. Elle le regarda fixement et lui répondit : « Mais c'était pendant la guerre. La guerre est finie, maintenant. La vie continue. »[26] Plus tard, en repensant à son voyage salutaire au Vietnam, Broyles eut cette réflexion :

Avant, je faisais des cauchemars. Mais, depuis mon retour, je n'en fais plus aucun. Peut-être que cette expérience est trop personnelle pour que l'on puisse en tirer des conclusions générales, mais elle me semble montrer que, pour qu'une guerre prenne fin, les relations entre personnes doivent redevenir ce qu'elles étaient avant la guerre. On *peut* faire la paix. Rien n'est constant dans l'Histoire.

Chapitre 8

Reconnaître enfin ses torts

Un homme décide de se rendre chez le plus sage des gourous de son pays afin de lui demander conseil. À son arrivée, il lui demande : « Oh, grand gourou, que faut-il faire pour vivre heureux? »
« Bien juger ».
« Oui, mais, grand gourou, que faut-il faire pour apprendre à bien juger ? »
« Mal juger », répond le gourou.

Le 26 janvier 2006, se produisit un événement culturel étonnant : Oprah Winfrey consacra toute son émission à s'excuser d'avoir commis une erreur. Quelque temps auparavant, elle avait pris la défense de James Frey et de sa prétendue autobiographie, *A Million Little Pieces* (*Mille Morceaux*), où il évoquait sa dépendance à la drogue et sa désintoxication. Grâce au soutien d'Oprah, ce livre se vendit à des millions d'exemplaires. Le 8 janvier, The Smoking Gun, site web d'investigation, révéla que plusieurs parties de son récit avaient été fabriquées, et que d'autres avaient été enjolivées. Pour Oprah, il s'agissait d'une information dissonante : « J'ai soutenu ce type, j'ai vanté ses mérites, et je découvre maintenant qu'il a menti et qu'il s'est joué de moi ». Elle commença par faire ce que la plupart des gens auraient fait en pareil cas : elle étouffa sa dissonance en continuant de soutenir Frey. Après les révélations du Smoking Gun, Larry King reçut Frey dans son émission ; pendant l'interview, Oprah intervint par téléphone et justifia son soutien : « Le message de rédemption qui sous-tend l'autobiographie de Frey m'a profondément touchée », dit elle, « et je sais qu'il a touché des millions de gens ». De toute façon, selon elle, même si quelqu'un était en tort, c'était l'éditeur du livre : selon ses affirmations, auxquelles Oprah et ses producteurs s'étaient fiés, le livre de Frey n'était pas une fiction.

Oprah se trouvait au sommet de la pyramide morale ; en réaffirmant sa position initiale, elle avait déjà entamé sa descente. Elle aurait très bien pu maintenir sa position ; elle aurait pu poursuivre sa descente en répétant : « C'est l'éditeur », « C'est la faute de mes producteurs », « La vérité émotionnelle de ce livre est plus pure encore que la vérité elle-même », ou en invoquant n'importe quelle autre justification capable de la décharger de sa responsabilité – ces manœuvres sont désormais si courantes, dans notre culture. Mais elle s'arrêta net. Peut-être avait-elle personnellement changé d'opinion ; peut-être ses producteurs l'avaient-ils retenue, en lui faisant comprendre que défendre Frey n'était pas le meilleur moyen de soigner son image. Mais, que ce changement d'avis lui ait été soufflé par sa propre conscience ou par ses producteurs, c'est elle qui décida ensuite d'adopter ce comportement exemplaire : dans l'une de ses émissions, à laquelle elle avait invité Frey, elle reconnut et corrigea son erreur, franchement et sans détour. Elle commença par s'excuser pour son appel téléphonique à Larry King : « Je regrette ce coup de téléphone », avoua-t-elle à son public. « J'ai commis une erreur, et j'ai donné l'impression que la vérité ne comptait pas pour moi. Et j'en suis profondément désolée, parce que ce n'est pas ce que je crois. J'ai appelé parce que j'aime le message de ce livre et – à l'époque, tous les jours, je recevais des tas d'e-mails de gens qui me disaient les uns après les autres que ce livre les avait remplis d'enthousiasme. Et je dois dire que j'ai laissé tout cela troubler mon jugement. Je réponds donc à tous ceux qui ont contesté ma position sur ce point : vous avez raison. »[1]

Elle s'adressa ensuite à Frey : « C'est difficile pour moi de vous parler, parce que j'ai vraiment l'impression de m'être fait avoir. [...]

Je me suis sentie vraiment gênée, mais maintenant j'ai l'impression que vous nous avez tous roulés. » Un peu plus tard dans l'émission, elle se retrouva face à Richard Cohen, éditorialiste au Washington Post. Il avait traité Frey de menteur, et il avait dit qu'Oprah était en train « de se tromper, et même de se faire des illusions. » Oprah lui dit qu'elle l'admirait d'avoir tenu ces propos. « Parfois, les critiques peuvent être très utiles », expliqua-t-elle. « Alors merci beaucoup. Tu avais raison, et j'avais tort. » Quoi ? « *Tu avais raison et j'avais tort* » ? Combien de fois les Américains ont-ils entendu leur partenaire ou leurs proches prononcer cette phrase ? Quant aux stars du petit écran, aux experts et aux politiciens, n'en parlons même pas ; Cohen fut presque obligé de s'allonger pour s'en remettre. « L'année ne fait que commencer, mais vous mériteriez d'être élue Personnalité de l'année, pour avoir dit haut et fort que vous vous étiez trompée. Il faut beaucoup de courage, n'est-ce pas ? Moi, je n'ai jamais fait une chose pareille. »

Tout au long de l'émission, Frey essaya de justifier ce qu'il avait fait, mais Oprah ne le laissa pas faire. « Je pense avoir commis beaucoup d'erreurs en écrivant ce livre, et, vous voyez, en défendant ce livre. » Oprah perdit son sang-froid : c'était *elle* qui avait commis une erreur, en appelant Larry King et en « donnant l'impression que la vérité ne comptait pas » ; lui, il avait menti. « Pensez-vous avoir menti, ou avoir commis une erreur ? », lui demanda-elle. D'un ton hésitant, Frey lui répondit : « Je – je pense – les deux, probablement. »

Frey : Je veux dire – j'ai l'impression d'être venu ici et d'avoir été honnête avec vous. J'ai, disons, surtout reconnu avoir…

Winfrey : …menti.

Vers la fin de l'émission, Frank Rich, éditorialiste au *New York Times*, fit son apparition sur le plateau, et, tout comme Richard Cohen, il félicita Oprah d'avoir parlé et d'avoir pris position en faveur des auteurs qui ne déformaient pas la réalité, même pour vendre plus de livres. « Admettre une erreur, c'est ce qu'il y a de plus difficile à faire », dit-il. Mais Oprah lui répondit qu'elle ne voulait pas qu'on la félicite. « Ce n'était vraiment pas si difficile », avoua-t-elle.

Cependant, comme nous l'avons vu dans ce livre, il arrive que ce *soit* très difficile. Ce fut difficile pour Linda Ross ; elle avait longtemps pratiqué la thérapie des souvenirs retrouvés, avant de se rendre compte qu'elle se trompait lourdement. Ce fut difficile pour Grace ; ses faux souvenirs retrouvés avaient divisé sa famille pendant des années. Ce fut difficile pour Thomas Vanes ; il avait fait condamner un innocent pour viol, et cet homme avait passé vingt ans en prison. C'est difficile pour les couples et les leaders politiques qui réussissent à se libérer d'une longue spirale d'agressions et de représailles. Et c'est surtout difficile pour tous les gens dont les erreurs ont coûté des vies, parfois celles de leurs amis, ou de collègues qu'ils connaissaient et auxquels ils tenaient.

N. Wayne Hale Jr pourrait certainement en témoigner. En 2003, au moment de l'explosion de la navette Columbia, qui provoqua la mort de sept astronautes, il était responsable du lancement des navettes spatiales à la NASA. Dans un e-mail public adressé à ses collègues, il prit l'entière responsabilité du désastre :

> J'avais la possibilité, j'avais les informations, mais je n'ai pas su m'en servir. Je ne sais pas à quelles conclusions aboutirait une enquête ou un procès, mais le tribunal de ma propre conscience

> me condamne à porter la responsabilité du désastre de Columbia, pour n'avoir pas su l'éviter. Nous pourrions discuter des raisons particulières : inattention, incompétence, distraction, manque de conviction, manque de compréhension, manque de cran, paresse. Ce qui compte, c'est que je n'aie pas su comprendre ce qu'on me disait et que je n'aie pas su me faire entendre. Par conséquent, ne cherchez pas plus loin ; je suis coupable d'avoir laissé Columbia exploser[2].

Ces individus courageux nous amènent au cœur de la dissonance et de sa profonde ironie : si notre esprit souhaite se justifier, pour s'épargner la douleur de la dissonance, notre âme, elle, souhaite se confesser. Afin de réduire leur dissonance au minimum, la plupart des gens emploient énormément d'énergie physique et mentale à se protéger, à relever leur estime de soi à chaque fois qu'elle fléchit devant leur stupidité, leur crédulité, leur faillibilité, leur malhonnêteté, ou simplement leur humanité. Et pourtant, dans la plupart des cas, ces efforts se révèlent inutiles. Linda Ross est toujours psychothérapeute ; elle est même devenue meilleure. Thomas Vanes est resté un brillant procureur. Grace a renoué avec ses parents. Wayne Hale a été promu directeur du programme de la navette spatiale américaine au Johnson Space Center (centre de contrôle de la NASA, à Houston).

Essayez d'imaginer ce que vous ressentiriez si votre partenaire, l'enfant que vous avez élevé ou l'un de vos parents vous disait : « J'ai compris que j'avais commis une erreur, et je veux en assumer toute la responsabilité ; nous nous sommes longtemps disputés à ce sujet, et je me rends compte que tu avais raison et que j'avais tort. » Imaginez que votre patron commence une réunion en disant : « Avant de continuer à élaborer ce projet, j'aimerais entendre toutes vos objections ; j'aimerais que nous envisagions toutes nos erreurs éventuelles. » Imaginez qu'un procureur de district organise une conférence de presse et qu'il déclare : « J'ai commis une terrible erreur. Bien qu'on m'ait apporté des preuves établissant l'innocence d'un homme que mon équipe et moi avions envoyé en prison, je n'ai pas rouvert le dossier. Je m'en excuse. Mais il ne suffit pas de s'excuser. Je m'engage aussi à réexaminer l'ensemble de nos méthodes, et à faire tout mon possible pour éviter que nous ne condamnions d'autres innocents à l'avenir. »

Que ressentiriez-vous à l'égard de ces personnes ? Baisseraient-elles dans votre estime ? S'il s'agissait de parents ou d'amis, vous seriez probablement soulagé et ravi : « Je n'y crois pas, Harry a reconnu qu'il s'était trompé ! C'est vraiment un type bien ! » S'il s'agissait d'un professionnel ou d'un dirigeant politique, vous seriez probablement rassuré : on préfère généralement s'en remettre à des personnes capables de faire ce qu'elles doivent faire, c'est-à-dire apprendre de leurs erreurs. Depuis John Kennedy, aucun président des États-Unis n'a reconnu avoir commis une énorme erreur. En 1961, Kennedy se fia aux affirmations et aux renseignements erronés de ses principaux conseillers militaires ; ces derniers prétendaient que, si les États-Unis envahissaient Cuba par la Baie des Cochons, les Cubains, soulagés et ravis, se soulèveraient aussitôt et renverseraient Castro. Cette invasion fut un désastre, mais Kennedy en tira la leçon. Il réorganisa les services de renseignement, et décida de ne plus prendre les propos de ses conseillers militaires pour argent comptant, ce qui l'aida ensuite à sortir son pays de la crise des missiles. Après le fiasco de la Baie des Cochons, devant les principaux représentants de la presse, Kennedy déclara : « Cette administration n'a pas l'intention de cacher ses erreurs. Comme l'a dit un jour un homme sage, 'une erreur ne devient une erreur que si vous refusez de la corriger.' [...] Sans débat, sans critiques, aucune administration ni aucun pays ne peut réussir – et aucune république ne peut survivre. » Il ajouta que l'échec de la Baie des Cochons, en dernière analyse, lui était entièrement imputable. Sa cote de popularité monta en flèche.

Nous aimons entendre, nous *adorons* entendre : « Je me suis planté. Et je vais faire tout mon possible pour que cela ne se reproduise pas. » Lorsque les excuses d'un dirigeant politique se présentent sous la même forme que celles de Kennedy, mais qu'elles n'ont clairement pas le même sens, elles ne suscitent généralement pas l'admiration du plus grand nombre. Lors du scandale Iran-Contra, par exemple, Ronald Reagan eut une réaction que l'on peut résumer ainsi : « Je n'ai personnellement pas fait quoi que ce soit de mal, mais, bon, comme c'est arrivé pendant que j'étais aux commandes, je suppose que je vais devoir en assumer la responsabilité. »[3] Ce n'est pas très convaincant. Selon Daniel Yankelovich, expert reconnu des enquêtes d'opinion, derrière la méfiance dont le public fait constamment preuve à l'égard des principales institutions, se cache une « véritable soif » d'honnêteté et d'intégrité. « Les gens veulent que les institutions fonctionnent dans la transparence », explique-t-il, « qu'elles leur montrent un visage humain, qu'elles appliquent les principes qu'elles défendent, et qu'elles se mettent au service de toute la société. »[4]

Ainsi donc, de manière générale, le public veut entendre les responsables reconnaître leurs erreurs, sans fard et sans ambiguïté. Cette forte attente est notamment à l'origine d'une évolution récente de notre système médical : on encourage désormais médecins et hôpitaux à reconnaître et à corriger leurs erreurs. (Nous parlons ici d'erreurs pardonnables, compréhensibles, pas de fautes professionnelles récurrentes, commises par incompétence.) Bien entendu, la plupart des médecins ont longtemps refusé de reconnaître la moindre erreur de diagnostic, de méthode ou de traitement, craignant, selon leur justification traditionnelle, que leurs aveux n'encouragent les gens à les attaquer en justice. Mais ils se trompent. Des enquêtes menées dans des hôpitaux de tout le pays montrent le contraire : les patients victimes d'une erreur médicale ont moins tendance à poursuivre leur médecin quand ce dernier la reconnaît, s'en excuse, et prend des mesures pour éviter que d'autres patients ne subissent le même sort qu'eux. Selon Lucian Leape, médecin et professeur en politique de la santé à la Faculté de Santé publique de Harvard, « les patients tiennent beaucoup à ce qu'on leur garantisse que les erreurs commises ne se reproduiront pas ; nombre de professionnels de la santé ne semblent pas en avoir pleinement conscience. Cette garantie donne un sens à leur souffrance. »[5]

Mais les médecins qui refusent d'avouer leurs erreurs disposent d'une autre autojustification : en les admettant, ils nuiraient à l'infaillibilité et à l'omniscience qu'on leur prête, et sans lesquelles, à les entendre, leurs patients ne leur feraient plus confiance et ne suivraient plus leurs prescriptions. Sur ce point aussi, ils ont tort. L'image d'infaillibilité que beaucoup de médecins essayent de cultiver se retourne souvent contre eux : ils semblent arrogants, voire insensibles. « Ne pourraient-ils pas simplement nous dire la vérité et s'excuser », se demandent désespérément les patients et leurs familles. En réalité, lorsque des médecins compétents avouent leurs erreurs, nous continuons à les considérer comme compétents ; en se révélant faillibles, ils nous semblent simplement plus humains. Richard A. Friedman, médecin, a publié plusieurs essais sur la médecine dans le *New York Times*. Dans l'un d'entre eux, il résume merveilleusement bien les avantages et les inconvénients de la franchise en matière d'erreurs médicales. « Comme tout médecin, j'ai commis des tas d'erreurs au cours de ma carrière », avoue-t-il pour commencer. Un jour, l'une de ses patientes se retrouva aux soins intensifs parce qu'il n'avait pas anticipé la dangerosité d'un mélange de médicaments. (Elle survécut.) « J'étais bien évidemment alarmé par ce qui venait d'arriver », raconte-t-il. « Je ne savais pas exactement quel était le problème, mais j'avais le sentiment que c'était de ma faute, donc je me suis excusé auprès de ma patiente et de sa famille. Ils étaient bouleversés et en colère, et ils nous ont naturellement reproché, à l'hôpital et à moi, ce qui s'était passé... mais, finalement, ils ont considéré qu'il s'agissait d'une erreur médicale regrettable mais « honnête », et ils n'ont pas engagé de poursuites judiciaires. Selon Friedman, en dévoilant leur faillibilité, les médecins se montrent plus humains, et dignes de confiance. « Au final, la plupart des patients pardonnent les erreurs de leur médecin, mais rarement leur malhonnêteté. »[6]

Lorsque quelqu'un avoue franchement une erreur, les gens qui l'écoutent ne sont pas les seuls à en profiter. En effet, être contraints d'affronter nos propres erreurs et d'en assumer la responsabilité peut nous amener à vivre une expérience exaltante et libératrice. Lors d'une conférence du Conseil National des Associations à but non lucratif (National Council of Nonprofits), Bob Kardon, conseiller en gestion, dirigea un séminaire intitulé, tout simplement, « Erreurs ». Les participants, des responsables d'associations étatiques, étaient une vingtaine. Comme il nous l'a raconté, Kardon les informa des quelques principes de base qu'ils devaient respecter durant le séminaire : chacun devait reconnaître une erreur qu'il avait commise en tant que dirigeant, mais sans essayer de se racheter en expliquant comment il l'avait corrigée – ou comment il avait évité d'en assumer la responsabilité. En d'autres termes, les participants n'étaient pas censés justifier ce qu'ils avaient fait : « Tenez-vous en à votre erreur », leur dit Kardon.

> Plus nous avancions dans notre tour de table, plus l'importance des erreurs augmentait. À mi-parcours, les dirigeants ont commencé à avouer des erreurs graves ; par exemple, l'un d'entre

eux a raconté qu'il avait fait perdre des centaines de milliers de dollars à son association pour n'avoir pas fait une demande de subvention dans les temps. Souvent, se sentant mal à l'aise face à leur propre erreur, les participants essayaient de la racheter en racontant comment ils y avaient remédié, ou en évoquant l'une de leurs réussites. Quand ils tentaient ainsi de sauver la face, je les coupais, afin qu'ils respectent nos principes de base. Au bout d'une demi-heure, les rires retentissaient dans la salle, les rires quasi hystériques que l'on a quand on est soulagé d'un lourd fardeau. Notre séminaire était devenu si bruyant que certains participants d'autres séminaires, entendant du brouhaha, sont venus voir ce qui se passait.

Cet exemple de Kardon nous montre à quel point il est difficile de faire un aveu comme « Eh ben, je me suis bien planté » sans l'assortir d'une autojustification protectrice – de simplement dire, par exemple, « Pendant le match de baseball, j'ai laissé tomber la balle quand les bases étaient pleines », sans ajouter « parce que j'avais le soleil dans les yeux », ni « parce qu'un oiseau est passé au mauvais moment », ni « parce qu'il y avait du vent », ni « parce qu'un fan venait de me traiter de pauvre type ». Un jour, après avoir suivi un cours destiné à des conducteurs ayant enfreint le code de la route, un ami nous raconta qu'il avait été témoin d'une coïncidence miraculeuse : parmi tous les conducteurs qu'il avait entendus raconter ce qui les avait amenés là, aucun n'était responsable de la moindre infraction. Qu'ils aient roulé trop vite, grillé un stop, grillé un feu rouge ou franchi une ligne blanche pour faire demi-tour, ils avaient tous leurs raisons. Cette litanie de mauvaises excuses le consterna, au point que, quand vint son tour, il se sentit trop gêné pour céder à la même tentation. Il se contenta donc de dire : « J'ai grillé un stop, j'étais totalement en tort, et je me suis fait attraper. » Après un moment de silence, tout le monde se mit à le féliciter pour sa franchise.

Il existe pourtant de nombreuses bonnes raisons d'avouer ses erreurs. Tout d'abord, les erreurs que vous n'avouez pas risquent quand même d'être découvertes un jour ou l'autre – par votre famille, par votre employeur, par vos collègues, par vos ennemis ou par votre biographe. Bob Abelson, professeur de psychologie, se souvient d'un étudiant de troisième cycle qui s'entêtait à soumettre une hypothèse à des expériences, espérant vainement qu'elle se vérifierait. Finalement, Abelson lui demanda gentiment : « Qu'est-ce que vous préférez : admettre que vous avez tort ou attendre que quelqu'un d'autre le prouve ? » Mais il existe aussi des raisons positives de reconnaître ses erreurs. Si vous le faites, certaines personnes vous apprécieront davantage. Quelqu'un d'autre pourrait tirer profit de votre erreur, s'en inspirer pour trouver une solution. Des enfants pourraient se rendre compte que tout le monde se trompe de temps en temps, et que les adultes, eux aussi, doivent parfois dire : « Je m'excuse. » Et il est plus facile de reconnaître et de corriger une erreur si elle a encore la taille d'une graine que si elle a atteint la taille d'un arbre, et que ses racines sont profondes.

Mais si l'attitude qui consiste à abandonner ses autojustifications et à reconnaître ses erreurs a des effets aussi bénéfiques sur l'esprit des gens et sur leurs relations avec autrui, pourquoi ne l'adoptent-ils pas tous? Si nous apprécions tant que d'autres gens le fassent, pourquoi ne le faisons-nous pas plus souvent nous-mêmes ? D'une part, comme nous l'avons vu, nous ne sommes souvent même pas conscients d'avoir à le faire. L'autojustification agit automatiquement, sans éveiller notre conscience ; pour nous protéger de nos erreurs, sources de dissonance, elle nous empêche de nous en rendre compte. « Une erreur ? Quelle erreur ? Je n'ai pas commis d'erreur… C'est l'arbre qui a foncé contre ma voiture… De toute façon, de quoi devrais-je m'excuser ? C'est elle qui a commencé… C'est lui qui l'a volé… C'est pas ma faute. » D'autre part, notre pays est allergique à l'erreur : dans la culture américaine, l'erreur est signe d'incompétence et de bêtise. Ainsi, même quand ils ont conscience d'avoir commis une erreur, les gens sont généralement réticents à l'avouer, et même à se l'avouer ; ils y voient la preuve d'une profonde stupidité. Si nous voulons vraiment que plus de gens assument la responsabilité de leurs erreurs et s'efforcent de les corriger, nous devons surmonter ces deux obstacles.

Nous avons vu comment l'autojustification influait sur la famille, sur la mémoire, sur la justice, sur les préjugés, sur les conflits et sur les guerres. La théorie de la dissonance nous permet d'en tirer deux leçons particulièrement importantes. D'une part, notre capacité à résoudre nos dissonances nous est utile à bien des égards ; elle préserve notamment nos idées, notre confiance en nous, nos décisions, notre estime de nous-mêmes, et notre bien-être. D'autre part, cette même capacité peut nous causer de graves problèmes. Les gens s'enferment dans des comportements autodestructeurs pour se convaincre que la décision qu'ils ont prise était la bonne. Quand ils ont fait du mal à une personne, ils se persuadent qu'elle le mérite, ce qui les amène à lui faire encore plus de mal. En tant que professionnels, ils s'accrochent à des pratiques dépassées, et parfois nuisibles. Ils soutiennent les tortionnaires et les tyrans qui se trouvent dans le bon camp – c'est-à-dire le leur. Lorsqu'ils ne sont pas convaincus de leurs positions religieuses, ils ressentent parfois le besoin impulsif de faire taire et de persécuter tous ceux qui ne les approuvent pas, parce que leur simple existence réveille en eux la pénible dissonance du doute.

Le mécanisme par lequel nous réduisons nos dissonances est universel. Pour autant, nous ne sommes pas condamnés à nous y soumettre entièrement. Les êtres humains n'ont peut-être pas envie de changer, mais ils en ont la capacité. Bon nombre de nos illusions auto-protectrices et de nos points aveugles sont imputables au mode de fonctionnement de notre cerveau ; c'est un fait, mais il ne justifie en rien la résignation. Notre cerveau est conçu pour défendre nos idées et nos convictions. Et alors ? Il est également conçu pour nous faire accumuler du sucre, mais la plupart des gens apprennent à apprécier les légumes. De même, il est conçu pour nous faire exploser de colère dès que nous nous sentons agressés par quelqu'un d'autre ; et pourtant, la plupart des gens ont appris à réagir différemment : avant de sortir leur batte de baseball, ils prennent le temps de réfléchir et d'envisager d'autres solutions. Comprendre comment fonctionne la dissonance chez nous-mêmes et chez les autres nous donne quelques moyens d'échapper aux mécanismes de notre système cérébral – et de nous protéger des gens qui n'y parviennent pas.

Vivre avec ses dissonances

Voici peut-être la principale leçon à tirer de la théorie de la dissonance : nous ne pouvons pas attendre que les gens soient brusquement amenés, par une conversion morale, une métamorphose de caractère, un changement de point de vue radical ou un nouvel éclairage, à s'améliorer, à reconnaître leurs erreurs et à y remédier par le moyen le plus juste. La plupart des êtres humains et des institutions sont prêts à tout pour réduire leur dissonance par des moyens qui leur sont favorables, qui leur permettent de justifier leurs erreurs et de préserver leur routine. Si vous leur donnez la preuve que leurs méthodes d'interrogatoire ont condamné des innocents à perpétuité, ils ne vous en seront pas reconnaissants. S'ils ont investi des millions dans le développement d'un nouveau médicament mais que leurs études cliniques comportent un défaut rédhibitoire, si vous vous avisez de le leur signaler, ne vous attendez pas à des remerciements. Et même s'ils vous aiment du fond du cœur, même si vous vous y prenez avec tact et gentillesse, ils n'apprécieront pas que vous corrigiez leurs souvenirs les plus chers et les plus complaisants en les confrontant avec… les faits.

En tant que mortels, nous avons tous un champ de vision restreint ; et le meilleur moyen d'y remédier consiste à multiplier les points de vue. Généralement, nous ne nous corrigeons pas nous-mêmes ; nos points aveugles nous empêchent même de nous rendre compte que nous nous trompons. Si nous voulons corriger nos erreurs – en tant qu'êtres humains, nous en faisons inévitablement – et limiter nos chances d'en commettre, nous devons donc nous doter de moyens externes. Dans le domaine judiciaire, comme nous l'avons vu, il existe un moyen sûr et relativement peu coûteux de corriger les méfaits du biais de confirmation : l'enregistrement vidéo obligatoire de tous les interrogatoires de police, qui permet à des observateurs indépendants de repérer tout comportement partial ou coercitif chez l'interrogateur. Tout comme les policiers, les procureurs peuvent avoir des partis pris, dont nous devons aussi nous préoccuper. Contrairement aux médecins, que le patient peut poursuivre pour faute professionnelle s'ils l'amputent du mauvais bras, les procureurs sont généralement à l'abri des poursuites civiles et leurs décisions ne font pratiquement l'objet d'aucun réexamen. De plus, la majorité de leurs décisions échappent au contrôle du public : au moins 95% des dossiers que la police transmet aux procureurs n'arrivent jamais entre les mains d'un jury. Sans responsabilité, le pouvoir est source de désastre, dans n'importe quel domaine, à commencer par celui de la justice pénale : certains individus, et même des services entiers, peuvent faire ce que bon leur semble pour gagner un procès ; et l'autojustification ne manque pas de leur faciliter la tâche[7]. Quand un procureur met tout en œuvre pour faire libérer un prisonnier innocent (au lieu d'attendre une ordonnance de justice et de l'accepter avec réticence), il se trouve généralement dans la même position que Robert Morgenthau, quand il reprit l'affaire de la joggeuse de Central Park, et que les procureurs du district de Sacramento, quand ils décidèrent de poursuivre Richard Tuite : n'ayant pas pris part au procès initial en tant que procureur, il est en mesure de résister à la pression que suscitera probablement sa décision. Aussi est-il souvent nécessaire, pour enquêter sur une affaire de corruption policière ou décider si un procès doit être rouvert, de faire appel à une commission indépendante, une commission dont les membres n'ont ni conflit d'intérêts, ni décision à justifier, ni ami à protéger, ni dissonance à résoudre[8].

Rares sont les institutions qui acceptent, sans réticence, que leur travail soit supervisé et corrigé de l'extérieur. Mais si les décideurs refusent catégoriquement de remédier à leurs points aveugles et d'améliorer ainsi leur vision, il faut les y amener, en les soumettant, même malgré eux, au contrôle d'une commission impartiale. Bien qu'il ait récemment dû subir quelques modifications, le système en place dans le monde scientifique est un excellent modèle : les travaux des scientifiques sont examinés par des comités extérieurs, indépendants, formés d'autres scientifiques. Conscientes de l'impact des conflits d'intérêts sur la recherche, ayant appris, à leurs dépens, que certains chercheurs étaient capables de falsifier leurs résultats, les revues médicales et scientifiques sont en train de réagir ; elles prennent des mesures plus radicales contre la publication des travaux de recherche partiaux, frauduleux ou malhonnêtes. Beaucoup de scientifiques défendent l'idée d'un contrôle plus transparent, tout comme les réformateurs de notre système de justice pénale. Si nous sommes condamnés, en tant qu'êtres humains, à n'avoir qu'un champ de vision restreint, comme dans un tunnel, nous avons tout de même un moyen de limiter et de corriger les erreurs qui en découlent : rendre notre tunnel aussi transparent que possible.

Selon Warren Bennis et Burt Nanus, conseillers en administration, les institutions peuvent être conçues pour récompenser ceux qui reconnaissent leurs erreurs ; elles peuvent adopter une culture organisationnelle dans laquelle ce comportement ne soit plus, comme aujourd'hui, source d'embarras. Bien entendu, ce changement doit venir du sommet de la hiérarchie. Prenons l'exemple du légendaire Thomas Watson Senior, qui fonda IBM, et qui en fut le guide et l'inspirateur pendant plus de quarante ans. « Un jeune cadre prometteur d'IBM avait engagé l'entreprise dans une affaire risquée, et lui avait fait perdre plus de 10 millions de dollars », nous racontent Bennis et Nanus. « C'était un désastre. Quand Watson le convoqua dans son bureau, le jeune cadre, nerveux, lui lâcha : 'Je suppose que vous voulez ma démission.' Mais Watson lui répondit : 'Vous voulez rire!? Nous venons d'investir 10 millions de dollars dans votre formation !' » [9]

Mais que sommes-nous censés faire dans notre vie privée ? Faire trancher chaque litige familial par une commission d'évaluation externe, formée de cousins et de membres de notre belle-famille ? Faudrait-il filmer tous les interrogatoires que les parents font subir à leurs enfants ? Dans notre vie privée, nous sommes livrés à nous-mêmes, ce qui nous oblige à nous surveiller nous-mêmes. Si nous savons quand et comment nous avons besoin de réduire notre dissonance, nous pouvons anticiper le processus et, souvent, le faire avorter ; nous pouvons, tout comme Oprah, nous arrêter à temps sur la pyramide. En portant un regard critique et dépassionné sur notre comportement, comme si nous considérions le comportement de quelqu'un d'autre, nous avons une chance de briser le cycle – action, puis autojustification, puis nouvelle action. Nous pouvons apprendre à insérer un petit moment de réflexion entre nos émotions et nos réactions ; nous pouvons nous demander, par exemple, si nous faisons vraiment bien d'acheter un canoë en plein mois de janvier, de gaspiller de l'argent pour tenter de récupérer celui que nous avons perdu, de garder une idée qui ne résiste pas à l'épreuve des faits. Nous pourrions même apprendre à changer d'avis avant que notre cerveau ne cristallise notre pensée, avant qu'il ne fige durablement nos idées.

Nous rendre compte que nous sommes en état de dissonance peut nous aider à faire des choix nets, intelligents et conscients, au lieu de laisser nos mécanismes auto-protecteurs résoudre notre malaise en notre faveur. Imaginez que l'une de vos collègues, désagréable et agressive, ait fait une proposition innovante lors de votre dernière réunion de travail. Vous pourriez vous dire : « Je vois mal comment une bécasse pareille pourrait trouver la moindre bonne idée ». Vous pourriez rejeter catégoriquement son projet, juste parce que vous ne pouvez pas la supporter, elle (et que, comme vous le reconnaissez, vous vous sentez en compétition avec elle quand il s'agit de gagner l'approbation de votre patron). Mais vous pourriez aussi prendre le temps de réfléchir, et vous demander : « Ne se pourrait-il pas que cette idée soit intelligente ? Comment la jugerais-je si elle venait d'un autre collègue, qui serait mon allié dans ce projet ? » Si cette proposition est effectivement bonne, vous pourriez l'approuver, sans vous mettre à apprécier votre collègue pour autant. Vous pourriez, autrement dit, distinguer le message de la messagère.

Lorsque deux cognitions dissonantes nous perturbent, il nous faut d'abord en prendre conscience ; ensuite, il nous faut y remédier de manière constructive, ou alors, si nous n'y arrivons pas, apprendre à vivre avec elles. En 1985, une décision de Ronald Reagan plongea Shimon Peres, premier ministre israélien, allié et ami de Reagan, en pleine dissonance : au grand désarroi de Peres, Reagan accepta de se rendre au cimetière de Kolmeshöhe, à Bitburg, pour y célébrer la réconciliation germano-américaine d'après-guerre. À l'annonce de cette visite d'État, les survivants de l'Holocauste, et beaucoup d'autres, se mirent en colère, parce que 49 anciens officiers SS y étaient enterrés. Mais Reagan ne revint pas sur sa décision. Lorsque des journalistes demandèrent à Peres ce qu'il en pensait, il ne condamna pas Reagan personnellement, pas plus qu'il ne minimisa la gravité de sa visite à Bitburg. Il choisit une troisième voie : « Quand un ami commet une erreur », dit-il, « l'ami reste un ami, et l'erreur reste une erreur. »[10]

Il est utile de savoir, comme Peres, distinguer deux idées dissonantes : certains amis peuvent, au lieu de se fâcher, préserver leur amitié ; et certaines erreurs peuvent être dûment critiquées et imputées à leur auteur, au lieu d'être minimisées ou négligées. On peut être profondément attaché à son pays, à sa religion, à son parti politique, à son ou sa partenaire et à sa famille, et leur rester loyal, tout en critiquant leurs politiques ou leurs comportements quand on les juge inappropriés, erronés ou immoraux.

Dans le cadre d'une discussion sur le web, à laquelle participaient des psychologues travaillant dans le domaine de la recherche sur les traumatismes et leur traitement, un jeune psychothérapeute laissa un message dans lequel il exprimait son enthousiasme à l'égard de la dernière méthode à la mode en psychothérapie. Il ne s'attendait pas à la vague de réactions qui s'ensuivit : des représentants de la psychologie scientifique lui opposèrent des recherches systématiques montrant que sa méthode fantaisiste était inefficace et que la théorie qui la sous-tendait était fausse. Ces réactions lui valurent une sérieuse dissonance : « J'ai investi du temps, de l'argent et de l'énergie dans cette nouvelle méthode, et je suis très enthousiaste » se heurtait à « D'éminents scientifiques, que j'admire, me disent que c'est une absurdité ». Il aurait pu avoir le réflexe de réduire sa dissonance par la stratégie la plus utilisée dans ce genre de cas : considérer ces scientifiques comme des ignorants enfermés dans leur tour d'ivoire, et rejeter leurs propos en bloc. Mais le jeune homme réagit avec l'ouverture d'esprit d'un scientifique et la perspicacité d'un clinicien. Cette réaction devrait nous servir d'exemple.

« Merci pour vos idées et vos remarques sur cette question, même si elles étaient difficiles à accepter au début », leur répondit-il. Il lut les travaux de recherche qu'ils lui avaient conseillés, et il en arriva à la conclusion suivante : cette nouvelle approche thérapeutique l'avait tellement séduit qu'il n'avait pas donné assez d'importance aux travaux des chercheurs qui l'avaient testée et qui ne l'avaient pas trouvée satisfaisante. « Je me suis servi de ma propre pratique comme moyen de vérification », leur avoua-t-il, « et j'ai laissé mon enthousiasme l'emporter sur mon esprit critique. L'attitude scientifique consiste notamment à modifier ses convictions dès lors qu'elles ont été infirmées. Eh bien, ce n'est pas chose facile. Si vous y avez consacré du temps et de l'argent, si vous avez de grands espoirs, de grandes attentes, et une certaine fierté, le jour où vous tombez sur des preuves contraires, vous avez un sérieux défi à relever. Cette expérience m'a donné une leçon d'humilité »[11].

L'humilité, au fond, c'est bien l'objectif. Lorsque nous nous rendons compte que notre cerveau est avide de consonance, qu'il rejette toutes les informations qui mettent nos idées, nos décisions et nos préférences en doute, il nous est plus facile de considérer l'erreur comme une possibilité, et de résister à l'envie d'avoir raison. La confiance en soi est une belle qualité, et une qualité utile ; nous ne voudrions pas que notre médecin se complaise dans son incertitude, et qu'il soit incapable de nous prescrire un traitement. Pour autant, nous ne voulons pas d'un médecin étroit d'esprit, incapable d'apprendre. De même, la plupart des gens ne pourraient pas se passer de leurs passions et de leurs convictions, parce qu'elles donnent du sens et de la couleur à leur vie, parce qu'elles leur donnent de l'énergie et de l'espoir. Cependant, en voulant satisfaire son envie d'avoir raison à tout prix, on bascule inévitablement dans l'orgueil. Lorsqu'une personne ayant de l'assurance et des convictions ne fait pas preuve d'humilité et n'a pas conscience de sa faillibilité, elle risque fort de franchir la limite qui sépare la confiance, tout à fait saine, de l'arrogance. Parmi les gens que nous avons rencontrés dans ce livre, beaucoup ont franchi cette limite : les psychiatres convaincus de pouvoir juger de la valeur d'un souvenir retrouvé ; les médecins et les juges convaincus d'être au-dessus des conflits d'intérêts ; les policiers convaincus de pouvoir distinguer un suspect qui ment d'un suspect qui dit la vérité ; les procureurs convaincus de ne faire condamner que des coupables ; les épouses et les époux convaincus que leur interprétation de la réalité était la plus juste ; les nations convaincues que leur version de l'Histoire était la seule version de l'Histoire.

Nous devons tous, à certains moments de notre vie, prendre des décisions difficiles ; elles ne se révèlent pas toutes bonnes ni judicieuses. Certains choix sont complexes, et leurs conséquences ne sont pas toutes prévisibles. Si nous savons résister à la tentation de justifier nos actes en nous montrant inflexibles, parfaitement sûrs de nous, nous pouvons faire preuve d'empathie, considérer la vie dans sa complexité, comprendre, entre autres, que tout ce qui nous semble juste ne l'est pas forcément pour tout le monde. « Les décisions difficiles à prendre, je sais ce que c'est », nous dit une femme que nous appellerons Betty.

> Lorsque je quittai mon époux, après 20 ans de mariage, ma décision se révéla bonne pour l'une de mes filles – qui me demanda : « Mais qu'est-ce que tu attendais ? » –, mais désastreuse pour mon autre fille, qui m'en voulut pendant des années. Mon esprit et mon cerveau s'efforcèrent alors de résoudre ce conflit et

de justifier ce que j'avais fait. Je reprochai à ma fille de ne pas accepter ma décision et de ne pas comprendre mes raisons. Au terme de ma gymnastique mentale, je m'étais transformée en Mère Teresa, et ma fille, en sale gamine égoïste et ingrate. Mais, au bout d'un certain temps, je n'en pouvais plus. Elle me manquait. Je me rappelai les moments où elle était douce et compréhensive, et me rendis compte que je n'avais pas affaire à une sale gamine, mais à une enfant que le divorce avait bouleversée. Je finis donc par m'asseoir avec elle. Et je lui dis que, tout en restant convaincue que le divorce était la meilleure décision pour moi, je comprenais désormais combien cette décision l'avait blessée. Puis je lui dis que j'étais prête à l'écouter. « Maman », me dit-elle, « allons à Central Park pour pique-niquer et discuter ensemble, comme quand j'étais petite ». C'est ce que nous fîmes. Et ce fut le début de notre réconciliation. Désormais, même quand je suis parfaitement convaincue d'avoir pris une excellente décision, si d'autres personnes en doutent, je la reconsidère ; c'est tout.

Betty n'avait pas à reconnaître qu'elle avait commis une erreur : elle n'avait pas commis d'erreur. En revanche, il lui fallut résister à l'envie d'avoir raison.

Mes *erreurs*

En Amérique, on est malade si l'on se rappelle ses erreurs, névrosé si l'on y pense, psychotique si l'on s'y attarde.

Lillian Hellman, dramaturge

Si nous ne pouvons éviter la dissonance, bien ancrée dans notre cerveau, nous pouvons, en revanche, considérer nos erreurs différemment. La « Pickett's Charge », une attaque lancée par les sudistes contre les nordistes durant la bataille de Gettysburg, se termina dans un bain de sang : sur les 12 500 sudistes engagés, plus de la moitié furent massacrés par les soldats de l'Union. Suite à ce désastre, le général sudiste Robert E. Lee déclara : « Ce qui est arrivé est entièrement de ma faute. J'en ai trop demandé à mes hommes. »[12] Robert E. Lee était un grand général ; il commit une erreur tragique, mais il n'en demeura pas moins un chef militaire capable. Si Robert E. Lee parvint à assumer la responsabilité de cette erreur, qui avait coûté des milliers de vies, pourquoi tant de gens sont-ils incapables d'avouer qu'ils ont brûlé un feu rouge ?

La plupart des Américains savent qu'il faut dire : « On apprend de ses erreurs » ; mais, au fond d'eux-mêmes, ils n'en croient pas un traître mot. Pour eux, les erreurs sont des preuves de stupidité. De plus, notre culture souffre d'amnésie : tout ce qui est arrivé il y a plus d'un mois est déjà tombé dans l'oubli. Aussi les gens voient-ils leurs erreurs comme des patates chaudes : ils cherchent à s'en débarrasser au plus vite, quitte à les refiler à quelqu'un d'autre.

Malheureusement, lorsque l'on identifie l'erreur à la stupidité, on ne tire pas la leçon de ses propres erreurs. Lorsque les gens perdent de l'argent, leur réaction consiste à en gaspiller encore plus, pour le plus grand bonheur des escrocs. Avez-vous déjà été victime d'une arnaque publicitaire ? Aux États-Unis, près d'un quart de toute la population adulte s'est déjà fait rouler d'une manière ou d'une autre ; certains ont été victimes d'arnaques ridicules, d'autres, d'arnaques plus sérieuses : certains ont cru qu'ils allaient vraiment recevoir le gros lot s'ils en payaient l'impôt par avance, comme on leur demandait de le faire ; d'autres ont acheté de « véritables » pièces d'or à un prix dix fois inférieur à celui du marché ; d'autres encore se sont offert un lit « miraculeux », capable de remédier à tous leurs maux, de la migraine à l'arthrite. Chaque année, le télémarketing frauduleux coûte à lui seul 40 milliards de dollars aux Américains ; et les personnes âgées, particulièrement vulnérables, en sont les premières victimes.

Les arnaqueurs connaissent parfaitement la dissonance et l'autojustification. Ils savent bien comment les gens résolvent leur dissonance quand ils sont pris entre « Je suis une personne intelligente et capable » et « J'ai dépensé des milliers de dollars en m'abonnant à des magazines que je ne lis pas et en achetant de faux billets de loterie » : rares sont ceux qui remettent leur intelligence et leurs aptitudes en cause ; bien souvent, ils préfèrent justifier leurs dépenses en dépensant encore davantage, dans l'espoir de se rattraper. En résolvant leur dissonance ainsi, ils protègent leur estime de soi, mais ils se condamnent à retomber dans le même panneau : « Il me suffit de m'abonner à *plus* de magazines, et je vais toucher le gros lot, c'est sûr » ; « La personne aimable et sérieuse qui m'a proposé cet investissement serait incapable de me rouler ; la pub passe même sur la radio chrétienne, c'est tout dire. » Les personnes âgées sont particulièrement soucieuses de résoudre leur dissonance de cette façon. En effet, beaucoup d'entre elles ont déjà le sentiment inquiétant que « tout fout le camp » – leurs facultés comme leur argent ; et elles ne veulent pas donner à leurs enfants de bonnes raisons de prendre des décisions à leur place.

Comprendre la dissonance nous permet non seulement de reconsidérer nos propres problèmes, mais encore d'aider nos parents et nos amis à résoudre les leurs. Trop souvent, nous sommes pleins de bonnes intentions, mais nous faisons exactement ce qu'il ne faut pas faire : nous les harcelons, nous les sermonnons, nous les persécutons, nous les supplions ou nous les menaçons. Anthony Pratkanis, spécialiste de la psychologie sociale, a étudié les méthodes que les escrocs utilisent pour arnaquer les personnes âgées. Il nous raconte les histoires bouleversantes de certaines victimes d'escroquerie, harcelées par les membres de leur famille : « Ce type est un voleur et cette annonce est une arnaque, c'est évident ! Ouvre les yeux ! » Comme le souligne Pratkanis, « la famille et les amis des victimes ont naturellement tendance à les sermonner ; cependant, par une cruelle ironie, c'est probablement l'une des pires choses à faire en pareil cas. Les sermons amènent les victimes à se tenir davantage sur la défensive, et à retomber entre les griffes de leur escroc. » Quiconque comprend la dissonance sait pourquoi. Si vous criez : « Mais qu'est-ce qui a bien pu te passer par la *tête* ? » à une victime, elle réagira mal, parce qu'elle entendra : « Mais comme tu es *stupide* ! » Face à ce genre de reproches, les victimes, déjà embarrassées, ont tendance à se replier sur elles-mêmes, à se murer dans le silence, et à continuer, sans en parler à personne, de faire exactement ce qu'elles faisaient – dépenser de l'argent, acheter des magazines –, et même davantage, parce que de vraies raisons les poussent désormais à agir : elles doivent récupérer les économies de leur famille, montrer qu'elles ne sont pas stupides ni séniles, prouver que « ce qui leur est passé par la tête » était parfaitement sensé[13].

Ainsi, selon Pratkanis, une victime d'escroquerie ne peut s'éloigner du précipice que si elle se sent respectée et soutenue. À cet égard, les membres de sa famille peuvent lui être utiles. Ils peuvent l'inciter à leur parler des valeurs qu'elle défend, à leur dire en quoi ces valeurs l'ont amenée à faire ce qu'elle a fait ; et ils peuvent l'écouter sans la critiquer. Lorsque vous avez affaire à une victime, au lieu de lui demander, sur un ton irrité : « Je me demande bien comment tu as pu faire confiance à un sale type comme lui! », dites-lui plutôt : « Raconte-moi un peu ce qui s'est passé ; qu'est-ce qui t'a conduit à lui faire confiance ? ». Les escrocs tirent parti des plus belles qualités de leurs victimes – leur amabilité, leur politesse, leur volonté de respecter leurs engagements, d'offrir quelque chose à qui leur a offert quelque chose, d'aider leurs amis. Selon Pratkanis, même si ces qualités ont desservi une victime dans une situation particulière, quand vous les lui rappelez et quand vous l'en félicitez, vous compensez son manque de confiance et son sentiment de faiblesse. En d'autres termes, il s'agit d'emprunter la troisième voie de Peres : distinguer clairement les deux cognitions dissonantes. « Si je suis quelqu'un de bien et d'intelligent, quand je commets une erreur, je reste quelqu'un de bien et d'intelligent, et l'erreur reste une erreur, à laquelle j'essaie de remédier. »

L'erreur, dans la culture américaine, est si étroitement liée à la stupidité que certains seraient peut-être choqués d'apprendre que la phobie de l'erreur ne se retrouve pas dans toutes les cultures. Dans les années 1970, Harold Stevenson et James Stigler, deux psychologues, s'intéressèrent à l'écart qui séparait les écoliers asiatiques des écoliers américains dans le domaine des mathématiques : en comparant des classes d'enfants de 10-11 ans, on remarquait que les enfants des classes asiatiques les plus faibles dépassaient les élèves des meilleures classes américaines. Afin de comprendre pourquoi, Stevenson et Stigler passèrent 10 ans à comparer des classes primaires américaines, chinoises et japonaises. Le jour où ils virent un élève japonais s'efforcer de dessiner des cubes en perspective sur le tableau noir, ils eurent une révélation. Le garçon y travailla pendant trois quarts d'heure. À mesure que les minutes avançaient, et qu'il accumulait les erreurs, Stevenson et Stigler se sentaient de plus en plus inquiets et gênés pour lui. Pourtant, à leur grand étonnement, l'élève lui-même n'était absolument pas gêné. Stigler se fit la réflexion suivante : « Dans notre culture, les erreurs se payent cher, d'un point de vue psychologique ; mais, au Japon, les choses semblent différentes. Les fautes, les erreurs, l'incertitude font naturellement partie du processus d'apprentissage. »[14] (Finalement, le garçon résolut son problème, et tous ses camarades le félicitèrent.) Ces deux chercheurs découvrirent également que les parents, les enseignants et les enfants américains avaient nettement plus tendance que les japonais et les chinois à croire que l'aisance en matière de mathématiques était innée : « Soit tu es doué pour les maths, et c'est facile ; soit tu ne l'es pas, et c'est inutile d'essayer ». Par contraste, la plupart des Asiatiques considèrent l'aisance en mathématiques comme la réussite dans n'importe quel autre domaine : ils y voient un signe de persévérance, le fruit d'un dur labeur. De leur point de vue, il est inévitable de faire des erreurs au cours de son apprentissage, et c'est même ainsi que l'on apprend et que l'on s'améliore ; ils ne considèrent pas les erreurs comme des marques de stupidité.

L'erreur joue un rôle essentiel dans la formation de tous les scientifiques et de tous les artistes en herbe ; ils doivent être libres d'expérimenter, d'essayer des choses, de rater, d'essayer d'autres choses, de prendre des risques, de chercher à se tromper. Prenons un exemple classique, dont les Américains entendent parler à l'école, et que beaucoup de sites web reprennent, sous des formes diverses, pour susciter l'enthousiasme de leur public. Un jour, l'assistant de Thomas Edison (ou un journaliste) lui rappela, en se lamentant, les nombreux échecs expérimentaux qu'il avait essuyés : à 10 000 reprises, Edison avait tenté de créer la première ampoule à incandescence, mais sans succès. « Je n'ai pas échoué », répondit Edison. « J'ai découvert 10 000 méthodes qui ne fonctionnent pas. » Mais les élèves américains, pour la plupart, n'ont pas la liberté d'improviser, d'expérimenter, de se tromper de 10 façons différentes – ni de 10 000, *a fortiori*. Ils sont constamment soumis à des tests. Cette méthode d'enseignement, née d'une volonté raisonnable de mesurer et d'uniformiser le niveau des élèves, a contribué à leur peur de l'échec. Les enfants ont besoin d'apprendre à réussir ; mais ils ont tout autant besoin d'apprendre à vaincre leur peur de l'échec. Les enfants et les adultes qui craignent l'échec craignent aussi le risque. Ils n'ont pas droit à l'erreur.

Cette peur de l'échec s'explique par une autre raison importante : les enfants craignent que leurs erreurs ne remettent leurs aptitudes innées en question. Carol Dweck, psychologue, a observé les élèves des écoles américaines pendant 20 ans ; ses recherches lui ont permis de découvrir l'une des principales causes de l'écart culturel constaté par Stevenson et Stigler. Au cours de ses expériences, elle a remarqué que certains adultes félicitaient les élèves pour leurs efforts, quand ils s'appliquaient à résoudre un problème nouveau, mais que d'autres adultes les félicitaient plutôt pour leur intelligence et leurs aptitudes naturelles, comme le font beaucoup de parents quand leurs enfants réussissent quelque chose : « Bravo, Johnny, t'es vraiment un petit génie des maths ! » Ces deux manières de féliciter les enfants, apparemment indifférentes, produisent des effets totalement distincts. Les enfants qui, comme en Asie, sont félicités pour leurs efforts, même quand ils ne trouvent pas « la bonne réponse » du premier coup, finissent par atteindre un meilleur niveau et par apprécier davantage ce qu'ils apprennent. Ils ont également plus tendance à considérer les erreurs et les critiques comme des informations utiles, qui les aident à progresser. Par contraste, les enfants que l'on félicite pour leurs aptitudes naturelles finissent par se soucier davantage de paraître forts que d'apprendre véritablement[15]. Quand ils ne réussissent pas tout à fait quelque chose ou qu'ils commettent une erreur, ils se tiennent sur la défensive ; et cette attitude risque de les attirer dans le cercle vicieux de l'échec : dès qu'ils ne réussissent pas quelque chose, afin de réduire la dissonance qui en résulte (« Je suis intelligent et je me suis planté »), ils se désintéressent de ce qu'ils apprennent ou étudient (« Je pourrais le faire, si je voulais ; mais j'ai pas envie »). À l'âge adulte, ils auront peur de commettre des erreurs et de prendre des responsabilités, parce qu'ils considéreront tout échec comme une mise en doute de leur intelligence naturelle.

Dweck a constaté que notre manière de concevoir l'apprentissage et d'interpréter les erreurs – vos erreurs vous prouvent-elles que vous êtes stupide ou que vous pouvez encore progresser ? –, loin d'être profondément ancrée dans notre caractère, était une simple attitude, et que, en tant que telle, elle pouvait tout à fait changer. Pour sa part, Dweck modifie l'attitude de ses étudiants à l'égard de l'apprentissage et de l'erreur depuis des années ; et sa technique est étonnamment simple : qu'elle ait affaire à des élèves de primaire ou à des étudiants universitaires, elle leur enseigne que l'intelligence n'est pas une qualité innée et immuable, comme la couleur des yeux, mais plutôt une technique, comme celle que l'on acquiert pour faire du vélo, une compétence, que l'on peut améliorer en travaillant dur. En recevant cette leçon, la plupart des élèves américains, qui ont entendu pendant des années que l'intelligence était innée, sont stupéfaits. Lorsqu'ils en acceptent le message essentiel, leur enthousiasme grandit, ils obtiennent de meilleurs résultats, ils trouvent plus de plaisir dans leurs études, et ils ne culpabilisent plus au moindre faux pas.

La moralité de notre histoire consiste en un principe très simple à énoncer, mais difficile à mettre œuvre. Quand vous vous trompez, essayez de vous dire : « J'ai fait une erreur. Il faut que je la comprenne, pour ne pas la refaire. » Les conclusions auxquelles ont abouti les recherches de Dweck sont encourageantes : elles nous montrent que nous pouvons, à tout âge, apprendre à voir nos erreurs non plus comme de terribles échecs personnels qu'il nous faut nier ou justifier, mais comme des étapes incontournables de la vie, qui nous aident à grandir et à nous améliorer.

Le baseball, passe-temps national aux États-Unis, se distingue de la société qui l'a vu naître sur un point crucial. Dans toute partie de baseball, à quelque niveau que ce soit, les résultats se répartissent en trois catégories : les points (*runs*), les coups sûrs (*hits*) et les erreurs (*errors*). Les erreurs ne sont pas les bienvenues, bien entendu, mais tout le monde comprend bien qu'elles sont inévitables ; elles sont inhérentes au jeu. De même, les erreurs sont inhérentes à la médecine, aux affaires, à la science, à la justice, à l'amour, à la vie. Si nous voulons y remédier, nous devons commencer par les reconnaître.

Une année et demie après le début de l'invasion de l'Irak, alors que le nombre de victimes augmentait, que les coûts de la guerre s'élevaient déjà à des milliards de dollars, que la rébellion prenait de l'ampleur, et que les troupes américaines se retrouvaient empêtrées dans une guerre dont George W. Bush avait promis qu'elle serait courte, un journaliste demanda au président américain d'évoquer trois situations dans lesquelles il s'était rendu compte qu'il avait pris une mauvaise décision, et d'expliquer ce qu'il avait fait pour y remédier. Bush répondit : « [Quand les gens m'interrogent à propos d'erreurs], ils essayent de me demander : 'Avez-vous commis une erreur en allant en Irak ?' Et voici la réponse : 'Absolument pas'. C'était la bonne décision. [...] Bon, vous m'avez demandé quelles erreurs. J'ai fait quelques erreurs en nommant certaines personnes, mais je ne vous dirai pas leur nom. Je ne voudrais pas les blesser sur une chaîne de télé nationale. »[16]

En juin 1944, Dwight Eisenhower, commandant en chef des forces alliées en Europe, dut prendre une décision militaire capitale. Il savait que le débarquement de Normandie serait coûteux dans n'importe quelles conditions, et les conditions n'étaient de loin pas idéales. Si l'opération échouait, des milliers de soldats mourraient ; humiliés par la défaite, les Alliés en sortiraient démoralisés, et les Forces de l'Axe, plus motivées que jamais. Malgré la gravité des conséquences que risquait d'entraîner sa décision, Eisenhower était prêt à en assumer l'entière responsabilité. Il rédigea le bref discours qu'il comptait prononcer en cas d'échec. En voici l'intégralité :

> Notre débarquement dans la région de Cherbourg et du Havre ne nous a pas permis de prendre une position satisfaisante, et les troupes ont été retirées. Ma décision d'attaquer à ce moment et à cet endroit était fondée sur les meilleures informations disponibles. Les forces terrestres, aériennes et navales ont fait tout ce que le courage et le dévouement leur permettaient de faire. Si cette opération a entraîné la moindre responsabilité, la moindre faute, c'est à moi, et à moi seul, qu'elle doit être imputée[17].

Après avoir rédigé son message, Eisenhower y apporta une correction minime, mais lourde de sens : il remplaça la tournure passive de sa première phrase – « Les troupes ont été retirées » – par une tournure active – « J'ai fait retirer les troupes ». Des dizaines d'années ont passé, mais ce « Je » résonne encore, plus éloquent que jamais.

En dernière analyse, l'intégrité d'un individu, ou le caractère d'un pays, ne dépend pas des erreurs qu'il fait, mais de ce qu'il fait ensuite. Comme le dit si bien Stephen Mitchell dans sa traduction poétique du Tao Te King, œuvre de Lao Tseu (« Vieux Maître »),

> Une grande nation, c'est comme un grand homme :
> Lorsqu'il commet une erreur, il s'en rend compte ;
> Une fois qu'il s'en est rendu compte, il l'admet ;
> Une fois qu'il l'a admise, il la corrige ;
> Et il considère ceux qui relèvent ses fautes comme
> ses professeurs les plus dévoués.

Postface

Pour décider dans quel ordre apparaîtraient les noms des auteurs de ce livre, nous avons tiré à pile ou face ; cela montre à quel point notre collaboration est équilibrée. Toutefois, du début à la fin, chacun de nous est resté fermement convaincu de travailler avec le co-auteur le plus talentueux. Pour commencer, nous souhaitons donc nous remercier mutuellement pour avoir fait de ce projet un moment d'encouragement et d'enrichissement réciproques – et de plaisir.

Notre livre a bénéficié des lectures attentives et critiques de plusieurs de nos collègues, spécialistes de la mémoire, du droit, de la thérapie de couple, de l'économie, de la recherche et de la pratique cliniques. Nous tenons, en particulier, à remercier les collègues suivants, pour leur examen minutieux des chapitres portant sur leurs domaines d'expertise, et pour toutes leurs excellentes suggestions : Andrew Christensen, Deborah Davis, Gerald Davison, Maryanne Garry, Bruce Hay, Brad Heil, Richard Leo, Scott Lilienfeld, Elizabeth Loftus, Andrew McClurg, Devon Polachek, Leonore Tiefer, et Donald Saposnek. Nous voulons aussi remercier les personnes suivantes, pour leurs commentaires, leurs idées, leurs histoires, leurs recherches et les autres informations qu'elles nous ont fournies : J. J. Cohn, Joseph de Rivera, Ralph Haber, Robert Kardon, Saul Kassin, Burt Nanus, Debra Poole, Anthony Pratkanis, Holly Stocking, et Michael Zagor. Nous remercions aussi Deborah Cady et Caryl McColly d'avoir contribué à la rédaction de ce livre.

Bob Lescher, notre aimable agent et cher ami, est toujours resté à nos côtés, des toutes premières ébauches à la parution de cet ouvrage. Son goût pour les bons contrats n'a d'égal que son goût pour les bonnes phrases, et nous lui sommes reconnaissants de nous avoir fait profiter des deux. De plus, Bob a trouvé notre responsable de publication, Jane Isay, et c'était une joie de travailler avec elle. Jane a la finesse, le talent et l'humour nécessaires pour faire comprendre aux auteurs ce qui ne va pas dans leurs premières versions, tout en leur donnant envie de les réviser – et de les réviser encore, et encore… –, en leur remontant le moral, et en les aidant à améliorer leur prose. C'est une personne unique, une rédactrice active, et ses histoires et ses idées ont été une source d'inspiration pour ce livre. Nous voulons aussi remercier Jenna Johnson, talentueuse éditrice de Harcourt, qui nous a soutenus, qui a veillé sur notre livre de sa phase finale à sa production, et au-delà. Enfin, nous souhaitons remercier David Hough, directeur de la rédaction, qui aime tout ce qui touche aux livres (y compris les auteurs), et qui a rendu la phase de production remarquablement agréable et enrichissante, ainsi que Margaret Jones, qui s'est occupée, avec un talent exceptionnel, de la relecture du texte et de la vérification des informations.

Et nous voulons surtout témoigner notre reconnaissance et notre amour à nos conjoints respectifs, Ronan O'Casey et Vera Aronson. Nous avons commis des erreurs dans notre vie, mais pas dans le choix de notre partenaire de vie.

Carol Tavris et Elliot Aronson

Notes

Nous sommes devenus lecteurs bien avant de devenir auteurs. En tant que lecteurs, nous considérions souvent les notes comme des intruses venant troubler le flot du récit. Nous n'étions généralement pas ravis de devoir nous reporter sans cesse à la fin du livre, pour savoir où l'auteur avait trouvé telle idée convaincante (ou ridicule) ou tels résultats de recherche ; mais, de temps à autre, il y avait une friandise – un commentaire personnel, une digression intéressante, une bonne histoire. Nous avons pris plaisir à préparer ces notes ; nous en avons profité pour citer les sources des idées que nous présentons à l'intérieur des chapitres, et parfois pour développer ces idées. Et nous y avons aussi glissé quelques friandises.

Dédicace

* *The Wonderful 'O'* (Le Merveilleux 'O') est un livre pour enfants de James Thurber, écrivain américain du XXe siècle. Il raconte l'aventure de Black, un homme qui, ayant une aversion pour la lettre « o », évite les mots qui la contiennent ou omet de la prononcer lorsqu'il les emploie. Après s'être emparé d'une île, il s'efforce d'imposer cette restriction à tous ses habitants, mais ces derniers s'y refusent, souhaitant préserver les quatre mots qui ont le plus d'importance à leurs yeux : « espoir » (hope), « amour » (love), « courage » (valor) et, surtout, « liberté » (freedom). [N.d.T.]

Citation de la page de titre

* Citation tirée de « In Front of Your Nose », article publié le 22 mars 1946 dans le journal *Tribune*, repris et traduit sous le titre « Sous vos yeux » dans George Orwell, *Essais, articles, lettres*, Volume IV (1945-1950), traduction d'Anne Krief, Bernard Pecheur et Jaime Semprun, Éditions Ivrea/Éditions de l'Encyclopédie des nuisances, Paris, 2001, pp. 154-155.

Introduction

1 "Spy Agencies Say Iraq War Worsens Terrorism Threat", *The New York Times,* 24 septembre, 2006 ; le commentaire adressé à des éditorialistes conservateurs fut rapporté par l'un d'entre eux, Max Boot, dans "No Room for Doubt in the Oval Office", the *Los Angeles Times* op-ed, 20 septembre, 2006. Pour un compte-rendu détaillé des déclarations publiques de George Bush à propos de la guerre en Irak, voir Frank Rich (2006), *The Greatest Story Ever Sold : The Decline and Fall of Truth from 9/11 to Katrina.* New York : The Penguin Press. Dans le discours sur l'état de l'Union qu'il prononça en janvier 2007, Bush reconnut que, « là où des erreurs [avaient] été commises », sur certaines tactiques employées dans la conduite de la guerre, il en était responsable. Cependant, il réaffirma avec force son intention de n'opérer aucun changement de stratégie majeur, annonçant même qu'il augmenterait le nombre de soldats sur le terrain et investirait encore davantage de moyens financiers dans la guerre. Les hauts responsables de l'administration Bush s'étant retirés pour écrire leurs mémoires ont décrit le président et ses plus proches collaborateurs comme des gens mus par la certitude et la « pensée de groupe » ; selon eux, quiconque apportait des informations malvenues était ignoré, muté ou renvoyé. Voir, par exemple, Robert Draper (2007), *Dead Certain : The Presidency of George W. Bush.* New York :

Free Press. Voir aussi Jack Goldsmith (2007), *The Terror Presidency : Law and Judgment Inside the Bush Administration*. New York : W. W. Norton.

2 *The American Presidency Project* (en ligne, à l'adresse www.presidency.ucsb.edu/ws/index.php) propose un recueil bien documenté de toutes les occurrences de la formule "des erreurs ont été commises" dans les discours des présidents américains. La liste est longue. Par exemple, Bill Clinton dit «des erreurs ont été commises» en parlant de la récolte de fonds entreprise par le parti démocrate pour sa campagne présidentielle de 1996 ; plus tard, à l'occasion d'un dîner avec les correspondants de la presse à la Maison Blanche, il plaisanta sur la popularité de cette phrase et sur sa forme passive. De tous les présidents, Richard Nixon et Ronald Reagan sont ceux qui y recoururent le plus ; le premier s'en servit pour minimiser les activités illégales qui provoquèrent le scandale du Watergate, et le second, pour minimiser les activités illégales qui provoquèrent le scandale Iran-Contra. Voir aussi l'essai éloquent de Charles Baxter, "Dysfunctional Narratives : or : 'Mistakes were made'", in Baxter (1997), *Burning Down the House : Essays on Fiction*. Saint Paul, MN : Graywolf Press.

3 Gordon Marino (2004, February 20), "Before Teaching Ethics, Stop Kidding Yourself", in *The Chronicle of Higher Education*, p. B5.

4 Concernant le « biais égocentrique » de la mémoire, c'est-à-dire sa tendance à remodeler le passé à notre avantage (concernant, en particulier, l'étude sur les tâches ménagères), voir Michael Ross et Fiore Sicoly (1979), "Egocentric Biases in Availability and Attribution," *Journal of Personality and Social Psychology, 37,* pp. 322–336. Voir aussi Suzanne C. Thompson and Harold H. Kelley (1981), "Judgments of Responsibility for Activities in Close Relationships", *Journal of Personality and Social Psychology, 41,* pp. 469–477.

5 John Dean, dans un entretien réalisé par Barbara Cady pour *Playboy*, janvier 1975, pp. 65–80. La citation se trouve à la page 78.

6 Robert A. Caro (2002), *Master of the Senate : The Years of Lyndon Johnson*. New York : Knopf, p. 886.

7 Katherine S. Mangan (1er avril 2005), "A Brush With a New Life", *The Chronicle of Higher Education*, pp. A28–A30.

8 Voir, par exemple, Sherwin Nuland (2003), *The Doctors' Plague : Germs, Childbed Fever, and the Strange Story of Ignac Semmelweiss*. New York : Norton/Atlas.

9 Ferdinand Lundberg, Marynia F. Farnham (1947), *Modern Woman : The Lost Sex*. New York : Harper and Brothers, p. 11 (première citation), p. 120 (seconde citation).

10 Edward Humes (1999), *Mean Justice*. New York : Pocket Books.

Chapitre 1

1 Communiqué de presse de Neal Chase, représentant du groupe religieux Baha'is Under the Provisions of the Covenant, in "The End Is Nearish", *Harper's*, février 1995, pp. 22, 24.

2 Leon Festinger, Henry W. Riecken et Stanley Schachter (1956), *When Prophecy Fails*. Minneapolis : University of Minnesota Press.

3 Leon Festinger (1957), *A Theory of Cognitive Dissonance*. Stanford : Stanford University Press. Voir également Leon Festinger et Elliot Aronson (1960), "Arousal and Reduction of Dissonance in Social Contexts", in D. Cartwright and Z. Zander (eds.), *Group Dynamics* (third ed.), New York : Harper & Row, 1960-1 ; et Eddie Harmon-Jones et Judson Mills (eds.) (1999), *Cognitive Dissonance : Progress on a Pivotal Theory in Social Psychology*, Washington, DC : American Psychological Association.

4 Elliot Aronson et Judson Mills (1959), "The Effect of Severity of Initiation on Liking for a Group", *Journal of Abnormal and Social Psychology*, *59*, pp. 177–181.

5 Voir, par exemple, Harold Gerard et Grover Mathewson (1966), "The Effects of Severity of Initiation on Liking for a Group : A Replication", *Journal of Experimental Social Psychology, 2,* pp. 278–287.

6 Pour avoir une bonne vue d'ensemble des recherches menées sur ce biais et de leurs nombreuses applications, voir Raymond S. Nickerson (1998), "Confirmation Bias : A Ubiquitous Phenomenon in Many Guises", *Review of General Psychology, 2,* pp. 175–220.

7 Lenny Bruce (1966), *How to Talk Dirty and Influence People.* Chicago : Playboy Press and New York : Pocket Books, pp. 232–233.

8 Steven Kull, directeur du Program on International Policy Attitudes (PIPA) de l'université du Maryland, une organisation destinée à l'étude de la perception de la politique internationale par l'opinion publique, commentant les résultats du sondage PIPA/Knowledge Networks réalisé le 14 juin 2003, "Many Americans Unaware WMD Have Not Been Found" ("De nombreux Américains ignorent qu'aucune arme de destruction massive n'a été trouvée").

9 Drew Westen, Clint Kilts, Pavel Blagov, et al. (2006), "The Neural Basis of Motivated Reasoning : An fMRI Study of Emotional Constraints on Political Judgment During the U.S. Presidential Election of 2004", *Journal of Cognitive Neuroscience, 18,* pp. 1947–1958.

10 Charles Lord, Lee Ross et Mark Lepper (1979), "Biased Assimilation and Attitude Polarization : The Effects of Prior Theories on Subsequently Considered Evidence", *Journal of Personality and Social Psychology, 37,* pp. 2098–2109.

11 Doris Kearns Goodwin (1994), *No Ordinary Time.* New York : Simon & Schuster/Touchstone, p. 321. (Les italiques apparaissent dans l'oeuvre originale.)

12 L'une des premières recherches qui mirent en évidence la réduction de dissonance qui intervient après une prise de décision fut réalisée par Jack Brehm. Prétendant mener une étude de marché, il présenta 8 appareils ménagers (tels qu'un grille-pain, une machine à café ou un grill)

à un groupe de femmes, et leur demanda de les juger en fonction de l'intérêt qu'elles leur portaient. Ensuite, il annonça à chaque femme qu'elle recevrait l'un des appareils en cadeau, et lui donna le choix entre deux produits auxquels elle portait le même intérêt. Après qu'elle en eut choisi un, il le déballa et le lui donna. Plus tard, ces femmes jugèrent une seconde fois ces mêmes appareils. Elles donnèrent alors une meilleure note à l'appareil qu'elles avaient choisi, et une moins bonne note à celui auquel elles avaient renoncé. Voir Jack Brehm (1956), "Postdecision Changes in the Desirability of Alternatives", *Journal of Abnormal and Social Psychology, 52,* pp. 384–389.

13 Daniel Gilbert (2006), *Stumbling on Happiness.* New York : Alfred A. Knopf. [Cet ouvrage a été traduit en français : *Et si le bonheur vous tombait dessus*, trad. Marie-Hélène Sabard, Robert Lafont, Paris, 1997. (N.d.T.)]

14 Robert E. Knox et James A. Inkster (1968), "Postdecision Dissonance at Post Time", *Journal of Personality and Social Psychology, 8,* pp. 319–323.

15 Katherine S. Mangan (1er avril 2005), "A Brush With a New Life", *The Chronicle of Higher Education,* pp. A28–A30.

16 Voir, par exemple, Brad J. Bushman (2002), "Does Venting Anger Feed or Extinguish the Flame? Catharsis, Rumination, Distraction, Anger, and Aggressive Responding", *Personality and Social Psychology Bulletin, 28,* pp. 724–731 ; Brad J. Bushman, Angelica M. Bonacci, William C. Pedersen, et al. (2005), "Chewing on It Can Chew You Up : Effects of Rumination on Triggered Displaced Aggression", *Journal of Personality and Social Psychology, 88,* pp. 969–983. Pour un résumé de l'histoire des recherches visant à remettre en question l'hypothèse de la catharsis, voir Carol Tavris (1989), *Anger : The Misunderstood Emotion.* New York : Simon & Schuster/Touchstone.

17 L'étude originale de Michael Kahn, intitulée "The Physiology of Catharsis", fut publiée en 1966 dans le *Journal of Personality and Social Psychology, 3,* pp. 278–298. Pour une autre étude classique, voir Leonard Berkowitz,

James A. Green et Jacqueline R. Macaulay (1962), "Hostility Catharsis as the Reduction of Emotional Tension", *Psychiatry, 25,* pp. 23–31.

18 *Les frères Karamazov,* trad. française d'Henri Mongault, Gallimard, Paris, 1972, Partie I, Livre II, Ch.8. (N.d.T.)

19 Jon Jecker and David Landy (1969), "Liking a Person as a Function of Doing Him a Favor", *Human Relations, 22,* pp. 371–378.

20 Benjamin Franklin (1866), *Mémoires de Benjamin Franklin, écrits par lui-même,* traduction d'Édouard Laboulaye. Paris : Hachette, p. 195.

21 Ruth Thibodeau et Elliot Aronson (1992), "Taking a Closer Look : Reasserting the Role of the Self-Concept in Dissonance Theory", *Personality and Social Psychology Bulletin, 18,* pp. 591–602.

22 Il existe une littérature scientifique riche et vivante sur ce que l'on appelle le "biais égocentrique" ou le "biais d'autocomplaisance", c'est-à-dire notre tendance à croire à ce qu'il y a de meilleur en nous-mêmes, et à trouver des raisons de négliger ce qu'il y a de pire. L'universalité de ce biais de la connaissance humaine mérite d'être soulignée, même s'il connaît des variations intéressantes en fonction des cultures, des âges et des sexes. Voir Amy Mezulis, Lyn Y. Abramson, Janet S. Hyde, et Benjamin L. Hankin (2004), "Is There a Universal Positivity Bias in Attributions? A Meta-Analytic Review of Individual, Developmental, and Cultural Differences in the Self-serving Attributional Bias", *Psychological Bulletin, 130,* pp. 711–747.

23 Philip E. Tetlock (2005), *Expert Political Judgment : How Good Is It? How Can We Know?* Princeton, NJ : Princeton University Press. En psychologie clinique, le même constat s'impose : de nombreux travaux scientifiques montrent que les mesures objectives du comportement, notamment les mesures behavioristes et statistiques, sont constamment supérieures aux explications que les experts tirent de leur expérience clinique, ainsi qu'à leurs prédictions et à leurs diagnostics cliniques. Voir Robin Dawes, David Faust et Paul E. Meehl (1989), "Clinical Versus Actuarial Judgment", *Science, 243,* pp. 1668–1674 ; et W. M. Grove

et Paul E. Meehl (1996), "Comparative Efficiency of Formal (Mechanical, Algorithmic) and Informal (Subjective, Impressionistic) Prediction Procedures : The Clinical/Statistical Controversy", *Psychology, Public Policy, and Law, 2,* pp. 293–323.

24 Elliot Aronson et J. Merrill Carlsmith (1962), "Performance Expectancy as a Determinant of Actual Performance", *Journal of Abnormal and Social Psychology, 65,* pp. 178–182. Voir aussi William B. Swann Jr. (1990), "To Be Adored or to Be Known? The Interplay of Self-Enhancement and Self Verification", in R. M. Sorrentino & E. T. Higgins (eds.), *Motivation and Cognition,* New York : Guilford Press ; et William B. Swann Jr., J. Gregory Hixon, et Chris de la Ronde (1992), "Embracing the Bitter 'Truth' : Negative Self-Concepts and Marital Commitment", *Psychological Science, 3,* pp. 118–121.

25 Ce que nous avançons ici n'est pas une simple spéculation. Au cours d'une expérience qu'il mena il y a un demi-siècle, et qui compte désormais parmi les classiques, Judson Mills, chercheur en psychologie sociale, releva les opinions d'élèves d'environ douze ans sur la triche. Il les invita ensuite à prendre part à un examen, qui se présentait sous la forme d'une compétition dont les vainqueurs remportaient un prix. Il fit en sorte qu'il leur soit quasi impossible de gagner sans tricher, et qu'il leur soit facile de tricher tout en pensant ne pas se faire prendre. (Il gardait discrètement un œil sur eux.) Environ la moitié des élèves trichèrent, l'autre moitié pas. Le lendemain, Mills leur demanda à nouveau ce qu'ils pensaient de la triche et d'autres écarts de conduite. Les enfants qui avaient triché se montrèrent plus indulgents à l'égard de la triche, tandis que ceux qui avaient résisté à la tentation exprimèrent un point de vue plus sévère. Voir Judson Mills (1958), "Changes in Moral Attitudes Following Temptation", *Journal of Personality, 26,* pp. 517–531.

26 Jeb Stuart Magruder (1974), *An American Life : One Man's Road to Watergate.* New York : Atheneum. Les commentaires de Haldeman se trouvent à la p. 4 ; l'incident de la voiture de golf est raconté à la p. 7.

27 Magruder, *An American Life*. La première proposition de Liddy, qui prévoyait des "commandos", est à la p. 194 (Liddy assura qu'il s'agirait de prostituées "de luxe", "uniquement les meilleures", p. 195) ; "Si [Liddy] nous avait dit dès le début . . . ", p. 214 ; "Des décisions qui paraissent désormais insensées . . .", "Le temps des mesures modérées...", p. 215.

28 Ce nombre total de participants est une estimation documentée de Thomas Blass, psychologue et auteur de nombreux travaux sur l'expérience originale de Milgram et sur les nombreuses expériences qui lui ont succédé. Environ 800 personnes participèrent à l'expérience originale de Milgram ; les autres prirent part à des reproductions ou à des versions modifiées de ce paradigme, réalisées au cours des 25 années suivantes.

29 L'étude originale est décrite dans Stanley Milgram (1963), "Behavioral Study of Obedience", *Journal of Abnormal and Social Psychology, 67,* pp. 371- 378. Milgram décrivit son étude plus en détail et avec l'appui de recherches supplémentaires, y compris de nombreuses reproductions, dans un livre qu'il publia en 1974, *Obedience to Authority : An Experimental View.* New York : Harper & Row.

30 William Safire, "Aesop's Fabled Fox", *The New York Times,* op-ed, 29 décembre, 2003.

Chapitre 2

1 James Bruggers, "Brain Damage Blamed on Solvent Use", *The* [Louisville] *Courier Journal,* 13 mai, 2001 ; Bruggers, "Researchers' Ties to CSX Raise Concerns", *Courier Journal,* 20 octobre 2001 ; Carol Tavris (2002, juillet/août), "The High Cost of Skepticism", *Skeptical Inquirer,* pp. 42–44 ; Stanley Berent (2002, novembre/décembre), "Response to 'The High Cost of Skepticism'", *Skeptical Inquirer,* pp. 61, 63 ; ses propos ("Mes recherches apportaient des informations importantes...") se trouvent à la p. 63 ; la réponse de Carol Tavris à Berent, dans le même

numéro, pp. 64–65. Le 12 février 2003, l'Office for Human Research Protections écrivit au vice-président à la recherche de l'Université du Michigan, et lui fit remarquer que le Conseil d'éthique de l'université, que Stanley Berent présidait, avait « omis de fournir les preuves attestant que les conditions de dérogation à l'obligation de consentement préalable étaient bien remplies » pour la recherche de Berent et Albers. Le procès de CSX, son arrangement avec Stanley Berent et James Albers et leur conflit d'intérêt font également l'objet d'une description détaillée dans Sheldon Krimsky (2003), *Science in the Private Interest.* Lanham, MD : Rowman & Littlefield, pp. 152–153.

2 Joyce Ehrlinger, Thomas Gilovich et Lee Ross (2005), "Peering into the Bias Blind Spot : People's Assessments of Bias in Themselves and Others", *Personality and Social Psychology Bulletin*, 31, pp. 680–692 ; Emily Pronin, Daniel Y. Lin et Lee Ross (2002), "The Bias Blind Spot : Perceptions of Bias in Self versus Others", *Personality and Social Psychology Bulletin*, 28, pp. 369–381. Nos points aveugles nous permettent aussi de nous considérer comme plus intelligents et plus compétents que la plupart des gens ; c'est pourquoi nous nous sentons tous, apparemment, au-dessus de la moyenne. Voir David Dunning, Kerri Johnson, Joyce Ehrlinger et Justin Kruger (2003), "Why People Fail to Recognize Their Own Incompetence", *Current Directions in Psychological Science*, 12, pp. 83–87.

3 Citations tirées de Eric Jaffe (octobre 2004), "Peace in the Middle East May Be Impossible : Lee D. Ross on Naive Realism and Conflict Resolution", American Psychological Society *Observer*, 17, pp. 9–11.

4 Geoffrey L. Cohen (2003), "Party over Policy : The Dominating Impact of Group Influence on Political Beliefs", *Journal of Personality and Social Psychology*, 85, pp. 808–822. Voir aussi Donald Green, Bradley Palmquist et Eric Schickler (2002), *Partisan Hearts and Minds : Political Parties and the Social Identities of Voters.* New Haven : Yale University Press. Ce livre nous montre comment l'identité politique que nous

nous forgeons, généralement lorsque nous sommes de jeunes adultes, se substitue à notre raisonnement : la plupart des gens ne choisissent pas un parti parce qu'il défend leurs idées ; à l'inverse, une fois qu'ils ont choisi un parti, ses orientations politiques deviennent leurs idées.

5 Emily Pronin, Thomas Gilovich et Lee Ross (2004), "Objectivity in the Eye of the Beholder : Divergent Perceptions of Bias in Self versus Others", *Psychological Review*, 111, pp. 781–799.

6 Lorsqu'ils doivent leurs privilèges à leur naissance ou à un autre cadeau du sort, plutôt qu'à eux-mêmes, beaucoup de gens les justifient en considérant qu'ils ont mérité les avantages qu'ils en tirent. John Jost et ses collègues ont étudié les mécanismes de la "justification de système" (*system justification*), une tendance psychologique à défendre et à justifier le *statu quo* ; voir, par exemple, John Jost et Orsolya Hunyady (2005), "Antecedents and Consequences of System-Justifying Ideologies", *Current Directions in Psychological Science*, 14, pp. 260–265. Par exemple, l'une des idéologies destinées à la justification d'un système consiste à dire que les pauvres sont tout de même plus heureux et plus honnêtes que les riches : Aaron C. Kay et John T. Jost (2003), "Complementary Justice : Effects of 'Poor But Happy' and 'Poor But Honest' Stereotype Exemplars on System Justification and Implicit Activation of the Justice Motive", *Journal of Personality and Social Psychology*, 85, pp. 823–837. Voir également Stephanie M. Wildman (éd.) (1996), *Privilege Revealed : How Invisible Preference Undermines America*, New York University Press.

7 D. Michael Risinger et Jeffrey L. Loop (novembre 2002), "Three Card Monte, Monty Hall, Modus Operandi and 'Offender Profiling' : Some Lessons of Modern Cognitive Science for the Law of Evidence", *Cardozo Law Review*, 24, p. 193.

8 Dorothy Samuels, "Tripping Up on Trips : Judges Love Junkets as Much as Tom DeLay Does", *The New York Times*, 4ème éditorial, 20 janvier 2006.

9 Melody Petersen, "A Conversation with Sheldon Krimsky : Uncou-

pling Campus and Company", *The New York Times,* 23 septembre 2003. Krimsky y relève également la fameuse réponse de Jonas Salk.

10 Voir Krimsky, *Science in the Private Interest,* note 1 ; Sheila Slaughter et Larry L. Leslie (1997), *Academic Capitalism,* Baltimore : The Johns Hopkins University Press ; et Derek Bok (2003), *Universities in the Marketplace : The Commercialization of Higher Education,* Princeton, NJ : Princeton University Press ; Marcia Angell (2004), *The Truth about the Drug Companies,* New York : Random House ; et Jerome P. Kassirer (2005), *On the Take : How Medicine's Complicity with Big Business Can Endanger Your Health,* New York : Oxford University Press.

11 National Institutes of Health Care Management Research and Educational Foundation (2003), "Changing Patterns of Pharmaceutical Innovation" ; repris dans Jason Dana et George Loewenstein (2003), "A Social Science Perspective on Gifts to Physicians from Industry", *Journal of the American Medical Association*, 290, 252–255.

12 David Willman, journaliste d'investigation, a gagné un prix Pulitzer pour sa série d'articles sur les conflits d'intérêts liés à la mise en vente de nouveaux médicaments ; voici deux de ces articles : "Scientists Who Judged Pill Safety Received Fees", *Los Angeles Times,* 29 octobre 1999 ; et "The New FDA : How a New Policy Led to Seven Deadly Drugs", *Los Angeles Times,* 20 décembre 2000.

13 Dan Fagin et Marianne Lavelle (1996), *Toxic Deception.* Secaucus, NJ : Carol Publishing.

14 Richard A. Davidson (1986, May–June), "Source of Funding and Outcome of Clinical Trials", *Journal of General Internal Medicine,* 1, pp. 155–158.

15 Lise L. Kjaergard et Bodil Als-Nielsen (3 août 2002), "Association between competing interests and authors' conclusions : Epidemiological study of randomised clinical trials published in *BMJ* ", *British Medical Journal*, 325, pp. 249–252. Voir aussi Krimsky, *Science in the Private Interest* (note 1), chapitre 9, "A Question of Bias", pour un passage en

revue de ces études et d'autres études similaires.

16 Alex Berenson, Gardiner Harris, Barry Meier et Andrew Pollack, "Dangerous Data : Despite Warnings, Drug Giant Took Long Path to Vioxx Recall", *The New York Times*, 14 novembre 2004.

17 Richard Horton (2004), "The lessons of MMR", *The Lancet, 363*, pp. 747–749.

18 Andrew J. Wakefield, Peter Harvey et John Linnell (2004), "MMR – Responding to retraction", *The Lancet*, 363, pp. 1327–1328.

19 L'encyclopédie en ligne Wikipédia, dans son article "Thiomersal" [il convient de préciser que la version anglaise, à laquelle se réfèrent les auteurs, est plus riche que la version française, très brève, du moins au moment où nous l'avons consultée, en décembre 2008. (N.d.T.)], propose un résumé excellent et neutre de toute la controverse qu'il y a eu autour de ce produit chimique (également écrit "thimerosal" ou "thimserserol"), couramment employé depuis les années 1930 comme agent conservateur dans des vaccins et dans plusieurs produits domestiques, par exemple des cosmétiques et des gouttes pour les yeux. Au cours de ces dernières années, certains groupes de consommateurs se sont mis à s'inquiéter des éventuels effets toxiques du mercure contenu dans cet agent conservateur, et ont prétendu qu'il provoquait l'autisme et d'autres maladies. L'article de Wikipédia rapporte objectivement leurs préoccupations, mais il montre que leurs arguments reposent largement sur des anecdotes, des craintes excessives, des affirmations sans fondement et des recherches anti-vaccins menées par Mark Geier et David Geier, président d'une société spécialisée dans les actions en justice engagées au nom de personnes se prétendant victimes de vaccins.

Pour ce qui concerne les recherches, une étude menée sur tous les enfants nés au Danemark entre 1991 et 1998 (plus d'un demi million d'enfants) a abouti à la conclusion que le taux d'autisme chez les enfants vaccinés était, en réalité, un peu plus bas que chez les enfants non vaccinés : voir Kreesten M. Madsen, Anders Hviid, Mogens Vestergaard, et al. (2002), "A Population-Based Study of Measles, Mumps, and Rubella Vaccination and Autism", *New England Journal of Medicine*, 347, pp. 1477–1482. De plus, après que les vaccins contenant du thiomersal furent retirés des ventes au Danemark, l'incidence de l'autisme ne connut aucune diminution : voir Kreesten M. Madsen et al. (2003), "Thimerserol and the Occurrence of Autism : Negative Ecological Evidence from Danish Population-Based Data", *Pediatrics*, 112, pp. 604–606. Voir aussi L. Smeeth, C. Cook, E. Fombonne, et al. (11–17 septembre 2004), "MMR vaccination and pervasive developmental disorders : A case-control study", *The Lancet*, 364, pp. 963–969.

La réaction de beaucoup de parents d'enfants autistes à ces nouvelles informations relève elle-même de la dissonance cognitive. Après s'être investis autant pour défendre l'idée que le thiomersal était la cause de l'autisme de leurs enfants, ils ont rejeté les conclusions de ces recherches et les déclarations de plusieurs organismes : les Centres de contrôle et de prévention des maladies (Centers for Disease Control and Prevention ; ces centres forment ensemble la principale agence gouvernementale chargée des problèmes de santé publique aux États-Unis), la Food and Drug Administration (agence gouvernementale chargée des questions relatives aux denrées alimentaires et aux médicaments), l'Institut de médecine de l'Académie nationale des sciences (Institute of Medicine), l'Organisation mondiale de la santé, et l'Académie américaine de pédiatrie (American Academy of Pediatrics). Il est intéressant de voir que la controverse sur le thiomersal n'est que la toute dernière manifestation d'une réticence publique aux programmes de vaccination qui remonte à 1853, date à partir de laquelle elle est toujours restée active, comme le souligne l'article de Wikipédia.

20 Dana et Loewenstein, "A Social Science Perspective on Gifts to Physicians from Industry", note 11.

21 Robert B. Cialdini (1984/1993), *Influence : The Psychology of Persuasion* (rev. ed.). New York : William Morrow.

22 Carl Elliott (avril 2006), "The Drug Pushers", *The Atlantic Monthly*, pp. 82–93. Les propos de son frère sont cités à la p. 91.

23 Carl Elliott (24 septembre 2001), "Pharma Buys a Conscience", *The American Prospect*, 12, en ligne à l'adresse www.prospect.org/print/V12/17/elliott-c.html.

24 C. Neil Macrae, Alan B. Milne et Galen V. Bodenhausen (1994), "Stereotypes as Energy-Saving Devices : A Peek Inside the Cognitive Toolbox", *Journal of Personality and Social Psychology*, 66, pp. 37–47.

25 Marilynn B. Brewer (1993), "Social Identity, Distinctiveness, and In-Group Homogeneity", *Social Cognition*, 11, pp. 150–164.

26 Charles W. Perdue, John F. Dovidio, Michael B. Gurtman et Richard B. Tyler (1990), "Us and Them : Social Categorization and the Process of Intergroup Bias", *Journal of Personality and Social Psychology, 59*, pp. 475–486.

27 Henri Tajfel, M. G. Billig, R. P. Bundy et Claude Flament (1971), "Social categorization and intergroup behavior", *European Journal of Social Psychology*, 1, pp. 149–178.

28 Nick Haslam, Paul Bain, Lauren Douge, Max Lee et Brock Bastian (2005), "More Human Than You : Attributing Humanness to Self and Others", *Journal of Personality and Social Psychology*, 89, pp. 937–950.

29 Gordon Allport (1954/1979), *The Nature of Prejudice*. Reading, MA : Addison-Wesley, pp. 13–14.

30 Jeffrey W. Sherman, Steven J. Stroessner, Frederica R. Conrey et Omar A. Azam (2005), "Prejudice and Stereotype Maintenance Processes : Attention, Attribution, and Individuation", *Journal of Personality and Social Psychology*, 89, pp. 607–622.

31 Christian S. Crandall et Amy Eshelman (2003), "A Justification-Suppression Model of the Expression and Experience of Prejudice", *Psychological Bulletin*, 129, pp. 414–446, citation à la p. 425. Voir également Benoît Monin et Dale T. Miller (2001), "Moral Credentials and the Expression of Prejudice", *Journal of Personality and Social Psychology*, 81,

pp. 33–43. Au cours de leurs expériences, lorsque des gens avaient l'impression que leurs qualités morales de personnes sans préjugés n'étaient plus à prouver – lorsqu'on leur avait donné l'occasion de s'opposer à des affirmations clairement sexistes –, leur vote en faveur de l'attribution d'un poste typiquement masculin à un homme leur paraissait plus légitime.

32 Concernant l'expérience sur les rapports interraciaux, voir Ronald W. Rogers et Steven Prentice-Dunn (1981), "Deindividuation and Anger-Mediated Interracial Aggression : Unmasking Regressive Racism", *Journal of Personality and Social Psychology*, 4, pp. 63 73. Sur les rapports entre Canadiens anglophones et francophones, voir James R. Meindl et Melvin J. Lerner (1985), "Exacerbation of Extreme Responses to an Out-Group", *Journal of Personality and Social Psychology*, 47, pp. 71–84. À propos des études sur le comportement à l'égard des juifs et des homosexuels, voir Steven Fein et Steven J. Spencer (1997), "Prejudice as Self-Image Maintenance : Affirming the Self through Derogating Others", *Journal of Personality and Social Psychology*, 73, pp. 31–44.

33 Paul Jacobs, Saul Landau et Eve Pell (1971), *To Serve the Devil* (Vol. 2 : *Colonials and Sojourners*). New York : Vintage Books. Les propos de Charles Crocker se trouvent à la p. 81.

34 Albert Speer (1971), *Au cœur du troisième Reich*, trad. de l'allemand par Michel Brottier. Paris : Fayard, p. 413.

35 Doris Kearns Goodwin (2005), *Team of Rivals : The Political Genius of Abraham Lincoln*. New York : Simon & Schuster.

36 Jeb Stuart Magruder (1974), *An American Life : One Man's Road to Watergate*. New York : Atheneum, p. 348.

Chapitre 3

1 William Maxwell (1982), *À demain* (trad. de Françoise Cartano). Paris :

Flammarion, p. 36. L'oeuvre originale, *So Long, See You Tomorrow*, a paru en 1980. (N.d.T.)

2 Citation tirée de George Plimpton (1997), *Truman Capote*. New York : Anchor/ Doubleday, p. 306. Nous nous appuyons ici sur la version de Vidal parce que, ayant toujours parlé aussi bien de politique que de bisexualité sans le moindre scrupule, il n'avait aucune raison de déformer ses souvenirs.

3 Anthony G. Greenwald (1980), "The Totalitarian Ego : Fabrication and Revision of Personal History", *American Psychologist*, 35, pp. 603–618.

4 Edward Jones et Rika Kohler (1959), "The Effects of Plausibility on the Learning of Controversial Statements", *Journal of Abnormal and Social Psychology*, 57, pp. 315–320.

5 Voir, par exemple, Michael Ross (1989), "Relation of Implicit Theories to the Construction of Personal Histories", *Psychological Review*, 96, pp. 341–357 ; Anne E. Wilson et Michael Ross (2001), "From Chump to Champ : People's Appraisals of Their Earlier and Present Selves", *Journal of Personality and Social Psychology*, 80, pp. 572–584 ; et Michael Ross et Anne E. Wilson (2003), "Autobiographical Memory and Conceptions of Self : Getting Better All the Time", *Current Directions in Psychological Science*, 12, pp. 66–69.

6 Friedrich Nietzsche (2000), *Par-delà bien et mal* (trad. de Patrick Wotling), Ch. IV, 68. Paris : GF Flammarion, p. 118. (N.d.T.)

7 Marcia K. Johnson, Shahin Hashtroudi et D. Stephen Lindsay (1993), "Source Monitoring", *Psychological Bulletin*, 114, pp. 3–28 ; Karen J Mitchell et Marcia K. Johnson (2000), "Source Monitoring : Attributing Mental Experiences", in E. Tulving & F. I. M. Craik (eds.), *The Oxford Handbook of Memory*. New York : Oxford University Press.

8 Mary McCarthy (1986), *Mémoires d'une jeune catholique*, trad. de Denyse Meunier. Paris : 10/18. « C'est alors que mon frère Preston me dit ... avec le petit morceau de fer-blanc peint dans la main. », p. 83 ; « Il m'est soudain revenu... », p. 85 ; « L'hypothèse la plus vraisemblable… », p. 85.

L'œuvre originale, *Memories of a Catholic Girlhood*, parut en 1957.

9 Barbara Tversky et Elizabeth J. Marsh (2000), "Biased Retellings of Events Yield Biased Memories", *Cognitive Psychology*, 40, pp. 1–38 ; voir aussi Elizabeth J. Marsh et Barbara Tversky (2004), "Spinning the Stories of Our Lives", *Applied Cognitive Psychology*, 18, pp. 491–503.

10 Brooke C. Feeney et Jude Cassidy (2003), "Reconstructive Memory Related to Adolescent-Parent Conflict Interactions : The Influence of Attachment-Related Representations on Immediate Perceptions and Changes in Perceptions over Time", *Journal of Personality and Social Psychology*, 85, pp. 945–955.

11 Daniel Offer, Marjorie Kaiz, Kenneth I. Howard et Emily S. Bennett (2000), "The Altering of Reported Experiences", *Journal of the American Academy of Child and Adolescent Psychiatry*, 39, pp. 735–742. Plusieurs de ces auteurs ont également écrit un livre sur cette étude. Voir Daniel Offer, Marjorie Kaiz Offer et Eric Ostrov (2004), *Regular Guys : 34 Years Beyond Adolescence*. New York : Kluwer Academic/Plenum.

12 Concernant la déformation des souvenirs d'expériences sexuelles, voir Maryanne Garry, Stefanie J. Sharman, Julie Feldman, Gary A. Marlatt et Elizabeth F. Loftus (2002), "Examining Memory for Heterosexual College Students' Sexual Experiences Using an Electronic Mail Diary", *Health Psychology*, 21, pp. 629–634. Sur les souvenirs déformés des votants, voir R. P. Abelson, Elizabeth D. Loftus et Anthony G. Greenwald (1992), "Attempts to Improve the Accuracy of Self-Reports of Voting", in J. M. Tanur (ed.), *Questions About Questions : Inquiries into the Cognitive Bases of Surveys*. New York : Russell Sage. Voir aussi Robert F. Belli, Michael W. Traugott, Margaret Young et Katherine A. McGonagle (1999), "Reducing Vote Overreporting in Surveys : Social Desirability, Memory Failure, and Source Monitoring", *Public Opinion Quarterly*, 63, pp. 90–108. Sur les souvenirs déformés de dons à des œuvres caritatives, voir Christopher D. B. Burt et Jennifer S. Popple (1998), "Memorial Distortions in Donation Data", *Journal of Social Psychology*, 138, pp. 724–

733. Les étudiants universitaires gardent aussi un souvenir déformé des notes qu'ils ont obtenues au lycée : ils les surestiment ; voir Harry P. Bahrick, Lynda K. Hall et Stephanie A. Berger (1996), "Accuracy and Distortion in Memory for High School Grades", *Psychological Science, 7,* pp. 265–271.

13 Lisa K. Libby et Richard P. Eibach (2002), "Looking Back in Time : Self- Concept Change Affects Visual Perspective in Autobiographical Memory", *Journal of Personality and Social Psychology*, 82, pp. 167–179. Voir aussi Lisa K. Libby, Richard P. Eibach et Thomas Gilovich (2005), "Here's Looking at Me : The Effect of Memory Perspective on Assessments of Personal Change", *Journal of Personality and Social Psychology*, 88, pp. 50–62. Plus nos souvenirs sont en accord avec notre moi présent, plus ils nous sont accessibles. Voir Michael Ross (1989), "Relation of Implicit Theories to the Construction of Personal Histories", *Psychological Review*, 96, pp. 341–357.

14 Michael Conway et Michael Ross (1984), "Getting What You Want by Revising What You Had", *Journal of Personality and Social Psychology*, 47, pp. 738–748. Les déformations que subissent nos souvenirs sont très diverses, mais la plupart sont destinées à préserver l'idée que nous avons de nous-mêmes, ce que nous avons l'impression d'être : une personne honnête et capable.

15 Comme l'ont montré Anne E. Wilson et Michael Ross, les biais de complaisance de notre mémoire nous aident à passer mentalement « de zéro à héros ». Nous nous distancions de notre moi passé lorsque nous le considérons comme un zéro, et que cette distanciation nous donne l'impression d'avoir grandi, appris et mûri davantage ; en revanche, lorsque, comme Haber, nous voyons notre moi passé comme un héros, nous nous sentons proches de lui. Dans les deux cas, nous sommes gagnants. Voir Wilson et Ross, "From Chump to Champ", note 4.

16 Le texte intégral de *Fragments* ainsi que le récit de la vraie histoire de Wilkomirski se trouvent dans une étude de Stefan Maechler : Stefan

Maechler (2001), *The Wilkomirski Affair : A Study in Biographical Truth* (traduit par John E. Woods). New York : Schocken. Maechler considère les différentes façons dont Wilkomirski s'est appuyé sur le roman de Kosinski. Pour une autre recherche sur la vie de Wilkomirski et sur les aspects culturels du problème de la vérité des souvenirs, voir Blake Eskin (2002), *A Life in Pieces : The Making and Unmaking of Binjamin Wilkomirski.* New York : W. W. Norton. [Contrairement à l'étude de Maechler, *Fragments* a été traduit en français : Binjamin Wilkomirski (1997), *Fragments : une enfance, 1939-1948* (trad. de l'allemand par Lea Marcou). Paris : Calmann-Lévy. (N.d.T.)]

17 Sur le cas de Will Andrews, voir Susan Clancy (2005), *Abducted : How People Come to Believe They Were Kidnapped by Aliens.* Cambridge, MA : Harvard University Press. Sur la psychologie des personnes croyant avoir été enlevées par des extraterrestres, voir aussi Donald P. Spence (1996), "Abduction Tales as Metaphors", *Psychological Inquiry*, 7, pp. 177–179. Spence interprète leurs souvenirs d'enlèvements comme des métaphores qui remplissent deux fonctions psychologiques importantes : d'une part, elles reflètent un ensemble de préoccupations et d'angoisses confuses, qui sont largement répandues dans l'environnement politique et culturel actuel, et qui n'ont ni solution simple ni solution toute faite ; d'autre part, en offrant une identité commune à tous ceux qui croient avoir été enlevés, elles atténuent leur sentiment d'aliénation et d'impuissance.

18 Maechler, *The Wilkomirski Affair*, p. 273. Voir note 16.

19 Maechler, *The Wilkomirski Affair*, p. 27.

20 Maechler, *The Wilkomirski Affair*, p. 71. Afin d'expliquer l'origine de ses impatiences musculaires (syndrome d'impatience musculaire du réveil, également appelé « syndrome des jambes sans repos », de l'anglais *restless legs syndrom*), Wilkomirski a raconté une histoire terrifiante : à Majdanek, quand il dormait, il devait continuer à bouger les jambes, « sinon les rats venaient les ronger ». Cependant, selon Tomasz Kranz,

directeur du département de la recherche au musée de Majdanek, il y avait bien des poux et des puces, dans ce camp, mais pas de rats (il y en avait dans d'autres camps, comme Birkenau). Maeschler, p. 169.

21 Sur les intérêts physiques et psychologiques que présente la mise par écrit des secrets et des traumatismes non révélés, voir James W. Pennebaker (1990), *Opening Up*. New York : William Morrow.

22 À propos de l'inflation par l'imagination, voir Elizabeth F. Loftus (2004), "Memories of Things Unseen", *Current Directions in Psychological Science*, 13, pp. 145–147 ; et Loftus (2001), "Imagining the Past", in *Psychologist*, 14 (British Psychological Society), pp. 584–587 ; Maryanne Garry, Charles Manning, Elizabeth Loftus et Steven J. Sherman (1996), "Imagination Inflation : Imagining a Childhood Event Inflates Confidence That It Occurred", *Psychonomic Bulletin and Review*, 3, pp 208–214 ; Giuliana Mazzoni et Amina Memon (2003), "Imagination Can Create False Autobiographical Memories", *Psychological Science*, 14, pp. 186–188. Sur les rêves, voir Giuliana Mazzoni, Elizabeth F. Loftus, Aaron Seitz et Steven J. Lynn (1999), "Changing Beliefs and Memories through Dream Interpretation", *Applied Cognitive Psychology*, 2, pp. 125–144.

23 Brian Gonsalves, Paul J. Reber, Darren R. Gitelman, et al. (2004), "Neural Evidence that Vivid Imagining Can Lead to False Remembering", *Psychological Science*, 15, pp. 655–660. D'après les résultats de cette recherche, le fait d'imaginer un objet ordinaire entraîne l'activation de certaines aires du cortex cérébral, ce qui peut engendrer un faux souvenir de cet objet.

24 Mazzoni et Memon, "Imagination Can Create False Autobiographical Memories", note 22.

25 On appelle cet effet « l'inflation par l'explication » (*explanation inflation*) ; voir Stefanie J. Sharman, Charles G. Manning et Maryanne Garry (2005), "Explain This : Explaining Childhood Events Inflates Confidence for Those Events", *Applied Cognitive Psychology*, 19, pp. 67–74.

Chez les enfants qui ne savent pas encore parler, on observe un équivalent de ce phénomène. Ils commencent par dessiner un événement totalement improbable : par exemple, ils prennent le thé dans une montgolfière, ou ils nagent avec une sirène au fond de l'océan. Une fois l'image dessinée, elle s'insère souvent dans leurs souvenirs. Une semaine plus tard, ils auront beaucoup plus de chances de croire que cet événement s'est vraiment produit que les enfants qui ne l'auront pas dessiné. Voir Deryn Strange, Maryanne Garry et Rachel Sutherland (2003), "Drawing Out Children's False Memories", *Applied Cognitive Psychology*, 17, pp. 607–619.

26 Maechler, *The Wilkomirski Affair*, p. 104. Voir note 16.

27 La lettre de Bernstein : Maechler, *The Wilkomirski Affair*, p. 100 ; la défense de Wilkomirski par Matta, p. 97 ; nous soulignons.

28 Richard J. McNally (2003), *Remembering Trauma*. Cambridge, MA : Harvard University Press, p. 233.

29 Michael Shermer (février 2005), "Abducted!", *Scientific American*, pp. 33–34. Citations à la p. 33.

30 Clancy, *Abducted*, p. 51. Voir note 17.

31 "Une fois, je me suis réveillé..." : Clancy, *Abducted*, p. 34 ; "D'aussi loin que je me souvienne...", p. 34 ; des symptômes déconcertants, tels que les disparitions de pyjama ou les saignements de nez inattendus, p. 33.

32 Par exemple, Giuliana Mazzoni et ses collègues ont montré, en laboratoire, comment des gens pouvaient en arriver à considérer un événement improbable (le fait qu'ils aient été témoins d'une possession démoniaque quand ils étaient enfants) comme un souvenir plausible. L'une des étapes du processus consistait à lire des textes portant sur la possession démoniaque, en particulier des passages où l'on disait, témoignages à l'appui, que ce phénomène était bien plus courant que les gens ne le pensaient. Voir Giuliana Mazzoni, Elizabeth F. Loftus et Irving Kirsch (2001), "Changing Beliefs About Implausible Autobiographical Events : A Little Plausibility Goes a Long Way", *Journal of Experimental Psycho-*

logy : Applied, 7, pp. 51–59.

33 "Je ne supportais pas" : Clancy, *Abducted*, p. 143. Le témoignage de Will Andrews : "J'étais sur le point", et la question de sa femme, p. 2. Voir note 17.

34 Clancy, *Abducted*, p. 50.

35 Richard McNally, communication personnelle.

36 Richard J. McNally, Natasha B. Lasko, Susan A. Clancy, et al. (2004), "Psychophysiologic Responding During Script-Driven Imagery in People Reporting Abduction by Space Aliens", *Psychological Science*, 5, pp. 493–497. Voir également Clancy, *Abducted* (note 17), et McNally, *Remembering Trauma* (note 26), pour des commentaires de cette recherche et d'autres recherches apparentées.

37 Un changement intéressant mérite toutefois d'être relevé : les autobiographies qui relataient autrefois le combat exemplaire d'une personne, contre le racisme, la violence, le handicap, l'exil ou la pauvreté, semblent aujourd'hui démodées ; les autobiographes modernes se livrent un tout autre combat : c'est à qui révélera le plus de détails sordides concernant sa vie privée. Cette question a fait l'objet d'un essai éloquent : "Outrageous Misfortune", paru dans le 13 mars 2005 dans le *The NewYork Times Book Review.* Son auteur, la romancière Francine Prose, y propose un commentaire de *The Glass Castle : A Memoir*, l'autobiographie de Jeannette Walls, écrivain elle aussi. Prose commence son essai ainsi : « Les mémoires sont les contes de fées de notre temps, les récits poignants des frères Grimm revisités par des enfants courageux qui, contre toute attente, ont échappé à leur tragique destin : ils étaient condamnés à être hachés menu, mijotés à petit feu et dévorés par leur famille pour le dîner. »

38 Ellen Bass et Laura Davis (1988), *The Courage to Heal : A Guide for Women Survivors of Child Sexual Abuse.* New York : Harper & Row, p. 173. Les propos cités figurent également dans la troisième version du livre, revue et augmentée, parue en 1994, à la p. 183.

39 Pour le meilleur compte rendu complet de cette affaire, voir Moira Johnston (1997), *Spectral Evidence : The Ramona Case : Incest, Memory, and Truth on Trial in Napa Valley.* Boston : Houghton Mifflin. La citation concernant les chefs d'accusation se trouve à la p. 160.

40 Mary Karr, "His So-Called Life", *The New York Times*, op-ed, 15 janvier 2006.

Chapitre 4

1 L'histoire de Grace nous a été racontée par Joseph de Rivera, psychologue, qui s'est entretenu avec elle, entre autres, dans le cadre de sa recherche sur la psychologie des « rétractants » (les personnes qui ont fini par désavouer leurs souvenirs retrouvés). Voir, par exemple, Joseph de Rivera (1997), "The Construction of False Memory Syndrome : The Experience of Retractors", *Psychological Inquiry*, 8, pp. 271– 292 ; ainsi que de Rivera (2000), "Understanding Persons Who Repudiate Memories Recovered in Therapy", *Professional Psychology : Research and Practice*, 31, pp. 378–386.

2 L'histoire la plus complète de cette épidémie de souvenirs retrouvés reste celle de Mark Pendergrast (1996), *Victims of Memory* (2ème éd.). Hinesburg, VT : Upper Access Press ; version revue et augmentée, HarperCollins British Editions, 1996. Voir aussi Richard J. Ofshe et Ethan Watters (1994), *Making Monsters : False Memory, Psychotherapy, and Sexual Hysteria*, New York : Scribners ; Elizabeth Loftus et Katherine Ketcham (1994), *The Myth of Repressed Memory*, New York : St. Martin's Press ; et Frederick Crews (ed.) (1998), *Unauthorized Freud : Doubters Confront a Legend*, New York : Viking. Pour une excellente étude sociologique des épidémies d'hystérie et des paniques morales, voir Philip Jenkins (1992), *Intimate Enemies : Moral Panics in Contemporary Great Britain*. Hawthorne, NY : Aldine de Gruyter. La femme qui affirmait que son père

avait abusé d'elle lorsqu'elle avait entre cinq et vingt-trois ans est connue sous le nom de Laura B. Elle poursuivit son père, Joel Hungerford, dans l'État du New Hampshire, en 1995. Et elle perdit son procès.

3 Sur les scandales touchant des crèches et sur la prétendue existence de sectes largement répandues s'adonnant à des abus sexuels au cours de rituels sataniques, voici deux livres qui comptent parmi les premiers et toujours parmi les meilleurs : Debbie Nathan and Michael Snedeker (1995), *Satan's Silence : Ritual Abuse and the Making of a Modern American Witch Hunt,* New York : Basic Books ; et Stephen J. Ceci et Maggie Bruck (1995), *Jeopardy in the Courtroom : A Scientific Analysis of Children's Testimony,* Washington, DC : American Psychological Association. Dorothy Rabinowitz, éditorialiste au *Wall Street Journal,* fut la première à remettre publiquement en cause la condamnation de Kelly Michaels et à demander la réouverture de son procès ; voir aussi Rabinowitz (2003), *No Crueler Tyrannies : Accusation, False Witness, and Other Terrors of Our Times.* New York : Wall Street Press Books/ Free Press. Une épidémie similaire se répandit à la même époque : les gens prétendument atteints du trouble de la personnalité multiple (TPM), désormais appelé « trouble dissociatif de l'identité », étaient, selon une estimation, environ 40'000 au milieu des années 1990, alors qu'ils n'étaient que quelques uns avant 1980. Quand les cliniques spécialisées dans le traitement du TPM durent fermer, parce que des procès avaient été intentés et gagnés contre des psychiatres qui l'avaient provoqué chez des patients vulnérables, ce trouble se fit de plus en plus rare, mais ne disparut toutefois pas complètement. Voir Joan Acocella (1999), *Creating Hysteria : Women and Multiple Personality Disorder.* San Francisco : Jossey-Bass. Sur l'hypnose et sur d'autres moyens d'engendrer des faux souvenirs d'enlèvement extraterrestre, de TPM et d'abus sexuels, voir Nicholas P. Spanos (1996), *Multiple Identities and False Memories : A Sociocognitive Perspective.* Washington, DC : American Psychological Association.

4 Par exemple, en février 2005, à Boston, Paul Shanley, un ancien prêtre de 74 ans, fut déclaré coupable d'abus sexuels sur un enfant de 6 ans, Paul Busa, âgé de 27 ans au moment du procès. Cette affaire faisant suite à des scandales qui avaient révélé des centaines de cas attestés de pédophilie au sein du clergé, elle alimentait une animosité compréhensible à l'égard des prêtres, et de l'Église, dont la politique consistait à étouffer les accusations. Cependant, dans ce procès, la seule et unique preuve à charge était le souvenir de Busa, qu'il prétendait avoir retrouvé sous la forme de vifs flash-back après avoir lu un article du *Boston Globe* sur Stanley. En effet, si de nombreuses preuves apportées au cours du procès infirmaient la version de Busa, aucune ne la confirmait. Voir Jonathan Rauch, "Is Paul Shanley Guilty? If Paul Shanley Is a Monster, the State Didn't Prove It", *National Journal,* March 12, 2005, pp. 746–747 ; et JoAnn Wypijewski, "The Passion of Father Paul Shanley", *Legal Affairs,* septembre-octobre 2004. Daniel Lyons, du magazine économique *Forbes,* Robin Washington, du quotidien *The Boston Herald,* et Michael Miner, de l'hebdomadaire *Chicago Reader,* comptaient également parmi les journalistes sceptiques.

5 Selon certaines études, les méthodes combinées – alliant médicaments et thérapie cognitivo-comportementale (TCC) – seraient les plus efficaces ; d'après d'autres études, les TCC seraient tout aussi efficaces. Pour une bibliographie de ces travaux de recherche et un résumé des questions sur lesquelles ils portent, voir the American Psychological Association Presidential Task Force on Evidence-Based Practice (2006), "Evidence-Based Practice in Psychology", *American Psychologist*, 61, pp. 271–283. Voir également Dianne Chambless et al. (1998), "Update on Empirically Validated Therapies", *The Clinical Psychologist*, 51, pp. 3–16, et Steven D. Hollon, Michael E. Thase et John C. Markowitz (2002), "Treatment and Prevention of Depression", *Psychological Science in the Public Interest,* 3, pp. 39–77. En s'appuyant sur d'excellentes références, ces articles présentent, pour différents problèmes, des formes de psycho-

thérapie dont l'efficacité a été établie empiriquement.

6 Tanya M. Luhrmann (2000), *Of Two Minds : The Growing Disorder in American Psychiatry.* New York : Knopf. Les conclusions de son étude rejoignent parfaitement ce que Jonas Robitscher disait au sujet de sa profession en 1980, dans *The Powers of Psychiatry.* Boston : Houghton Mifflin.

7 Pour une excellente analyse des problèmes et du développement des méthodes et des pratiques pseudo-scientifiques en psychothérapie – notamment les tests psychologiques non valables, les traitements contre l'autisme et contre les déficits d'attention et l'hyperactivité (trouble de déficit de l'attention/hyperactivité, TDAH), et les thérapies populaires –, voir Scott O. Lilienfeld, Steven Jay Lynn et Jeffrey M. Lohr (éds.) (2003), *Science and Pseudoscience in Contemporary Clinical Psychology.* New York : Guilford. Pour connaître l'autre versant de la réalité, au travers d'articles sur les principales contributions des sciences cliniques, voir Scott O. Lilienfeld and William T. O'Donohue (eds.) (2007), *The Great Ideas of Clinical Science.* New York : Routledge.

8 Sur l'efficacité établie de l'hypnose contre un grand nombre de maux violents et chroniques, voir David R. Patterson and Mark P. Jensen (2003), "Hypnosis and Clinical Pain", *Psychological Bulletin, 29,* pp. 495–521. L'hypnose peut également augmenter l'efficacité des méthodes cognitivo-comportementales lorsque le patient doit perdre du poids ou arrêter de fumer, ou qu'il souffre d'autres troubles du comportement ; voir Irving Kirsch, Guy Montgomery et Guy Sapirstein (1995), "Hypnosis as an Adjunct to Cognitive-Behavioral Psychotherapy : A Meta-Analysis", *Journal of Consulting and Clinical Psychology, 2,* pp. 214–220. Cependant, dans leur écrasante majorité, les faits montrent que l'hypnose n'est pas un moyen fiable de retrouver des souvenirs ; c'est pourquoi l'Association américaine de psychologie (American Psychological Association) et l'Assocation Médicale Américaine (American Medical Association) s'opposent à ce que les témoignages de personnes à la mémoire « hyp-

notiquement rafraîchie » soient pris en compte dans les cours de justice. Voir Steven Jay Lynn, Timothy Lock, Elizabeth Loftus, Elisa Krackow et Scott O. Lilienfeld (2003), "The Remembrance of Things Past : Problematic Memory Recovery Techniques in Psychotherapy", in Lilienfeld, Lohr et Lynn, *Science and Pseudoscience in Contemporary Clinical Psychology* (note 7) ; ainsi que John F. Kihlstrom (1994), "Hypnosis, Delayed Recall, and the Principles of Memory", *International Journal of Experimental Hypnosis, 42,* pp. 337–345.

9 Paul Meehl (été 1986), "Psychology : Does Our Heterogenous Subject Matter Have Any Unity?", *Minnesota Psychologist,* p. 4.

10 La déposition de Bessel van der Kolk a été recueillie par R. Christopher Barden, avocat et psychologue, les 27 et 28 décembre 1996, dans le bureau de Kolk, à Boston, dans le Massachusetts. Cette déposition était accessible via Internet, sur le site web de Timothy Conlon, l'avocat de la partie plaignante. Sur le site de Conlon, sous « Déposition de Bessell [sic] van der Kolk », on présente toujours le psychiatre comme « une autorité dans le domaine des traumatismes et de leurs effets sur la mémoire », et on indique les dates de la déposition recueillie par Barden ; entretemps, la déposition elle-même a toutefois été retirée. http://www.tjcesq.com/CM/OnlineDocuments/OnlineDocuments19.asp.

11 John F. Kihlstrom (2004), "An Unbalanced Balancing Act : Blocked, Recovered, and False Memories in the Laboratory and Clinic", *Clinical Psychology : Science and Practice, 11.* Il ajoute que, «si la certitude était un critère de vérité valable, Binjamin Wilkomirski aurait très bien pu recevoir le prix Pulitzer d'Histoire».

12 Sigmund Freud (1925), « Quelques conséquences psychiques de la différence des sexes au niveau anatomique », in André Bourguignon, Pierre Cottet, Jean Laplanche, *Sigmund Freud : Oeuvres complètes,* Vol. XVII. Paris : Presses universitaires de France, p. 197.

13 Voici ce que Rosenzweig écrivit à ce propos : « En deux occasions (en 1934 et en 1937), d'abord en écriture gothique puis en anglais, Freud

répondit négativement à toute proposition d'éprouver la théorie psychodynamique par des méthodes de laboratoire. Cet échange soulignait clairement la réticence de Freud, sinon son opposition, à toute vérification expérimentale des concepts qu'il tirait de sa pratique clinique. Freud demeurait convaincu que la vérification clinique de ses théories, qui s'appuyaient initialement et continuellement sur son auto-analyse, rendait toute autre source de confirmation inutile ». Pour cette citation en particulier, voir Saul Rosenzweig (1997), "Letters by Freud on Experimental Psychodynamics", *American Psychologist, 52,* p. 571. Voir aussi Saul Rosenzweig (1985), "Freud and Experimental Psychology : The Emergence of Idio-Dynamics", in S. Koch and D. E. Leary (eds.), *A Century of Psychology as Science.* New York : McGraw-Hill ; ce livre a été réédité en 1992 par l'Association américaine de psychologie (American Psychological Association).

14 Voir, par exemple, Lynn et al., "The Remembrance of Things Past", note 8.

15 Michael Nash en donne un exemple dans un article publié en 1994 : "Memory Distortion and Sexual Trauma : The Problem of False Negatives and False Positives", *International Journal of Clinical and Experimental Hypnosis, 42,* pp. 346-362.

16 McNally, *Remembering Trauma*, p. 275.

17 Les défenseurs des souvenirs retrouvés dont il s'agit sont Daniel Brown, Alan W. Scheflin et D. Corydon Hammond, qui ont publié, en 1998, *Memory, Trauma Treatment, and the Law* [La mémoire, le traitement des traumatismes, et le droit], New York : W. W. Norton ; pour voir comment ils présentent l'étude sur le camp d'Erika, voir p. 156. Dans un commentaire de ce livre, on montre notamment, documents à l'appui, que ses auteurs entretiennent depuis longtemps une relation privilégiée avec le mouvement des souvenirs retrouvés, qu'ils sont convaincus que les sectes sataniques se livrant à des abus rituels sont répandues, et qu'ils approuvent l'emploi de l'hypnose pour faire « retrouver » des souvenirs

d'abus et générer des personnalités multiples : Frederick Crews's "The Trauma Trap", *New York Review of Books, 51,* 11 mars 2004. Cet essai a été réédité, avec d'autres textes faisant la lumière sur les mensonges du mouvement des souvenirs retrouvés, dans Frederick Crews (2006), *Follies of the Wise.* Emeryville, CA : Shoemaker & Hoard.

18 Rosemary Basson, Rosemary McInnes, Mike D. Smith, Gemma Hodgson et Nandan Koppiker (2002, May), "Efficacy and Safety of Sildenafil Citrate in Women with Sexual Dysfunction Associated with Female Sexual Arousal Disorder", *Journal of Women's Health & Gender-Based Medicine,* 11, pp. 367–377.

19 Joan Kaufman et Edward Zigler (1987), "Do Abused Children Become Abusive Parents?", *American Journal of Orthopsychiatry, 57,* pp. 186–192. Bien entendu, depuis Freud, l'idée selon laquelle les traumatismes subis durant l'enfance entraîneraient toujours, inévitablement, des psychopathologies à l'âge adulte, est largement répandue. Pourtant, cette idée aussi s'est violemment heurtée à la recherche scientifique. Ann Masten, chercheuse en psychologie, a constaté que les enfants qui parvenaient à surmonter l'adversité avaient, aux yeux de la plupart des gens, quelque chose de spécial, d'exceptionnel. De ce point de vue, la conclusion à laquelle la recherche l'a conduite est une "grosse surprise" : en fait, la résilience est un phénomène tout à fait commun. La plupart des enfants font preuve d'une résilience remarquable : même après avoir été victimes d'une guerre, d'une maladie, de parents alcooliques ou maltraitants, de privations ou de sévices sexuels, ils finissent par surmonter leur souffrance. Voir Ann Masten (2001), "Ordinary Magic : Resilience Processes in Development", *American Psychologist*, 56, pp. 227–238.

20 Voir, par exemple, William Friedrich, Jennifer Fisher, Daniel Broughton, et al. (1988), "Normative Sexual Behavior in Children : A Contemporary Sample", *Pediatrics*, 101, pp. 1–8. Voir aussi www.pediatrics.org/cgi/content/full/101/4/e9. En génétique comportementale, des recherches montrent dans quelle mesure le tempérament de l'enfant reste

stable en dépit de ses expériences ; pour un excellent résumé de ces recherches, voir Judith Rich Harris (1998), *The Nurture Assumption.* New York : The Free Press. Sur le fait que les enfants n'ayant pas subi d'abus fassent souvent des cauchmars et présentent souvent d'autres symptômes d'angoisse, voir McNally, *Remembering Trauma,* note 16.

21 Kathleen A. Kendall-Tackett, Linda M. Williams et David Finkelhor (1993), "Impact of Sexual Abuse on Children : A Review and Synthesis of Recent Empirical Studies", *Psychological Bulletin,* 113, pp. 164–180 ; la citation provient du résumé de l'article, p. 164. Ces chercheurs ont également découvert, et ce n'est pas étonnant, que les symptômes des enfants dépendaient de la gravité, de la durée et de la fréquence des abus, de l'emploi éventuel de la force physique, de la relation de l'enfant avec l'auteur des abus, et du degré de soutien de la mère. Contrairement aux prédictions des thérapeutes des souvenirs retrouvés, environ deux tiers des enfants victimes se rétablirent au cours des 12 à 18 premiers mois.

22 Après avoir passé en revue les recherches réalisées sur ce sujet, Glenn Wolfner, David Faust et Robyn Dawes en ont tiré cette conclusion : « Il n'existe tout simplement aucun résultat scientifique justifiant qu'un diagnostic clinique ou une expertise médico-légale se fonde sur le jeu d'un enfant avec une poupée pour déterminer s'il a subi des abus. » Wolfner, Faust et Dawes (1993), "The Use of Anatomically Detailed Dolls in Sexual Abuse Evaluations : The State of the Science", *Applied and Preventive Psychology,* 2, pp. 1–11.

23 Lorsque l'on demanda à cette petite fille si cela s'était vraiment passé, elle répondit : « Oui ». Lorsque son père et l'expérimentateur essayèrent tous deux de la persuader en lui disant : « Ton médecin ne fait pas ce genre de choses aux petites filles. Tu voulais juste plaisanter. Nous savons qu'il n'a pas fait ces choses-là », l'enfant resta fermement accrochée à ses affirmations. « Ainsi, un contact répété avec la poupée, accompagné de suggestions minimes », relèvent les chercheurs en guise d'avertissement, « ont donné lieu à un jeu fortement sexualisé, dans le

cas de cette enfant ». Maggie Bruck, Stephen J. Ceci, Emmett Francoeur et Ashley Renick (1995), "Anatomically Detailed Dolls Do Not Facilitate Preschoolers' Reports of a Pediatric Examination Involving Genital Touching", *Journal of Experimental Psychology : Applied,* 1, pp. 95–109.

24 Thomas M. Horner, Melvin J. Guyer et Neil M. Kalter (1993), "Clinical Expertise and the Assessment of Child Sexual Abuse", *Journal of the American Academy of Child and Adolescent Psychiatry,* 32, pp. 925–931 ; et Thomas M. Horner, Melvin J. Guyer et Neil M. Kalter (1993), "The Biases of Child Sexual Abuse Experts : Believing Is Seeing", *Bulletin of the American Academy of Psychiatry and the Law, 21,* pp. 281–292.

25 Il y a plus de 50 ans, Paul Meehl montra que des formules mathématiques relativement simples permettaient mieux de prédire l'évolution des patients que les jugements intuitifs des cliniciens ; voir Paul E. Meehl (1954), *Clinical versus Statistical Prediction : A Theoretical Analysis and a Review of the Evidence,* Minneapolis : University of Minnesota Press ; et Robyn Dawes, David Faust et Paul E. Meehl (1989), "Clinical versus Actuarial Judgment", *Science,* 243, pp. 1668–1674. Depuis, les conclusions de Meehl ont été confirmées à maintes reprises. Voir Howard Grob (1998), *Studying the Clinician : Judgment Research and Psychological Assessment.* Washington, DC : American Psychological Association.

26 Pour ce qui concerne le cas de Kelly Michaels, nous nous appuyons largement sur Ceci et Bruck, *Jeopardy in the Courtroom* (note 3), et sur Pendergrast, *Victims of Memory* (note 2). Voir aussi Maggie Bruck et Stephen Ceci (1995), "Amicus Brief for the Case of State of New Jersey v. Margaret Kelly Michaels, Presented by Committee of Concerned Social Scientists", *Psychology, Public Policy, & Law,* 1(2) [le numéro entier].

27 Citation tirée de Pendergrast, *Victims of Memory,* p. 423 ; note 2.

28 Heller, Joseph (1985), *Catch-22,* trad. française de Brice Matthieussent, Paris : Grasset, pp. 95-96. La version originale, qui porte le même titre, fut publiée en 1961. (N.d.T.)

29 Jason J. Dickinson, Debra A. Poole et R. L. Laimon (2005), "Children's Recall and Testimony", in N. Brewer & K. Williams (eds.), *Psychology and Law : An Empirical Perspective.* New York : Guilford. Voir aussi Debra A. Poole et D. Stephen Lindsay (1995), "Interviewing Preschoolers : Effects of Nonsuggestive Techniques, Parental Coaching, and Leading Questions on Reports of Nonexperienced Events", *Journal of Experimental Child Psychology*, 60, pp. 129–154.

30 Sena Garven, James M. Wood, Roy S. Malpass et John S. Shaw, III (1998), "More Than Suggestion : The Effect of Interviewing Techniques from the McMartin Preschool Case", *Journal of Applied Psychology, 83,* pp. 347– 359 ; et Sena Garven, James M. Wood et Roy S. Malpass (2000), "Allegations of Wrongdoing : The Effects of Reinforcement on Children's Mundane and Fantastic Claims", *Journal of Applied Psychology,* 85, pp. 38–49.

31 Gabrielle F. Principe, Tomoe Kanaya, Stephen J. Ceci et Mona Singh (2006), "Believing Is Seeing : How Rumors Can Engender False Memories in Preschoolers", *Psychological Science*, 17, pp. 243–248.

32 Debra A. Poole et Michael E. Lamb (1998), *Investigative Interviews of Children.* Washington, DC : American Psychological Association. Leurs travaux ont constitué la base des nouveaux protocoles rédigés par la Task Force on Children's Justice (un groupe de la protection de l'enfance, créé par le gouverneur du Michigan) et la Family Independence Agency (l'Agence pour l'indépendance des familles, une agence de l'État du Michigan chargée d'aider les familles et les individus à régler leurs problèmes financiers, médicaux et sociaux, à devenir indépendants, et à se protéger des abus, des négligences et de l'exploitation) (1998, 2004) ; voir http://www.michigan.gov/documents/FIA-Pub779_13054_7.pdf. L'Institut national de la santé de l'enfant et du développement humain (National Institute of Child Health and Human Development) a également rédigé un protocole pour l'entretien d'enquête ; ce protocole est largement utilisé pour la recherche et l'évaluation. Pour un bon résumé,

voir Debra A. Poole et Jason J. Dickinson (2005), "The Future of the Protocol Movement" (commentaire d'invités), *Child Abuse & Neglect*, 29, pp. 1197–1202.

33 Ellen Bass et Laura Davis (1998), *The Courage to Heal : A Guide for Women Survivors of Child Sexual Abuse.* New York : Harper & Row, p. 18.

34 Dans le cadre d'une étude, les chercheurs prirent un registre national de professionnels de la psychologie (National Register of Health Service Providers in Psychology), afin d'en tirer, au hasard, des échantillons de psychologues cliniciens américains en possession d'un doctorat. Ils leur demandèrent s'il leur arrivait souvent d'utiliser, de façon régulière, certaines techniques dans le but spécifique d' « aider les patients à retrouver des souvenirs d'abus sexuels » : l'hypnose, la régression temporelle, l'interprétation des rêves, la visualisation guidée ou imagination guidée (*guided imagery*) de situations d'abus sexuels, et l'interprétation de symptômes physiques comme signes d'abus sexuels. Un peu plus de 40% des psychologues interrogés dirent recourir à l'interprétation des rêves ; environ 30% dirent utiliser l'hypnose ; une minorité, représentant tout de même environ 20% des psychologues interrogés, dit avoir recours à la régression temporelle. Environ les mêmes pourcentages des psychologues interrogés désapprouvèrent ces mêmes techniques ; ceux qui adoptèrent une position intermédiaire étaient apparemment sans avis sur la question. Debra A. Poole, D. Stephen Lindsay, Amina Memon et Ray Bull (1995), "Psychotherapy and the Recovery of Memories of Childhood Sexual Abuse : U.S. and British Practitioners' Opinions, Practices, and Experiences", *Journal of Consulting and Clinical Psychology,* 63, pp. 426–437. Des études similaires mais plus récentes ont montré que ces pourcentages n'avaient pas sensiblement changé.

35 L'idée que les abus sexuels subis durant l'enfance constituent une cause majeure de troubles du comportement alimentaire n'a été confirmée par aucune preuve empirique, d'après une méta-analyse des principales études. Voir Eric Stice (2002), "Risk and Maintenance Factors for Ea-

ting Pathology : A Meta-Analytic Review", *Psychological Bulletin,* 128, pp. 825–848.

36 Richard J. McNally (2005), "Troubles in Traumatology", *The Canadian Journal of Psychiatry,* 50, pp. 815–816. La citation se trouve à la p. 815.

37 John Briere fit ces déclarations dans le cadre du 12ème Congrès international de la Société internationale pour la prévention des mauvais traitements et négligences envers les enfants (International Society for Prevention of Child Abuse and Neglect, ISPCAN), en 1998, à Auckland, en Nouvelle-Zélande. Ces propos furent rapportés dans un article du *The New Zealand Herald,* un quotidien néo-zélandais, le 9 septembre 1998. Selon cet article, Briere déclara : « Les souvenirs d'abus perdus sont relativement courants, mais les faits montrent que les faux souvenirs d'abus sont relativement peu courants. » Voir http://www.menz.org.nz/Casualties/1998%20newsletters/Oct%2098.htm.

38 Citation tirée de Pendergrast, *Victims of Memory,* p. 567 ; note 2.

39 Hammond tint ces propos dans "Investigating False Memory for the Unmemorable : A Critique of Experimental Hypnosis and Memory Research", une conférence qu'il donna en juin 1997, à San Diego, dans le cadre du 14ème Congrès international de l'hypnose et de la médecine psychosomatique (Congress of Hypnosis and Psychosomatic Medicine). Les enregistrements de l'intervention de Hammond ont été offerts par The Sound of Knowledge, Inc.

40 Par exemple, aux États-Unis, au moment des scandales des crèches, un groupe de psychiatres et d'autres experts cliniciens demanda au Département de la Justice (Department of Justice) de faire voter une loi interdisant la publication d'extraits de témoignages faits par des enfants dans le cadre des procès en cours. Le Département de la Justice s'y refusa. On tenta d'empêcher l'éditeur Basic Books de publier *Satan's Silence* (Le silence de Satan), un livre dans lequel Debbie Nathan et Michael Snedeker décrivent l'hystérie provoquée par ces scandales, en le menaçant d'une interdiction de publication ; Basic Books ne céda pas

à cette menace. On tenta d'empêcher l'Association américaine de psychologie (AAP) de publier *Jeopardy in the Courtroom* (Péril dans la salle d'audience), de Stephen Ceci et Maggie Bruck, en la menaçant de poursuites judicaires ; l'AAP reporta la publication de plusieurs mois. Nous nous appuyons ici sur des informations que nous ont personnellement fournies les chercheurs concernés.

41 Dans la préface de la troisième édition de *The Courage to Heal* (Le courage de guérir), à la page 14, Bass et Davis répondent aux critiques scientifiques qui visent leur livre et essayent de justifier l'insuffisance de leur formation professionnelle : « En tant qu'auteurs, nous avons été critiquées pour notre manque de formation académique. Mais il n'y a pas besoin d'avoir un doctorat pour écouter un autre être humain avec attention et compassion. » Effectivement, mais, comme nous espérons l'avoir montré dans ce chapitre, en étant quelque peu formés à la science, tous ces confidents pleins de bonnes intentions et d'empathie éviteraient peut-être de tirer des conclusions hâtives, infondées et invraisemblables – en particulier celles qui provoquent des tragédies. Bass et Davis n'ont essayé de corriger aucune des erreurs qu'elles avaient commises dans la première édition du livre ; elles se sont contentées d'y apporter quelques légères modifications, et d'y ajouter, afin de se mettre à l'abri, un avertissement : si votre thérapeute vous pousse à vous souvenir d'abus sexuels, changez de thérapeute. Ah, oui ! N'oublions pas de relever que, pour la troisième édition du livre, elles ont parlé avec « un petit nombre » de femmes qui, après avoir pensé qu'elles avaient peut-être subi des abus sexuels, ont fini par se rendre compte que leur souffrance trouvait plutôt son origine dans un « abus émotionnel » ou un autre traumatisme remontant à leur enfance.

À notre connaissance, ni Bass ni Davis n'est revenue sur la moindre des thèses fondamentales qu'elles avaient avancées concernant la mémoire et les traumatismes. Selon son site web, Laura Davis est passée à la nouvelle mode : elle prône la réconciliation des familles qui ont été déchirées par des accusations d'abus sexuels.

42 National Public Radio, *This American Life*, épisode 215, diffusé le 16 juin 2002.

Chapitre 5

1 Timothy Sullivan (1992), *Unequal Verdicts : The Central Park Jogger Trials*. New York : American Lawyer Books/Simon & Schuster.

2 Reyes avoua son crime après avoir rencontré, en prison, tout à fait par hasard, Kharey Wise, l'un des condamnés. Apparemment, l'incarcération injuste de Wise finit par lui causer un sentiment de culpabilité. Plus tard, il se mit à raconter aux employés de la prison qu'il avait commis un crime pour lequel d'autres avaient été condamnés à tort, ce qui donna lieu à une nouvelle enquête. Steven A. Drizin et Richard A. Leo (2004), "The Problem of False Confessions in the Post-DNA World", *North Carolina Law Review, 82*, pp. 891–1008 ; voir p. 899.

3 Voir www.innocenceproject.org, et Barry Scheck, Peter Neufeld et Jim Dwyer (2000), *Actual Innocence*. New York : Doubleday.

4 Les auteurs de l'étude soulignent. Samuel R. Gross et al. (2004), "Exonerations in the United States, 1989 through 2003". http://www.mindfully.org/Reform/2004/Prison-Exonerations-Gross19apr04.htm. Cette étude fut ensuite publiée dans une revue juridique : Samuel R. Gross, Kristen Jacoby, Daniel J. Matheson, Nicholas Montgomery et Sujata Patil (2005), "Exonerations in the United States, 1989 through 2003", *Journal of Criminal Law and Criminology, 95*, pp. 523ff.

5 Citation tirée de Richard Jerome, "Suspect Confessions", *The New York Times Magazine*, 13 août 1995, pp. 28–31 ; la citation se trouve à la p. 31.

6 Daniel S. Medwed (2004), "The Zeal Deal : Prosecutorial Resistance to Post-Conviction Claims of Innocence", *Boston University Law Review* 84, p. 125. Medwed analyse la culture institutionnelle qui caractérise de nombreux bureaux de procureurs et qui explique pourquoi il leur est difficile d'admettre et de corriger leurs erreurs.

7 Joshua Marquis, "The Innocent and the Shammed", *The New York Times*, op-ed [page des chroniques et commentaires], 26 janvier 2006.

8 *Harmful Error : Investigating America's Local Prosecutors* (Erreurs nuisibles : enquêtes sur les procureurs locaux des États-Unis), un livre publié par le Centre de l'intégrité publique (Center for Public Integrity) en été 2003, propose une analyse de 11'452 affaires, qui se sont déroulées un peu partout dans le pays, et dans lesquelles une cour d'appel a dû examiner des accusations de faute professionnelle visant le procureur. Le Centre donna à Marquis la possibilité de répondre ; "Ces quelques cas...", "En vérité, ...", p. 110. http://www.publicintegrity.org.

9 Citation tirée de Mike Miner, "Why Can't They Admit They Were Wrong?", *Chicago Reader,* 1er août 2003.

10 Le Détecteur de stress vocal (Voice Stress Analyzer) présente un inconvénient particulièrement important : le biais de confirmation influence son utilisation. Si vous pensez qu'un suspect est coupable, vous interpréterez les micro-vibrations de sa voix comme des signes de mensonge ; si vous pensez que le suspect est innocent, vous n'y accorderez aucune importance. Pour une bibliographie et un résumé des recherches menées sur le sujet, voir http://www.polygraph.org/voicestress.htm.

11 Citation tirée de Paul E. Tracy (avec la collaboration de Ralph Claytor et Chris McDonough) (2003), *Who Killed Stephanie Crowe?*, Dallas, TX : Brown Books, p. 334.

12 Pour ce qui concerne le rôle joué par Vic Caloca dans cette affaire, y compris les propos qui lui sont attribués, nous nous sommes appuyés sur un article écrit par deux journalistes d'investigation, John Wilkens et Mark Sauer, "A Badge of Courage : In the Crowe Case, This Cop Ignored the Politics while Pursuing Justice", *The San Diego Union-Tribune,* 11 juillet 2004. Les propos de Druliner sont cités dans Mark Sauer et John Wilkens, "Tuite Found Guilty of Manslaughter", *The San Diego Union-Tribune,* 27 mai 2004.

13 Deanna Kuhn, Michael Weinstock et Robin Flaton (1994), "How Well

Do Jurors Reason? Competence Dimensions of Individual Variation in a Juror Reasoning Task", *Psychological Science*, 5, pp. 289–296.

14 Don DeNevi et John H. Campbell (2004), *Into the Minds of Madmen : How the FBI's Behavioral Science Unit Revolutionized Crime Investigation*. Amherst, NY : Prometheus Books, p. 33. Involontairement, les auteurs de ce livre nous offrent une étude de cas qui illustre la formation non scientifique des membres de l'Unité des sciences comportementales (Behavioral Science Unit) du FBI.

15 Citation tirée de Tracy, *Who Killed Stephanie Crowe?*, p. 184 ; note 11.

16 Citation tirée d'un numéro de *Eye to Eye with Connie Chung*, une émission télévisée diffusée sur CBS (1994).

17 Commentaire introductif de Steven Drizin, "Prosecutors Won't Oppose Tankleff 's Hearing", *The New York Times on the Web*, 13 mai 2004.

18 Edward Humes (1999), *Mean Justice*. New York : Pocket Books, p. 181.

19 Andrew J. McClurg (1999), "Good Cop, Bad Cop : Using Cognitive Dissonance Theory to Reduce Police Lying", *U.C. Davis Law Review*, 32, pp. 389- 453. Première citation, p. 394 ; seconde citation, p. 429.

20 Cette technique est si courante qu'elle a également donné naissance à un nouveau terme : on parle de « *dropsy testimony* » (« témoignage de drogue tombée »). Voici ce que David Heilbroner, ancien procureur adjoint du district de New York, a écrit à ce propos : « Dans les affaires de drogue tombée, les policiers justifient leurs actes par la plus vieille méthode qui soit : ils mentent sur les faits. *En arrivant au coin de la rue, j'ai vu le défendeur laisser tomber de la drogue sur le trottoir, alors je l'ai arrêté.* C'est une réplique habituelle, connue de tous les acteurs du système judiciaire. Il y a de nombreuses années, un juge fédéral renommé se plaignit d'avoir entendu ce même témoignage dans trop de procès pour pouvoir encore y croire et lui accorder une valeur juridique. » David Heilbroner (1990), *Rough Justice : Days and Nights of a Young D.A.* New York : Pantheon, p. 29.

21 McClurg, "Good Cop, Bad Cop", note 19, p. 391, citation tirée du rapport

de la commission Mollen, dont voici la référence exacte : City of New York Commission to Investigate Allegations of Police Corruption and the Anti-Corruption Procedures of the Police Department : Commission Report 36 (1994).

22 Norm Stamper (2005), *Breaking Rank : A Top Cop's Exposé of the Dark Side of American Policing.* New York : Nation Books. Voir également cet essai de Stamper : "Let Those Dopers Be", *Los Angeles Times*, op-ed [page des chroniques et commentaires], 16 octobre 2005.

23 Citations tirées de McClurg, "Good Cop, Bad Cop", note 19, pp. 413 et 415.

24 En septembre 1988, dans le comté de Suffolk, situé dans l'État de New York, on demanda à K. James McCready , enquêteur et spécialiste des affaires de meurtre, de se rendre au domicile d'Arlene Tankleff, qui avait été poignardée et battue à mort, et de son mari, Seymour, qui avait aussi été violemment agressé. (Il mourut quelques semaines plus tard.) Au bout de quelques heures, McCready affirma avoir élucidé l'affaire : le meurtrier n'était autre que le fils du couple, Martin, âgé de 17 ans. Durant l'interrogatoire de Martin, à plusieurs reprises, McCready lui dit qu'il savait qu'il avait tué ses parents parce que son père, avant de mourir, était brièvement sorti du coma et avait dit à la police que son agresseur était « Marty ». C'était un mensonge. « J'ai utilisé la ruse et la tomperie », reconnut ensuite McCready. « Je ne *pense* pas qu'il l'a fait. Je *sais* qu'il l'a fait. » L'adolescent finit par admettre qu'il avait dû tuer ses parents dans un moment d'étourdissement. Il se rétracta immédiatement, et ne signa jamais sa déposition, mais c'était déjà trop tard : il fut condamné à une peine de prison d'au moins 50 ans, pouvant aller jusqu'à la perpétuité. En 2007, la justice abandonna toutes les charges retenues contre lui, et annula sa condamnation. Martin fut relâché, après avoir passé 20 ans en prison. Bruce Lambert, "Convicted of Killing His Parents, but Calling a Detective the Real Bad Guy", *The New York Times*, 4 avril 2004.

25 Née d'une célèbre affaire judiciaire (procès de Dan White, 1979), l'expression « *Twinkie defense* » désigne, par extension, un argument absurde, non pertinent ou peu convaincant invoqué par la défense, en particulier pour plaider l'irresponsabilité (ou la responsabilité atténuée). (N.d.T.)

26 Citation tirée de Tracy, *Who Killed Stephanie Crowe?*, p. 175 ; note 11.

27 Fred E. Inbau, John E. Reid, Joseph P. Buckley et Brian C. Jayne (2001), *Criminal Interrogation and Confessions* (4ème éd.). Gaithersburg, MD : Aspen Publishers, p. 212.

28 Inbau et al., p. 429.

29 Voici l'une des analyses les plus approfondies de la technique Reid et du manuel de Inbau et al. : Deborah Davis et William T. O'Donohue (2004), "The Road to Perdition : 'Extreme Influence' Tactics in the Interrogation Room", in W. T. O'Donohue et E. Levensky (eds.), *Handbook of Forensic Psychology*, pp. 897–996. New York : Elsevier Academic Press.

30 Louis C. Senese (2005), *Anatomy of Interrogation Themes : The Reid Technique of Interviewing*. Chicago : John E. Reid & Associates, p. 32.

31 La citation apparaît aussi dans Saul Kassin (2005), "On the Psychology of Confessions : Does *Innocence* Put *Innocents* at Risk?", *American Psychologist*, 60, pp. 215–228.

32 Saul M. Kassin and Christina T. Fong (1999), "I'm Innocent! Effects of Training on Judgments of Truth and Deception in the Interrogation Room", *Law and Human Behavior*, 23, pp. 499–516. Dans le cadre d'une autre étude, Kassin et ses collègues demandèrent à des prisonniers d'avouer le crime qu'ils avaient réellement commis, et d'avouer un autre crime, qu'ils n'avaient pas commis (celui d'un autre prisonnier). Après avoir filmé leurs aveux, ils invitèrent des étudiants universitaires et des enquêteurs de police à les regarder et à donner leur avis. Globalement, le jugement des policiers comme des étudiants se révéla aussi fiable qu'un tirage au sort ; toutefois, les policiers étaient plus sûrs de leur jugement que les étudiants. Voir Saul M. Kassin, Christian A. Meissner et Rebecca

J. Norwick (2005), "'I'd know a false confession if I saw one' : A Comparative Study of College Students and Police Investigators", *Law and Human Behavior, 29,* pp. 211–227.

33 C'est pourquoi les innocents renoncent plus souvent que les coupables à faire valoir leur droit de garder le silence et leur droit de prendre un avocat (« droits Miranda », *Miranda rights*). Dans le cadre d'une expérience menée par Saul Kassin, des enquêteurs (hommes), dont l'attitude était favorable, neutre ou hostile, interrogèrent 72 personnes, coupables ou non coupables d'avoir volé 100 dollars, et essayèrent de les faire renoncer à leurs droits Miranda. Les innocents se montrèrent plus disposés à signer une déclaration de renonciation que les coupables, et de loin : la déclaration fut signée par 36% des coupables, mais par 81% des innocents. Deux tiers des innocents acceptèrent même de signer la déclaration lorsque le détective adoptait une attitude hostile et leur criait : « Je sais que vous l'avez fait et je ne veux pas entendre vos mensonges ! ». Ils expliquèrent ensuite qu'ils avaient signé parce qu'ils pensaient que seuls les coupables avaient besoin d'un avocat et qu'ils n'avaient, pour leur part, rien fait de mal et rien à cacher. Les expérimentateurs en arrivèrent à cette conclusion : « Les gens semblent croire naïvement que leur innocence aura le pouvoir de les faire libérer. » Saul M. Kassin et Rebecca J. Norwick (2004), "Why People Waive Their Miranda Rights : The Power of Innocence", *Law and Human Behavior*, 28, pp. 211–221.

34 Drizin et Leo, "The Problem of False Confessions in the Post-DNA World", p. 948 ; note 2.

35 Par exemple, on raconta à Kharey Wise, l'un des adolescents, que la joggeuse avait été frappée avec un « objet très lourd », puis on lui demanda : « A-t-elle été frappée avec une pierre ou avec une brique ? » Wise commença par dire qu'il s'agissait d'un caillou ; un moment plus tard, c'était une brique. Il raconta que l'un d'entre eux avait sorti un couteau et entaillé le chemisier de la joggeuse, ce qui n'était pas vrai ; il n'y avait aucune entaille. Saul Kassin, "False Confessions and the Jogger Case", *The*

New York Times, op-ed [chroniques et commentaires], 1er novembre 2002.

36 New York v. Kharey Wise, Kevin Richardson, Antron McCray, Yusef Salaam, and Raymond Santana : Affirmation in response to motion to vacate judgment of conviction, Indictment No. 4762/89, by Assistant District Attorney Nancy Ryan, 5 décembre 2002. La citation se trouve à la page 46.

37 Adam Liptak, "Prosecutors Fight DNA Use for Exoneration", *The New York Times,* 29 août 2003. Pour un résumé des faits qui témoignent de l'opposition des procureurs aux réouvertures de procès fondées sur des tests ADN, voir Daniel Medwed, "The Zeal Deal", note 6.

38 Citation tirée de Sara Rimer, "Convict's DNA Sways Labs, Not a Determined Prosecutor", *The New York Times,* 6 février 2002.

39 "The Case for Innocence", numéro spécial de l'émission *Frontline*, réalisé par Ofra Bikel pour PBS (Public Broadcasting Service, un réseau américain de chaînes de télévision), diffusé pour la première fois le 31 octobre 2000. Transcriptions et informations disponibles sur le site web de PBS : http://www.pbs.org/wgbh/pages/frontline/shows/case/etc/tapes.html.

40 Drizin et Leo, "The Problem of False Confessions in the Post-DNA World", p. 928, note 200 (sur la page) ; note 2.

41 En Caroline du Nord, dans une célèbre affaire, où la victime d'un viol avait accusé la mauvaise personne, on parvint finalement, grâce aux tests ADN, à retrouver le vrai coupable ; voir James M. Doyle (2005), *True Witness : Cops, Courts, Science, and the Battle Against Misidentification.* New York : Palgrave Macmillan. Il arrive aussi que, grâce à des tests ADN, une affaire non résolue puisse enfin l'être. En 2004, à Los Angeles, des policiers travaillant au sein d'une nouvelle unité, chargée d'enquêter sur des affaires non résolues, se procurèrent des échantillons de sperme prélevés sur le corps d'une femme qui avait été violée et tuée des années plus tôt. En se servant d'une base de données ADN de l'État,

ils comparèrent l'ADN des échantillons avec celui de criminels violents déjà condamnés. Ils constatèrent que l'ADN des échantillons correspondait à celui de Chester Turner, déjà en prison pour viol. Les enquêteurs continuèrent de faire analyser des échantillons d'ADN prélevés sur des victimes de meurtres non résolus ; chaque mois, l'ADN d'un nouvel échantillon se révélait identique à celui de Turner. Très vite, ils avaient fait le lien entre Turner et le massacre de 12 pauvres prostituées noires. Dans l'euphorie générale suscitée par l'identification de ce tueur en série, Steve Cooley, procureur du district, fit discrètement relâcher David Jones, un concierge arriéré, ayant l'âge mental d'un enfant, qui venait de passer neuf ans en prison pour trois de ces meurtres. Si Turner n'avait tué que ces trois femmes, il courrait toujours, et Jones serait toujours en prison. Cependant, comme Turner avait tué neuf autres femmes, et que ces meurtres n'avaient pas été résolus, l'unité chargée des affaires non résolues concentra ses efforts sur lui, et Jones en fut l'heureux bénéficiaire. Ainsi, Jones obtint justice, mais par accident : grâce à une enquête qui ne le concernait pas. Durant les neuf longues années qu'il passa en prison, personne, pas même les enquêteurs chargés des affaires non résolues, ne vit le moindre intérêt à comparer son ADN avec celui d'échantillons prélevés sur les victimes. En revanche, les enquêteurs de l'unité créée ensuite avaient tout intérêt à élucider de vieux crimes non résolus, et c'est pour cette seule raison que justice fut rendue et que Jones fut libéré.

42 Deborah Davis et Richard Leo (2006), "Strategies for Preventing False Confessions and their Consequences", in M. R. Kebbell et G. M. Davies (éds.), *Practical Psychology for Forensic Investigations and Prosecutions.* Chichester, England : Wiley, pp. 121–149. Voir aussi les essais réunis dans Saundra D. Westervelt et John A. Humphrey (éds.) (2001), *Wrongly Convicted : Perspectives on Failed Justice.* New Brunswick, NJ : Rutgers University Press.

43 Citation tirée de "The Case for Innocence", numéro spécial de *Frontline*,

diffusé sur PBS le 31 octobre 2000.

44 D. Michael Risinger et Jeffrey L. Loop (novembre 2002), "Three Card Monte, Monty Hall, Modus Operandi and 'Offender Profiling' : Some Lessons of Modern Cognitive Science for the Law of Evidence", *Cardozo Law Review*, 24, p. 193.

45 Davis et Leo, "Strategies for Preventing False Confessions . . . ", p. 145 ; note 42.

46 McClurg, "Good Cop, Bad Cop" ; note 19. Cet essai contient ses propres propositions sur l'utilisation de la dissonance cognitive comme moyen de réduire le risque de mensonge chez les policiers.

47 Saul M. Kassin et Gisli H. Gudjonsson (2004), "The Psychology of Confession Evidence : A Review of the Literature and Issues", en particulier la section consacrée aux interrogatoires filmés, "Videotaping Interrogations : A Policy Whose Time Has Come", *Psychological Science in the Public Interest*, 5, pp. 33–67. Voir également Drizin et Leo, "The Problem of False Confessions . . . ", note 2 ; Davis et O'Donohue, "The Road to Perdition", note 29.

48 Citation tirée de Jerome, "Suspect Confessions", p. 31 ; note 5.

49 Thomas P. Sullivan (2004), "Police Experiences with Recording Custodial Interrogations". Cette étude, qui contient les références de nombreux travaux sur les bénéfices de l'enregistrement des interrogatoires, peut être consultée via Internet, à l'adresse suivante : http://www.law.northwestern.edu/wrongfulconvictions/Causes/custodialInterrogations.htm. Néanmoins, comme d'autres recherches l'ont montré depuis, le jugement des observateurs peut être faussé par l'angle de la caméra, en particulier quand cette dernière est centrée sur le suspect et que l'interrogateur ou les interrogateurs se trouvent hors champ. G. Daniel Lassiter, Andrew L. Geers, Ian M. Handley, Paul E. Weiland et Patrick J. Munhall (2002), "Videotaped Interrogations and Confessions : A Simple Change in Camera Perspective Alters Verdicts in Simulated Trials", *Journal of Applied Psychology*, 87, pp. 867–874.

50 Davis et Leo, "Strategies for Preventing False Confessions . . . ", p. 145 ; note 42. Au Canada, le Comité fédéral-provincial-territorial des Chefs des poursuites pénales a créé le Groupe de travail sur la prévention des erreurs judiciaires. Leur Rapport sur la prévention des erreurs judiciaires, sorti en janvier 2005, est disponible à l'adresse Internet suivante : http://canada.justice.gc.ca/en/dept/pub/hop/.

51 Thomas Vanes, "Let DNA Close Door on Doubt in Murder Cases", *The Los Angeles Times*, op-ed [page des chroniques et commentaires], 28 juillet 2003.

Chapitre 6

1 John Butler Yeats, lettre à son fils, William, 5 novembre 1917. Dans Richard J. Finneran, George M. Harper et William M. Murphy (éds.), *Letters to W. B. Yeats, Vol. 2.* New York : Columbia University Press, p. 338.

2 Andrew Christensen et Neil S. Jacobson (2000), *Reconcilable Differences.* New York : Guilford. Nous avons pris des extraits de l'histoire de Debra et Frank, qui ouvre le premier chapitre du livre, pp. 1-7.

3 Voir Neil S. Jacobson et Andrew Christensen (1998), *Acceptance and Change in Couple Therapy : A Therapist's Guide to Transforming Relationships.* New York : W. W. Norton.

4 Christensen et Jacobson, *Reconcilable Differences*, p. 9 ; note 2.

5 Il existe de très nombreux travaux de recherche sur la manière dont chaque partenaire du couple explique les comportements de l'autre, et l'influence de ces explications sur les sentiments qu'ils éprouvent l'un pour l'autre et sur l'évolution de leur mariage. Voir, par exemple, Adam Davey, Frank D. Fincham, Steven R. H. Beach et Gene H. Brody (2001), "Attributions in Marriage : Examining the Entailment Model in Dyadic Context", *Journal of Family Psychology*, 15, pp. 721- 734 ; Thomas N. Bradbury et Frank D. Fincham (1992), "Attributions and Behavior

in Marital Interaction", *Journal of Personality and Social Psychology*, 63, pp. 613–628 ; Benjamin R. Karney et Thomas N. Bradbury (2000), "Attributions in Marriage : State or Trait? A Growth Curve Analysis", *Journal of Personality and Social Psychology*, 78, 295–309.

6 June P. Tangney, Patricia E. Wagner, Deborah Hill-Barlow et al. (1996), "Relation of Shame and Guilt to Constructive versus Destructive Responses to Anger Across the Lifespan", *Journal of Personality and Social Psychology*, 70, 797–809.

7 John Gottman (1994), *Why Marriages Succeed or Fail.* New York : Simon & Schuster. Fred et Ingrid, p. 69.

8 Voir, par exemple, Benjamin R. Karney et Thomas N. Bradbury (1995), "The Longitudinal Course of Marital Quality and Stability : A Review of Theory, Method, and Research", *Psychological Bulletin*, 118, pp. 3–34 ; et Frank D. Fincham, Gordon T. Harold et Susan Gano-Phillips (2000), "The Longitudinal Relation between Attributions and Marital Satisfaction : Direction of Effects and Role of Efficacy Expectations", *Journal of Family Psychology*, 14, pp. 267–285.

9 Gottman, *Why Marriages Succeed or Fail*, p. 57 ; note 7.

10 Citations tirées de Ayala M. Pines (1986), "Marriage", in C. Tavris (éd.), *Every-Woman's Emotional Well-Being.* New York : Doubleday. L'histoire d'Ellen est à la page p. 191 ; Donna et son « livre de haine » se trouvent aux pages 190–191.

11 Julie Schwartz Gottman (éd.) (2004), *The Marriage Clinic Casebook.* New York : W. W. Norton. L'histoire de ce couple se trouve au chapitre 4, "Extramarital Affairs : The Pearl in the Oyster", écrit par Julie Gottman, p. 50.

12 John Gottman, *Why Marriages Succeed or Fail*, p. 127 ; pour ses portraits de 56 couples, voir p. 128 ; note 7.

13 Donald T. Saposnek et Chip Rose (1990), "The Psychology of Divorce", in D. L. Crumbley et N. G. Apostolou (éds.), *Handbook of Financial Planning for Divorce and Separation.* New York : John Wiley. Leur article est

accessible via Internet : http://www.mediate.com/articles/saporo.cfm. Pour une étude classique sur la manière dont les époux reconstruisent les souvenirs qu'ils gardent de leur mariage et de leur partenaire, voir Janet R. Johnston et Linda E. Campbell (1988), *Impasses of Divorce : The Dynamics and Resolution of Family Conflict.* New York : Free Press.

14 Jacobson et Christensen, *Acceptance and Change in Couple Therapy,* note 3. Les auteurs envisagent de nouveaux moyens d'aider chaque partenaire à accepter l'autre, au lieu de toujours essayer de le faire changer.

15 Vivian Gornick (2002), "What Independence Has Come to Mean to Me : The Pain of Solitude, the Pleasure of Self-Knowledge", in Cathi Hanauer (éd.), *The Bitch in the House.* New York : William Morrow, p. 259.

Chapitre 7

1 Shakespeare (1822), *Œuvres,* traduites de l'anglais par Letourneur, Tome VIII. Paris : Brissot-Thivars, Acte I, Scène I, p. 188. (N.d.T.)

2 Ce portrait de Jim et Diane se fonde sur l'histoire de Joe et Mary Louise, racontée dans Andrew Christensen et Neil S. Jacobson (2000), *Reconcilable Differences,* New York : Guilford, p. 290.

3 Pour raconter la guerre de la famille Schiavo, nous nous sommes appuyés sur des bulletins d'informations, et sur un reportage approfondi d'Abby Goodnough, réalisé pour le *New York Times* : "Behind Life-and-Death Fight, a Rift that Began Years Ago", 26 mars 2005.

4 Sukhwinder S. Shergill, Paul M. Bays, Chris D. Frith et Daniel M. Wolpert (11 juillet 2003), "Two Eyes for an Eye : The Neuroscience of Force Escalation", *Science,* 301, p. 187.

5 Roy F. Baumeister, Arlene Stillwell, et Sara R. Wotman (1990), "Victim and Perpetrator Accounts of Interpersonal Conflict : Autobiographical Narratives about Anger", *Journal of Personality and Social Psychology* 59, pp. 994– 1005. Les remarques typiques que nous proposons ici

sont nos propres exemples, pas ceux des chercheurs.

6 Luc Sante, "Tourists and Torturers", *The New York Times,* op-ed, 11 mai 2004.

7 Amos Oz, "The Devil in the Details", the *Los Angeles* Times, op-ed, 10 octobre 2005.

8 Keith Davis et Edward E. Jones (1960), "Changes in Interpersonal Perception as a Means of Reducing Cognitive Dissonance", *Journal of Abnormal and Social Psychology,* 61, pp. 402 410 ; voir aussi Frederick X. Gibbons et Sue B. McCoy (1991), "Self-Esteem, Similarity, and Reactions to Active versus Passive Downward Comparison", *Journal of Personality and Social Psychology,* 60, pp. 414–424.

9 David Glass (1964), "Changes in Liking as a Means of Reducing Cognitive Discrepancies between Self-Esteem and Aggression", *Journal of Personality,* 32, pp. 531–549. Voir aussi Richard M. Sorrentino et Robert G. Boutilier (1974), "Evaluation of a Victim as a Function of Fate Similarity/Dissimilarity", *Journal of Experimental Social Psychology* 10, pp. 84–93 ; et Richard M. Sorrentino et Jack E. Hardy (1974), "Religiousness and Derogation of an Innocent Victim", *Journal of Personality,* 42, pp. 372–382.

10 Oui, c'est vraiment ce qu'il a dit. À ce sujet, voir Derrick Z. Jackson, "The Westmoreland Mind-Set", *Boston Globe,* 20 juillet 2005. Westmoreland tient ces propos dans *Hearts and Minds*, un documentaire sur le Vietnam réalisé en 1974. D'après Jackson, « Peter Davis, le réalisateur, n'en croyait tellement pas ses oreilles qu'il donna à Westmoreland l'occasion de revenir sur ses propos. » Mais ce dernier n'en fit rien.

11 Ellen Berscheid, David Boye et Elaine Walster (Hatfield) (1968), "Retaliation as a Means of Restoring Equity", *Journal of Personality and Social Psychology,* 10, pp. 370–376.

12 Stanley Milgram (1974), *Obedience to Authority.* New York : Harper & Row, p. 10.

13 Sur la façon dont nous diabolisons les auteurs de comportements nuisi-

bles pour retrouver la consonance et rester convaincus que nous vivons dans un monde juste, voir John H. Ellard, Christina D. Miller, Terri-Lynne Baumle et James Olson (2002), "Just World Processes in Demonizing", in M. Ross et D. T. Miller (eds.), *The Justice Motive in Everyday Life*. New York : Cambridge University Press.

14 John Conroy (2000), *Unspeakable Acts, Ordinary People*. New York : Knopf, p. 112.

15 Le commentaire de Bush date du 7 novembre 2005 ; le public venait d'apprendre que certains détenus se trouvaient dans des prisons secrètes, les « prisons de la terreur », et que des sévices avaient été commis dans la prison d'Abou Ghraib. Quant à Inhofe, il tint ces propos le 11 mai 2004, lors d'une audience de la commission des services armés du Sénat consacrée aux mauvais traitements réservés aux détenus irakiens d'Abou Ghraib. En février 2004, le Comité international de la Croix-Rouge avait publié un rapport dans lequel il présentait les résultats de sa propre enquête : « Rapport du comité international de la Croix-Rouge (CICR) sur le traitement, par les forces de la coalition, des prisonniers de guerre et des autres personnes protégées par les conventions de Genève pendant leur arrestation, leur internement et leur interrogatoire en Irak » (« Report of the International Committee of the Red Cross (ICRC) on the Treatment by the Coalition Forces of Prisoners of War and Other Protected Persons by the Geneva Conventions in Iraq During Arrest, Internment and Interrogation »). Ce document (rédigé en anglais) est accessible via Internet : http://www.globalsecurity.org/military/library/report/2004/icrc_report_iraq_fef2004.htm. Dans sa première partie, intitulée « Traitement au moment de l'arrestation », au point 7, on peut lire : « Certains officiers du renseignement militaire des forces de la coalition ont confié au CICR qu'à leur avis entre 70 % et 90 % des personnes privées de liberté en Irak ont été arrêtées par erreur ». [Nous nous appuyons ici sur une traduction française de David Boyle et Isabelle Fichet, citée dans « Le rapport du CICR sur le traitement des

prisonniers irakiens », *Le Monde*, 14 mai 2004. (N.d.T.)]

16 Charles Krauthammer défend un usage limité de la torture dans "The Truth about Torture : It's time to be honest about doing terrible things", in *The Weekly Standard*, 5 décembre 2005.

17 Condoleezza Rice tint ces propos sur la base aérienne d'Andrews, le 5 décembre 2005, avant de partir pour une visite officielle en Europe.

18 William Schulz, "An Israeli Interrogator, and a Tale of Torture", lettre au *New York Times*, 27 décembre 2004. Une année plus tard, le *Times* rapporta le cas de Ibn Al-Cheikh Al-Libi. Après avoir été capturé par les forces américaines au Pakistan, cet ancien leader d'Al-Qaïda fut envoyé en Égypte, où on lui fit subir des « interrogatoires ». Lorsqu'il avoua enfin que des membres d'Al-Qaïda avaient reçu une formation sur les armes chimiques en Irak – ce que les Américains voulaient entendre – les Égyptiens le renvoyèrent aux autorités américaines. Libi expliqua plus tard qu'il avait inventé cette histoire pour calmer les Égyptiens, qui le torturaient (avec l'accord des Américains). Suite à cette affaire, un éditorialiste du *Times* écrivit : « La torture n'est pas du tout un moyen efficace d'atteindre l'objectif que le pouvoir invoque justement pour l'excuser – à savoir obtenir des renseignements fiables. Sous la torture, comme l'expérience nous le montre depuis des siècles, les gens avouent tout ce que leurs tortionnaires veulent leur faire avouer : à Salem, on reconnaissait pratiquer la sorcellerie ; en Russie soviétique, on avouait ses tendances contre-révolutionnaires ; aujourd'hui, on invente des histoires à propos de l'Irak et d'Al-Qaïda. » (10 décembre 2005).

19 Le récit de ce sergent anonyme, qui décrit le traitement des prisonniers irakiens, est tiré d'un rapport de Human Rights Watch, publié en septembre 2005 ; il est repris et commenté dans « Under Control », *Harper's*, décembre 2005, pp. 23–24.

20 Riccardo Orizio (2003), *Talk of the Devil : Encounters with Seven Dictators*. New York : Walker & Company.

21 Louis Menand, "The Devil's Disciples : Can You Force People to Love

Freedom?", *New Yorker,* 28 juillet 2003.

22 Timothy Garton Ash, "Europe's Bloody Hands", *Los Angeles Times,* July 27 juillet 2006.

23 Christensen and Jacobson, *Reconcilable Differences,* p. 291 ; note 2.

24 Pour une analyse sérieuse des coûts personnels et sociaux qu'une victime peut entraîner en pardonnant prématurément et sans réfléchir, et en déchargeant ainsi le coupable de sa responsabilité, voir Sharon Lamb (1996), *The Trouble with Blame : Victims, Perpetrators, and Responsibility.* Cambridge, MA : Harvard University Press.

25 Solomon Schimmel (2002), *Wounds Not Healed by Time : The Power of Repentance and Forgiveness.* Oxford, England : Oxford University Press, p. 226. Ervin Staub, psychologue, et lui-même survivant de l'Holocauste, a étudié les origines et la dynamique des génocides pendant de nombreuses années ; et, très récemment, il s'est mis au service d'un projet de réconciliation entre les Tutsis et les Hutus du Rwanda. Voir Ervin Staub et Laurie A. Pearlman (2006), "Advancing Healing and Reconciliation in Rwanda and Other Post-conflict Settings", in L. Barbanel et R. Sternberg (eds.), *Psychological Interventions in Times of Crisis,* New York : Springer-Verlag ; et Daniel Goleman (2006), *Social Intelligence,* New York : Bantam Books.

26 Broyles raconte son histoire dans un documentaire de PBS intitulé "Faces of the Enemy" (Les visages de l'ennemi), réalisé en 1987, et inspiré d'un livre de Sam Keen, qui porte le même titre. Il est toujours disponible en VHS et en DVD à PBS.

Chapitre 8

1 Toutes les citations de l'original sont tirées d'une transcription de l'émission *Oprah,* 26 janvier 2006.

2 Nell Boyce, "Wayne Hale's Insider's Guide to NASA", *Morning Edition,*

NRP, 30 juin 2006. Le contenu original de l'e-mail de Hale est accessible sur le site de la NRP (National Public Radio).

3 Reagan avait plutôt bien commencé : « Tout d'abord, permettez-moi de dire que j'assume l'entière responsabilité de mes propres actions et de celles de mon administration. » Mais, ensuite, il ajouta une série de « mais c'est eux qui l'ont fait » : « Bien que ces activités, entreprises à mon insu, me fâchent beaucoup, ces activités me sont tout de même imputables. Bien que je sois très déçu de certains de mes collaborateurs, c'est tout de même moi qui dois répondre de leur comportement devant le peuple américain. Et bien que je trouve personnellement les comptes bancaires secrets et les détournements de fonds révoltants – eh bien, comme on dit dans la marine, c'est arrivé pendant mon tour de garde. » Et voici comment il assuma « l'entière responsabilité » de ses activités illégales : « Il y a quelques mois, j'ai dit au peuple américain que je n'avais pas échangé d'armes contre des otages. Mon cœur et mes meilleures intentions continuent de me dire que c'est vrai ; mais les faits et les preuves me montrent le contraire. »

4 Daniel Yankelovich et Isabella Furth (16 septembre 2005), "The Role of Colleges in an Era of Mistrust", *The Chronicle of Higher Education,* pp B8 – B11. La citation est en page B11.

5 Message mis en ligne sur le site de The Sorry Works! (Les excuses, ça marche!), un lobby regroupant des médecins, des administrateurs d'hôpitaux, des assureurs, des patients, et d'autres personnes concernées par la crise des fautes professionnelles médicales. À l'école de médecine du Mont Sinaï, à New York, et dans plusieurs autres écoles de médecine, les internes apprennent à reconnaître leurs erreurs et à s'en excuser, et à distinguer les mauvais résultats qui leur sont imputables de ceux qui ne le sont pas. Voir Katherine Mangan, "Acting Sick", *The Chronicle of Higher Education*, 15 septembre 2006.

6 Richard A. Friedman, "Learning Words They Rarely Teach in Medical School : 'I'm Sorry'", *The New York Times,*Science section, 26 juillet

2005.

7 *Harmful Error : Investigating America's Local Prosecutors,* publié par le Center for Public Integrity (Centre de l'intégrité publique), été 2003. http://www.publicintegrity.org.

8 Confrontée à une vague de condamnations injustes avérées, la Grande-Bretagne a adopté un certain nombre de réformes. Par exemple, le gouvernement a créé la Criminal Cases Review Commission (Commission de réexamen des procès criminels), un conseil indépendant chargé d'enquêter sur les affaires de faute professionnelle, de suppression et de falsification de preuves. En 1984, suite à plusieurs condamnations injustes particulièrement importantes, dont on avait pu prouver qu'elles étaient fondées sur des aveux forcés, l'Angleterre et le Pays de Galles votèrent la Police and Criminal Evidence Act, une loi interdisant aux policiers chargés des interrogatoires de mentir sur les preuves pour obtenir des aveux, et rendant l'enregistrement de tous les interrogatoires obligatoire. Selon Richard Leo, bien que les interrogatoires britanniques ressemblent désormais plus à des entretiens, et qu'ils visent plus à obtenir des informations qu'à arracher des aveux, le taux d'aveux n'a pas baissé depuis l'entrée en vigueur de cette loi. Voir Richard Leo (2007), *Police Interrogation and American Justice.* Cambridge, MA : Harvard University Press.

9 Warren G. Bennis et Burt Nanus (1995), *Leaders : Strategies for Taking Charge* (rev. ed.). New York : HarperCollins, p. 70.

10 Les propos de Peres sont cités dans Dennis Prager, *Ultimate Issues,* été 1985, p. 11.

11 Envoyé le 1er mai 2003, son message a été transmis aux membres d'une liste de diffusion par Teaching in the Psychological Sciences, le 1er mai 2003.

12 Citation tirée de Charles Baxter (1997), "Dysfunctional Narratives : or : 'Mistakes Were Made'", in *Burning Down the House : Essays on Fiction.* Saint Paul, MN : Graywolf Press, p. 5. Si la seconde phrase de Lee fait

l'objet d'un débat, tout le monde s'accorde à dire qu'il assuma la responsabilité de ses décisions désastreuses.

13 Anthony Pratkanis et Doug Shadel (2005), *Weapons of Fraud : A Source Book for Fraud Fighters.* Ce livre peut être obtenu gratuitement auprès de l'AARP (American Association of Retired Persons ; Association américaine des personnes retraitées) ; pour plus d'informations, consultez son site internet : www.aarp.org/wa.

14 Stigler raconta cette histoire dans la nécrologie de Harold Stevenson, *Los Angeles Times,* 22 juillet, 2005. Pour ce qui concerne leurs recherches, voir Harold W. Stevenson et James W. Stigler (1992), *The Learning Gap,* New York : Summit ; et Harold W. Stevenson, Chuansheng Chen et Shin-ying Lee (1er janvier1993), "Mathematics Achievement of Chinese, Japanese, and American Schoolchildren : Ten Years Later", *Science,* 259, pp. 53–58.

15 Carol S. Dweck (1992), "The Study of Goals in Psychology", *Psychological Science,* 3, pp. 165–167 ; Carol S. Dweck et Lisa Sorich (1999), "Mastery-Oriented Thinking", in C. R. Snyder (ed.), *Coping : The Psychology of What Works.* New York : Oxford University Press ; Claudia M. Mueller et Carol S. Dweck (1998), "Praise for Intelligence Can Undermine Children's Motivation and Performance", *Journal of Personality and Social Psychology,* 75, pp. 33–52. Dweck a également écrit un livre qui s'adresse à un public plus large : Carol S. Dweck (2006), *Mindset : The New Psychology of Success.* New York : Random House.

16 Bush tint ces propos le 8 octobre 2004, durant son deuxième débat avec John Kerry, son adversaire dans la course à la présidence.

17 Ce message manuscrit d'Eisenhower est accessible en ligne à l'adresse suivante : http://www.archives.gov/education/lessons/d-day-message/. Voir aussi Michael Korda (2007), *Ike : An American Hero.* New York : HarperCollins. Le 16 novembre 2007, sur le plateau de *Charlie Rose,* un talk-show télévisé, Korda parla d'Eisenhower en ces termes : « Quand les choses se passaient bien, il félicitait ses subordonnés, et il s'assurait

qu'ils soient bien félicités ; mais, quand les choses se passaient mal, il en assumait la responsabilité. Peu de présidents en ont fait autant, et très peu de généraux. »

Index

ABELSON, Bob 307
Abou Ghraib 275, 281, 377
ABRAMOFF, Jack 71
abus sexuels sur enfants 167
- inceste 139, 179
- poupées et 171
- scandales impliquant des crèches et des maternelles 146, 174, 182, 353, 363
- scandales impliquant l'Église catholique 13
- souvenirs refoulés et 139, 179
acquittements injustes 188
ADN, tests 186, 188, 211, 212, 213, 214, 219, 220, 221, 370, 371
Afrique du Sud, fin de lapartheid en 292, 293
agression, catharsis et 48, 334
AKIKI, Dale 146
ALBERS, James 66, 338
ALLPORT, Gordon 93, 343
Al-Qaïda 14, 378
America Held Hostage (émission TV) 263
American Presidency Project 331
Amérique du Sud 13
Amnesty International 283
amobarbital sodique (sérum de vérité) 138, 162
ANDREWS, Will 123, 131, 135, 348, 350
antidépresseurs 83
Apartheid, fin de l' 292, 293
arnaques 318, 320, 321
ARONSON, Elliot 30, 32, 33, 44, 61, 95
ASH, Timothy Garton 288, 379
assistants sociaux 146, 148, 155, 171, 173, 202
Association médicale américaine 81, 85
AstraZeneca Pharmaceuticals 85
attaque de panique 125, 127, 143, 144, 151, 161
autisme, vaccins et 80, 341
autorité, soumission à l' (MILGRAM) 61, 279, 337

Baie des Cochons 302
baseball 86, 90, 106, 113, 306, 309, 325
BASS, Ellen 138, 175, 351, 361
BATES, Edward 100
BAUMEISTER, Roy 268
BAXTER, Charles 331, 382
Bayer Corporation 85
BECK, Martha 147
behaviorisme, dissonance cognitive et 35
BEN LADEN, Oussama 69
BENNIS, Warren 312
BERENT, Stanley 66, 80, 337
BERGMAN, Ingrid (dans *Casablanca*) 39
BERNSTEIN, Elitsur 126, 129
BERSCHEID, Ellen 278, 377
biais de confirmation 38, 45
- dans le mariage 239, 245

– nature du 36
– points aveugles et 68
– praticiens de la santé mentale et 161, 171, 176
– système judiciaire et 195, 219
– témoignage d'enfant et 174
Biko, Stephen 293
bio-éthiciens 85
Birkenau, camp de concentration de 122, 348
Blass, Thomas 337
Bogart, Humphrey (dans *Casablanca*) 39
Borchard, Edwin 186
Brehm, Jack 333
brevets 75
Brewer, Marilynn 89, 343, 360
Briere, John 179, 362
British Medical Journal 77, 340
Brokaw, Tom 103, 104, 123
Broyles, William 294
Bruce, Lenny 36, 333
Bruck, Maggie 167, 353, 359, 360, 363
Buckley, Joseph P. 201, 368
Busa, Paul 353
Bush, George W.
– croisade contre le terrorisme 286
– Irak et 15, 37, 281, 325, 331

Cadeaux
– points aveugles et 73
Caloca, Vic 192, 366
Cambodge 13
Campanis, Al 85, 86, 87, 92, 93, 96
Campbell, Loran 183
camps de concentration 122, 124, 163
– Birkenau 122
– Erika 163, 357
– Majdanek 126
Camus, Albert 30
Canada, réformes judiciaires au 219
Carlyle, Thomas 71
Caro, Robert 21
Carter, Jimmy 103, 262
Casablanca (film) 39
Cassidy, Jude 116, 345
Castro, Fidel 302
Catch-22 (Heller) 171, 360
catharsis, coûts et bénéfices de la 49
cauchemars 125, 127, 147, 166, 276, 294
Ceci, Stephen 167, 360, 363
Center for Public Integrity 188, 365, 381
Center on Wrongful Convictions 189, 219
centrafricaine, République 285
Central Park, joggeuse de 184, 209, 311, 370
cercles vertueux 45, 48, 50
cercles vicieux chez les praticiens de la santé mentale 157, 162, 165, 176, 181
cerveau. *Voir* aussi points aveugles ;
– biais de confirmation et 38, 45, 68
– contribution à l'excitation sexuelle 165
– imagerie par résonance magnétique (IRM) et 38, 127
– inflation par l'imagination (Loftus) et 128
– substances chimiques et lésions cérébrales 66
champ de vision, restriction du (tunnel vision) 70, 190, 195, 310, 311

CHARLTON, Michael 214
CHENEY, Dick 63, 65
Chine
- immigrés chinois aux États-Unis 98
- retard des élèves américains sur les élèves asiatiques en mathématiques 322
choix, pyramide des 54, 55, 56, 61, 72, 126, 130, 132, 136, 176, 177, 178, 193, 197, 217, 236, 242, 250, 261, 284, 291, 298, 312
CHRISTENSEN, Andrew 227, 291, 327, 374, 376
CIALDINI, Robert 81
CLANCY, Susan 132, 348
CLAYTOR, Ralph 191, 366
CLINTON, Bill 17, 62, 331
CLINTON, Hillary 62
clonage 73
COHEN, Geoffrey 68
COHEN, Richard 299, 300
colère, catharsis et 48, 334
Columbia, explosion de la navette spatiale 300, 301, 374
commission indépendante 311
Commission Mollen (New York) 199
Commission vérité et réconciliation (Afrique du Sud) 293
compassion, cercles vertueux et 50
condamnations injustes 186, 188, 189, 190, 216, 218, 219, 220, 221, 381
conflit et résolution de conflit dans le mariage 241, 256, 260
conflits d'intérêts
- cadeaux et 73
- en politique 65, 73
- entreprises et 66
- science versus profit 80
confusion des sources 110
Congrès national africain (CNA) 292
CONNOLLY, Patrick 184
CONROY, John 280, 377
Conseil des Affaires éthiques et judiciaires 85
Conventions de Genève 281, 282
Convicting the Innocent (BORCHARD) 186
CONWAY, Michael 120, 347
corruption 74
- dans la police 200, 311
coupable 290
- gouffre séparant la victime du 274
- récit de 274
- stratégies de justification du 272
couples 257
Courage to Heal, The (BASS et DAVIS) 138, 175, 180, 351, 361, 363
Cour Suprême 65, 74
CRANDALL, Chris 96
crèches et maternelles, accusations d'abus sexuels 148, 174, 182, 353
Criminal Interrogation and Confessions (INBAU et al.) 201, 368
CRINER, Roy 213, 214
CROCKER, Charles 98, 344
Croisades 263, 286, 287
Croix-Rouge, Comité international de la 282, 377
CROWE, Michael 193, 195, 208
CROWE, Stephanie 191, 193, 366, 368
CSX Transportation 65

Cuba
- Baie des Cochons, fiasco de la 302
- crise des missiles 302
- Guantanamo Bay 281
culpabilité, aveux et 208
Cunningham, Randy Duke 73
cycle de la maltraitance 166

D*aily Show, The* (emission TV) 30
dauphin bienveillant, problème du 159, 166
Davis, Deborah 220, 327, 369, 372
Davis, Jefferson 275
Davis Keith 276, 376
Davis, Laura 138, 175, 351, 361, 364
Dean, John (scandale du Watergate) 20, 331
décision
- dissonance cognitive et 45
- pyramide des choix et 61, 73
Dedge, Wilton 211
De Klerk, Frederik 292
DeLay, Tom 339
démocrates 37, 58, 63, 68, 103
démocrates, États 88
dépression 83, 124, 133, 143, 161
détecteur de stress vocal (Voice Stress Analyzer) 195
DeWitt, John 39
Dickens, Charles 273
Dinka (Soudan), extraction de dents 22, 43
discrimination 99
dissonance cognitive 25, 63
- behaviourisme et 35
- biais de confirmation et 39, 45
- catharsis et 48, 334
- cercles vertueux et 50
- dans le mariage 237, 257
- déni des problèmes du système de justice et 221, 300
- déni des problèmes touchant le domaine de la santé mentale et 182, 300
- expériences sur les épreuves d'initiation et 35, 44, 62
- image de soi et 54
- irrévocabilité et 41
- leçons de la théorie de la dissonance 309
- mémoire et 107, 121
- nature de la 30
- prédictions apocalyptiques et 29, 41, 52
- prise de décision et 45, 334
- reconnaître sa propre 63
- reconnaître ses erreurs 326, 331
- soumission à l'autorité et 61, 279, 337
- traitement des informations par le cerveau 38, 45
- usage populaire du terme 30
- vivre avec ses dissonances 317
divorce et séparation 236, 241, 242, 245, 246, 247, 248, 249, 276, 317
Dodgers, Los Angeles 86, 87, 92
Donaldson, Thomas 84
Dostoïevski, Fiodor 48
Dow Chemical 65
Drizin, Steven 196, 208, 367
Druliner, David 193
Dunn, Patrick 23, 196
Duvalier, Jean-Claude « Baby Doc » 285
Dweck, Carol 323

Edison, Thomas 322
Egan, Edward 13

Église catholique
- croisades et 288
- scandales liés à l' 13, 354
ego, points aveugles et 87
ego totalitaire (GREENWALD) 105, 107
Eli Lilly and Company 85
ELLIOTT, Carl 83, 84, 342
ELLIOTT, Hal 83
ENGLAND, Lynndie R. 276
enquêteurs, biais des 23, 77, 184, 191, 193, 194, 195, 199, 200, 203, 204, 205, 206, 208, 215, 217, 281, 311, 369, 371
enregistrement vidéo des interrogatoires 218, 219, 310
entreprises
- conflits d'intérêts 66
épreuves d'initiation, expériences sur les 35, 44, 62
Erika (camp de concentration) 163, 357
erreurs
- innovation et 322
esclavage 92, 100, 264, 275
escrocs 321
ESHELMAN, Amy 96, 343
essais cliniques 77, 78, 79, 80, 164
éthique 18, 74, 81, 84, 180, 337
ethnocentrisme 91, 98
Et si le bonheur vous tombait dessus (Gilbert) 39, 334
Expert Political Judgment (TETLOCK) 335
extraction de dents (Soudan) 22, 43
extraterrestre, enlèvement 157

FARNHAM, Marynia 22, 70
Father-Daughter Incest (HERMAN) 174
fausse confiance 206
faute professionnelle médicale, poursuites pour 150, 180
Faute, rejeter la
- difficulté à identifier le coupable 264
- sur la victime 47, 179, 264, 280
- sur ses parents 117, 139
faux aveux 185, 187, 189, 193, 204, 208, 210, 215, 217, 219, 220
faux souvenirs 122, 128, 136, 138, 143, 156, 157, 162, 172, 179, 180, 300, 349, 353, 363
Federal Bureau of Investigation (FBI) 38, 191, 194, 217, 366
FEENEY, Brooke 116
femmes. *Voir* abus sexuels ;
- carrières professionnelles et 23, 70
- sexisme et 257
FESTINGER, Leon 28, 29, 45, 332
FEYNMAN, Richard 143
fièvre puerpérale 22, 149, 332
FINK, Edward 183
fondamentalisme islamique 266
FONG, Christina 206
Fragments (WILKOMIRSKI) 122, 124, 128, 347, 348
FRANK, Anne 122
FRANKLIN, Benjamin 50, 224, 335
FREUD, Sigmund 159, 356
frères Karamazov, Les (DOSTOÏEVSKI) 48, 334
FREY, James 104, 297
FULLER Brush 81

GARCIA, Hugo 281
GARRY, Maryanne 128, 327, 346, 349
GARVEN, Sena 171, 360
générosité, cercles vertueux et 49
GERSHMAN, Bennett 215

Gibson, Mel 96
Gilbert, Dan 39
Gingrich, Newt 17
Glass, David 277, 376
GlaxoSmithKline 85
Goldstein, Thomas Lee 183
Goldwasser, Ehud 288
Goodwin, Doris Kearns 100, 333, 344
Gornick, Vivian 256, 375
Gottman, John 240, 245, 374, 375
Gottman, Julie 245, 375
Grandes espérances, Les (Dickens) 273
Graner, Charles A. 275, 276
Greenberg, Hank 113
Greenwald, Anthony 105
Grosjean, Bruno 122, 124, 125
Gross, Samuel R. 186, 365
groupes de contrôle 164, 176
Guantanamo Bay 281
guerre. *Voir* Irak, Vietnam ;
- Première Guerre mondiale 285
- Seconde Guerre mondiale 22, 39, 210
Guerre de Sécession 98, 100, 274
Guinness, Alec 210

Haber, Ralph 118, 327
Haldeman, Bob 57
Hale, N. Wayne, Jr. 300, 301, 380
Hammond, D. Corydon 180, 357, 363
Hare Krishna 81
Heilbroner, David 367
Heller, Joseph 171
Hellman, Lillian 317
Herman, Judith 174
Hitler, Adolf 99, 285
Holmes, Oliver Wendell 94
Holocauste 122, 123, 125, 126, 134, 137, 163, 264, 287, 288, 314, 379
Horner, Thomas 168
Horton, Richard 79, 340
Houser, Aaron 192
humiliation 240, 242, 276, 281
Hussein, Saddam 14, 37, 280
Huxley, Aldous 17
hypnose 110, 145, 147, 155, 156, 157, 162, 353, 355, 357, 362, 363
hypocrisie 17

IBM 312
image de soi 119, 217, 235, 277
- dissonance cognitive et 54
imagerie par résonance magnétique (IRM), cerveau et 37, 127
impôts, feuille d' 18
Inbau, Fred E. 201, 368, 369
inceste 174, 175, 176, 177, 180
indices de récupération 162
industrie pharmaceutique 75, 85
informateur (indicateur) 183, 184
Inhofe, James 281
Innocence Project 186, 214
innovation, erreurs et 101, 322
interrogatoires, enregistrement vidéo des 218, 219, 310
interrogatoires et biais des interrogateurs 192, 210
Irak 15, 36, 283, 325, 330, 378
Iran-Contra, scandale 303, 331
irrévocabilité, pouvoir de l' 41
islamisme radical 15
Israël 68, 262, 283, 288

Jacobson, Neil 227, 291
Japon 321
Japonais-Américains, internement des 39

JAYNE, Brian C. 201, 368
Jeopardy (emission télé) 30, 353, 360, 363
joggeuse de Central Park, affaire de la 184, 209, 311
JOHNSON, Lyndon 15, 21, 331
JONES, Edward 106, 276, 345
JOST, John 339
juifs 66, 88, 93, 94, 95, 97, 126, 264, 287, 288, 344. Voir Israël, Holocauste ;
jurés 139, 194, 216, 219, 221
– interprétation des preuves par les 194
justice, système de 221

KAHN, Michael 47, 334
KARDON, Bob 305
KARR, Mary 140, 351
KEECH, Marian 28, 29, 41, 51, 52
KELLER, Sharon 214
KELLEY, Susan 170, 173
KENNEDY, John F. 36, 302, 303
KERRY, John 37, 383
KHOMEINY, ayatollah Ruhollah 262, 266
KIHLSTROM, John 157, 355, 356
KING, Larry 297, 298, 299
KIRSCH, Jack 194
KISSINGER, Henry 13, 16
Knowledge Networks, sondages dopinion 37, 333, 363, 375
KOCHVA, Omri 281
KOHLER, Rika 106, 345
Kolmeshöhe, cimetière de (visite de Reagan) 313
KOPPEL, Ted 86, 263
KOSINSKI, Jerzy 123
KRANZ, Tomasz 348
KRAUTHAMMER, Charles 282, 378
KRIMSKY, Sheldon 74, 338, 339

LACER, Ralph M. 195, 208, 218
Lancet, The 79, 340, 341, 342
LEAPE, Lucian 304
Leaving the Saints (BECK) 147
LEE, Bibi 196
LEE, Robert E. 318
LEO, Richard 208, 220, 327, 372, 381
LEVI, Primo 122
LIDDY, G. Gordon 58, 336
LINCOLN, Abraham 100, 344
lit mouillé, abus sexuels sur les enfants et 166
Little Rascals, crèche de (Caroline du Nord) 146
LITTWIN, Mike 85
lobbyistes 71, 72
LOFTUS, Elizabeth 127, 327, 349, 352, 355
LOOP, Jeffrey L. 216, 339, 372
Los Angeles Dodgers 86, 87, 92
Los Angeles, police de 197
Lotronex 76
LUHRMANN, Tanya 152
LUNDBERG, Ferdinand 22, 332

MACK, John 135
MAECHLER, Stefan 124, 347
MAGRUDER, Jeb Stuart 56, 57, 58, 59, 61, 101, 336, 344
Majdanek (camp de concentration) 122, 126, 128, 348
Major League Baseball 86, 90, 106, 113, 306, 309, 325
maltraitance, cycle de la 165
MANDELA, Nelson 292
mariage 257
MARINO, Gordon 18, 331
MARKOVIC, Mira 285
MARQUIS, Joshua 188, 200, 365
MARSH, Elizabeth 115

masturbation, enfants victimes d'abus et 166
mathématiques, niveau des élèves américains et asiatiques en 321
Matta, Monika 127
Maxwell, William 103, 344
Mayes, Larry 221
Mazzoni, Giuliana 127, 349, 350
McCarthy, Mary 110, 112, 345
McClurg, Andrew 197, 217, 327
McCready, K. James 368
McDonough, Chris 191, 366
McMartin, école maternelle de (Californie) 145, 148, 169, 172, 182, 360
McNally, Richard J. 131, 135, 162, 163, 178, 350, 357, 358, 362
médecins 22, 73, 75, 76, 79, 80, 82, 85, 150, 185, 261, 303, 304, 310, 316, 381. *Voir* santé mentale, praticiens de la
médiation, divorce et 250
Meehl, Paul 155, 355, 360
mémoire 141. *Voir* faux souvenirs, souvenirs refoulés, thérapies des souvenirs retrouvés
- autobiographique 119
- autojustification et 20, 115
- biais de la 121
- confusion des sources 110
- dissonance cognitive et 107, 121
- image de soi et 105, 121
- inflation par l'imagination (Loftus) et 127
- métaphores de la 110
- révision du passé dans le couple 246
Mémoires d'une jeune catholique (McCarthy) 110, 345
Menand, Louis 285, 379
mépris dans le mariage 241
Merck 78
métaphores de la mémoire 110
Michaels, Kelly 146, 169, 170, 353, 360
Milgram, Stanley (soumission à l'autorité) 61, 279, 337
Mille Morceaux (*A Million Little Pieces*, Frey) 297
Mills, Judson 33, 332, 336
Milosevic, Slobodan 284
Mitchell, John 58
Molson, Lord 35
Moore-King, Bruce 280
Morgenthau, Robert M. 185, 209, 311
Mossadegh, Mohammad 266
Murdoch, Iris 223
Musée de la tolerance (Los Angeles) 66
musulmans 285, 286, 287
- croisades et 288
mytho-témoignage, police et 199, 215

Nanus, Burt 312, 327, 382
NASA (Administration nationale de l'aéronautique et de l'espace) 300, 301, 380
Nathan, Debbie 352, 363
National Council of Nonprofits (Conseil National des Associations à but non lucratif) 305
National Public Radio 182, 364, 380
Nature of Prejudice, The (*La nature des préjugés*, Allport) 93, 343

nettoyage ethnique 284
NEUFELD, Peter J. 186, 213
New York 13, 27, 62, 71, 94, 122, 197, 199, 282, 300, 304, 330, 331, 332, 333, 334, 336, 337, 339, 340, 342, 344, 345, 346, 347, 348, 351, 352, 354, 355, 357, 358, 360, 361, 364, 365, 367, 368, 369, 370, 371, 374, 375, 376, 377, 378, 379, 380, 381, 382, 383
Nightline (émission télé) 85, 263
Nightly News (émission télé) 104
NIXON, Richard M. 20, 21, 36, 56, 58, 101, 331
Nobel, prix 16, 293
Noirs
- Apartheid 294
- chocs électriques (expérience) 98
- déségrégation 106
- esclavage et 101, 264, 275
- extraction de dents au Soudan 44
- Guerre de Sécession 101, 275
- préjugés et 87, 93, 98, 294
NOSTRADAMUS 28
nous/eux, discrimination 99

O'BRIEN, Larry 58
« œil pour œil, dent pour dent » (tit for tat), expérience neuroscientifique sur le comportement 268
OFFER, Daniel 117, 346
OFSHE, Richard 187, 352
Oiseau bariolé, L' (KOSINSKI) 123
O'MALLEY, Jack 189
ORIZIO, Riccardo 285, 379
OZ, Amos 276, 376

PAGE, Bradley 196, 208, 218
panique, attaques de 125, 127, 143, 144, 151, 161
paralysie du sommeil 131, 134, 135
parents
- faux souvenirs portant sur les 141
- rejeter la faute sur ses 115, 139
pari d'argent, irrévocabilité et 41, 212
peine de mort 38, 185, 221
pénis, envie du 177
PERES, Shimon 313
persécution (chez les enfants) 47, 48
personnalité multiple, trouble de la (trouble dissociatif de l'identité) 179, 208, 353
PETERSEN, Betsy 113
peur, enfants victimes d'abus et 166
PFINGST, Paul 192
Pfizer 85
pied dans la porte, technique du 81
PINES, Ayala 243, 244, 375
placebo, effet 164
Pogo 280
points aveugles 102
- biais de confirmation et 68
- cadeaux et 73
- conflits d'intérêts et 66, 80
- conscience de ses propres 71
- en voiture 70
- mentalité 99
- préjugés et 67, 88
- préservation de l'ego et 88, 338
- privilèges en tant que 70, 339
- stéréotypes et 87
- tension artérielle, catharsis et 48

police, corruption dans la 200, 311
Politically Incorrect Guide to Islam (and the Crusades), The (SPENCER) 287
Pont de la Rivière Kwaï, Le (film) 210
pouls, catharsis et 47
poupée antistress 45, 46
PRATKANIS, Anthony 319, 320, 327, 382
prédictions apocalyptiques 27, 51, 52
préjugés 25, 65, 67, 71, 86, 87, 88, 92, 94, 95, 96, 97, 98, 99, 101, 308, 343
preuves (domaine judiciaire) 184, 200
- interprétation des 185
privilèges 70, 99, 292, 339
Prix national du livre juif (National Jewish Book Award) 122
Procter & Gamble 85
procureurs 23, 173, 185, 186, 188, 189, 190, 192, 200, 210, 211, 212, 213, 214, 215, 218, 310, 316, 365, 370
profilage criminel (profiling) 217
pseudoscience 200, 215, 216
psychanalyse 152
psychiatres 149, 151, 155, 160, 178, 179, 316, 353, 363
psychologues cliniciens 151, 178
psychothérapeutes, formation des 153
psychothérapie 152, 153, 154, 160
pyramide des choix 54, 55, 56, 61, 72, 126, 130, 132, 136, 176, 177, 178, 193, 197, 217, 236, 242, 250, 261, 284, 291, 298, 312

Questions suggestives, entretiens et 171, 172, 209

RAMONA, Holly 138, 143, 161
REAGAN, Ronald 303, 313, 331, 380
réalisme naïf 67
réconciliation 295
récupération, indices de 162
REEDY, George 21
REGEV, Eldad 288
Reich, Troisième 99, 344
REID, John E. 201, 368, 369
Reid, technique 201, 202, 204, 205, 206, 219, 220, 368
Remembering Trauma (MCNALLY) 162, 350, 351, 357, 358
reproche
- dans le couple 241
républicains 37, 68
républicains, États 88
rêves
- analyse des 127
- enlèvements extraterrestres et 131
- thérapies des souvenirs retrouvés et 147
REYES, Matias 185, 364
REZA PAHLAVI, Mohammad 262
Rezulin 76
RICE, Condoleezza 282, 378
RICHARD COEUR DE LION, roi d'Angleterre 288
RISINGER, D. Michael 216, 339, 372
RIVERA, Joseph de 327, 352
ROBINSON, Jackie 85, 87
ROOSEVELT, Franklin D. 39
ROSE, Chip 249, 375
ROSENZWEIG, Saul 160, 356
ROSS, Colin 179

ROSS, Lee 67, 333, 338
ROSS, Linda 181, 182, 300, 301
Royaume-Uni, réformes judiciaires au 219
RUBIN, Dale M. 183

SAFIRE, William 62, 337
SALADIN 288
SALK, Jonas 74, 339
SAMUELS, Dorothy 71, 72, 339
SANTE, Luc 275, 376
santé mentale, praticiens de la 182
- cercles vicieux 157, 162, 165, 176, 181
- différents types de praticiens 153, 155, 166, 179
- problème du dauphin bienveillant 159, 166
- psychanalyse et 161
- scepticisme professionnel 155
SAPOSNEK, Donald 249, 250, 327, 375
sataniques, sectes 145
SCALIA, Antonin 65
scepticisme 133, 148, 153, 154, 155, 168, 174, 176
SCHECK, Barry 186, 365
SCHIAVO, Michael 260, 265
SCHIAVO, Terri 260
SCHIMMEL, Solomon 294, 379
SCHINDLER, Mary 260
SCHNEIDER, Bill 14
SCHULZ, William 283, 378
Seattle, police de 199
Seconde Guerre 39
sectes
- Hare Krishna (cadeaux) 83
- sataniques 39, 145
SEMMELWEISS, Ignac 22, 149, 332
SENESE, Louis 202
séparation et divorce 236, 241, 242, 245, 246, 247, 248, 249, 276, 317
sérum de vérité (amobarbital sodique) 138, 162
SEWARD, William H. 100
sexisme 256
SHAKESPEARE, William 259, 376
SHANLEY, Paul 353
SHERMAN, Jeffrey 95
SHERMER, Michael 129, 131, 134, 136, 350
signes non verbaux, aveux et 203, 204
SIMRIN, Stan 196
sionisme 289
SIRICA, John 61
Smoking Gun, The (site web) 297
SNEDEKER, Michael 352, 363
SOCRATE 161
Soudan, extraction de dents au 22, 43
soumission à l'autorité 205, 279
souvenirs refoulés 139, 144, 155, 157, 162, 179
souvenirs retrouvés 144, 145, 147, 161, 163, 174, 176, 177, 178, 180, 181, 352, 357, 359
SPENCER, Robert 287
SPIEGEL, Alix 182
spirale de violence 290
sport, préjugés dans le 85, 86, 87, 92, 93, 96
STAMPER, Norm 199, 367
St-Andrews 71, 72, 75
STAUB, Ervin 379
stéréotypes 88, 92, 93, 95
stérilisation, médecins et 22, 149, 332
STEWART, Jon 30
STIGLER, James 321

Suffolk, police du comté de 197, 368
SULLIVAN, Thomas P. 364, 373
tâches ménagères, répartition des 19, 331

TAJFEL, Henri 90, 343
TANGNEY, June 240, 374
TAVRIS, Carol 108
témoignages des enfants 170, 171, 178
témoins oculaires 157, 183, 186, 195, 211, 215, 219
tension artérielle, catharsis et 46, 47, 136
terrorisme 284, 286
tétanos, extraction des dents et 22, 43
TETLOCK, Philip 52, 335
théorie de la dissonance. *Voir* dissonance cognitive ;
théories implicites (dans le couple) 237, 239
thérapies des souvenirs retrouvés 139, 144, 147, 181, 300. Voir souvenirs retrouvés, souvenirs refoulés, faux souvenirs
Thiomersal, vaccins et 80, 341
THURBER, James 107
TIEFER, Leonore 251, 327
Time 103, 104, 333, 334, 345, 346, 373, 379
traitement des prisonniers 276, 283, 378, 379
Trauma and Recovery (HERMAN) 175
traumatismes, étude et traitement des 314
TREADWAY, Joshua 192
TREBEK, Alex 30
triche
- attitude des enfants à l'égard de la 336
- pyramide des choix et 56, 73
trouble dissociatif de l'identité (personnalité multiple) 179, 208, 353
trouble du comportement alimentaire 124, 151, 154, 161, 176, 362
TRUMP, Donald 185
TUCHMAN, Barbara 289
TUITE, Richard 191, 192, 193, 311
TURNER, Chester 371
TUTU, Desmond 293
TVERSKY, Barbara 115, 345

Unité d'analyse comportementale (Behavioral Analysis Unit, FBI) 191
Unspeakable Acts, Ordinary People (CONROY) 280, 377
URBAIN II, pape 287
U.S. Pharmaceutical Group 85

Vaccination des enfants, autisme et 79, 80, 341, 342, 355
VAN DER KOLK, Bessel 155
VANES, Thomas 220, 300, 301, 373
veilleuse, enfants victimes d'abus et 147, 166
Versailles, Traité de 285
victime
- degré d'impuissance de la 278
- gouffre séparant le coupable de la 274
- récit de 139, 270
- stratégies de la 274
VIDAL, Gore 103
Vietnam, guerre du 13, 15, 278, 281, 294, 377
violence, spirales de 290
Vioxx 78, 340

WAKEFIELD, Andrew 79, 80, 341
Watergate, scandale du 20, 56, 58, 101, 331, 336, 344
WATSON, Tom, Sr. 312
Wee Care Nursery School 169
WESTEN, Drew 37, 333
WESTMORELAND, William 278, 377
West Wing, The (série TV) 30
Wharton School 84
WILKOMIRSKI, Binjamin 122, 123, 124, 125, 126, 127, 128, 134, 347, 348, 350, 356
WINFREY, Oprah 123, 297, 298, 299, 300, 312, 380
WISE, Kharey 364, 370
Wonderful O, The (THURBER) 107, 108
WOO-SUK, Hwang 73
Wyeth-Ayerst Pharmaceutical 85

YANKELOVICH, Daniel 303, 381